イラスト
子どもの保健・健康と安全
第2版

山下 雅佳実・荒牧 志穂・緒方 まゆみ・川俣 沙織・
仲村 彩・春髙 裕美・藤田 一郎・藤原 悠香・
松本 祐佳里・湊 圭司・宮城 由美子・三宅 美千代・
森谷 由美子・山田 まり子 著

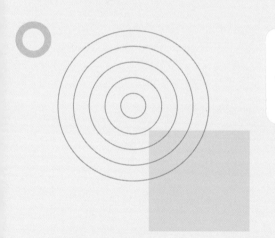

東京教学社

著者紹介

山下 雅佳実	中村学園大学短期大学部　幼児保育学科
荒牧 志穂	社会福祉法人光会　花見光こども園　保健師・看護師
緒方 まゆみ	精華女子短期大学　専攻科（保育福祉専攻）
川俣 沙織	中村学園大学短期大学部　幼児保育学科
仲村 彩	筑紫女学園大学　非常勤講師
春髙 裕美	長野県立大学　健康発達学部　こども学科
藤田 一郎	福岡女学院大学　人間関係学部　子ども発達学科
藤原 悠香	福岡大学　医学部　看護学科
松本 祐佳里	福岡大学　医学部　看護学科
湊 圭司	放課後等デイサービス　コミット　代表
宮城 由美子	福岡大学　医学部　看護学科
三宅 美千代	帝京科学大学　教育人間科学部　こども学科
森谷 由美子	福岡女学院大学　人間関係学部　子ども発達学科
山田 まり子	元　社会福祉法人光会　庄ひかりこども園　園長

本書籍内において訂正や更新情報などがある場合は、
「東京教学社」ホームページの書籍紹介ページにて公開致します。
恐れ入りますが、右のQRコードよりご確認ください。

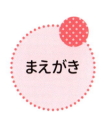

　乳幼児期は、生涯にわたる人間形成にとって極めて重要な時期である。保育所は、この時期の子どもたちの「現在」が、心地よく生き生きと幸せなものとなるとともに、長期的視野をもってその「未来」を見据えた時、生涯にわたる生きる力の基礎が培われることを目標として、保育を行う。その際、子どもの現在のありのままを受け止め、その心の安定を図りながらきめ細かく対応していくとともに、一人一人の子どもの可能性や育つ力を認め、尊重することが重要である。

厚生労働省編（2018）『保育所保育指針解説』p.18 より

　保健とは、健康をまもり、保つことです。すべての子どもの育ちの質を保障するためには、そのいのちとからだ・こころの健康がまもられ、保たれていることが大切です。保育者は、保健に関する知識と技術を身につけ、子どもの「現在」（いま）だけではなく、「未来」（あす）の健康も見据えてその育ちを支えます。

　本書は子どもの保健に関する知識を「第1部　子どもの保健」に、技術に関することを「第2部　子どもの健康と安全」にまとめました。これからの社会は、想像もつかないほどの速さで目まぐるしく変化していくといわれています。子どもたちは、その変化に適応し続け、自らの手で新しい社会を、新しい時代を築いていくこととなります。子どもたちのいのちとからだ・こころをまもり、その育ちを支えることは、新しい社会と新しい時代の土台を築くことだといえます。保育者を目指すみなさんは、今の社会に欠かすことのできない大切な存在です。

　子どもたちの可能性は無限大です。子どもたちの可能性と育つ力を全力で信じてください。子どもたちの「現在」（いま）の幸せのため、そして未来（あす）の子どもたちとみなさんの幸せ（ゆめ）のため、本書が貢献できれば幸いです。

2023 年 2 月　　　　　　　　　　　　　　　　　　　　　　　　　　　　　　　著者一同

第2版 改版にあたって

　2023（令和5）年12月22日、「幼児期までのこどもの育ちに係る基本的なビジョン（はじめの100か月の育ちビジョン）」が閣議決定されました。このビジョンは、権利主体としての子どもの最善の利益を常に第一に考え、「こどもまんなか社会」を実現するための羅針盤です。そして、幼児教育や保育・子育て支援などの現場において、保育者や保護者・養育者が乳幼児と関わるうえで大切にしていることや実践している基本的な考え方をまとめたものでもあります。つまり、保育者を目指すみなさんの諸先輩方が培ってきた「保育」とはどういったものなのかを言語化したものになります。

　乳幼児期は子どもの成長・発達において大変重要な時期です。子どもは、人やモノ、環境との出会いを重ねていく中で、行きつ戻りつしながらも自らの力で育っていきます。子どもが自ら育つためには、社会全体で子どもの権利と尊厳をまもり、子どもの安全・安心で安定した生活を保障し、子どもの「やってみたい」という気持ちを受け止め、子どもと保護者・養育者を支え続けることが重要です。

　今、社会は転換期にあります。今回の改訂では、目まぐるしい勢いで変化する社会、そして子どもに関する取組・政策に関する内容と、子どものこころとからだ、そして社会や環境のすべての面でより良い状態（ウェルビーイング）を目指すための保健の知識や技術に関することを追加しました。

　「保育」は、人の生涯にわたるウェルビーイングを向上させるための崇高な営みです。本書が、みなさんにとって保育のすばらしさに気づくきっかけに、そして「保育とは何か」を考えるきっかけになれば幸いです。

　　2025年4月1日　　　　　　　　　　　　　　　　　　　　　　　　著者一同

CONTENTS

第1部　子どもの保健

第1章　子どものこころとからだの健康と保健の意義

1　「子ども」の定義と権利 …………………………………………………………… 2
児童福祉法　2
児童憲章　2
児童の権利に関する条約［通称：子どもの権利条約］　3
column：世界の子どもたち（人権問題）　3
こども基本法　4
ウェルビーイングの定義　5
バイオサイコソーシャル　5

2　幼児期までのこどもの育ちに係る基本的な5つのビジョン ……………… 6

3　「子ども」のはじまり …………………………………………………………… 7
生命の誕生　7
子どもの区分　11
column：プレコンセプションケア　11

4　現代社会における子どもの健康に関する現状と課題 ……………………… 12
「健康」の定義　12
子どもの健康に関する指標　12
子どもを取り巻く社会的環境の変化　15
子ども虐待　16

5　地域における保健活動 ………………………………………………………… 17
母子保健とは　17
健やか親子21（第2次）　18
母子健康手帳　19
乳幼児健康診査　20

6　地域社会全体で支える子育て ………………………………………………… 22
column：海外の「母子健康手帳」　23

第2章　子どもの成長と発達

1　ヒトのからだを構成している要素 …………………………………………… 26

2　脳の発達 ………………………………………………………………………… 27

3　子どもの成長と発達 …………………………………………………………… 27
発育の原則と特徴　28
スキャモンの発育曲線　28

III

CONTENTS

臨界期　29

4　子どもの成長 ……………………………………………………… 29

体型の変化　30
column　子どもにみられる骨の成長　31

5　子どもの発達 ……………………………………………………… 32

運動機能　32
ことば　33
情動・社会性　34

第3章　生理機能の発達

1　バイタルサイン ……………………………………………………… 38

呼 吸　38
脈 拍　38
体 温　39

2　歯と消化・吸収 ……………………………………………………… 40

3　排　泄 ……………………………………………………… 41

排 尿　41
排 便　42
column　便色カード　43

4　水分代謝 ……………………………………………………… 43

5　免　疫 ……………………………………………………… 44

6　感覚器官 ……………………………………………………… 45

視 覚　45
触 覚　45
聴 覚　46
味覚・嗅覚　46

7　皮　膚 ……………………………………………………… 47

第4章　子どもの生活と保健

1　子どもの基本的な生活習慣 ……………………………………………………… 50

たべる　50
ねる　51
あそぶ　53
だす　54

2 幼児期の終わりまでに育ってほしい姿 ………………………………………… 55

column：授乳と離乳　56

第5章　子どものこころとからだの健康状態を知る

1 子どもの健康及び成長・発達の把握の意義 …………………………………… 58

子どもが入園してきたら　58

「何となく元気がない（not doing well）」　59

2 健康診断 …………………………………………………………………………… 60

内科健診　60

歯科健診　60

保育現場からの声：実際の内科健診の様子　61

3 子どものこころの発達 …………………………………………………………… 62

column：保護者・養育者との情報共有　62

第6章　子どもによくみられる症状

1 症状と対応 ………………………………………………………………………… 64

機嫌が悪い（不機嫌）　64

発熱　65

column：解熱剤（熱さまし）の使用に注意！　67

咳・鼻水　67

痛み（頭痛・腹痛）　69

発疹　70

嘔吐　72

下痢　73

便秘　75

けいれん　77

脱水　79

第7章　感染症を予防する

1 感染症の発症 ……………………………………………………………………… 82

2 感染症の予防 ……………………………………………………………………… 82

病原体（感染源）を「持ち込まない」対策＝感染源対策　82

感染を「広めない」対策＝感染経路別対策　83

感染を「起こさない」対策＝感受性対策　86

v

CONTENTS

3　予防接種 86

予防接種の種類　86

ワクチンの種類　86

column：予防接種を打ったのになぜ感染してしまうの？　88

第8章　感染症

1　子どもにみられる主な感染症とその分類 90

2　医師が意見書を記入することが考えられる感染症 92

麻疹（はしか）　92

インフルエンザ　92

新型コロナウイルス感染症　92

風疹（三日はしか）　93

水痘（みずぼうそう）　94

流行性耳下腺炎（おたふくかぜ、ムンプス）　94

結核　94

咽頭結膜熱（プール熱）　95

流行性角結膜炎　95

百日咳　95

食中毒　96

急性出血性結膜炎　96

髄膜炎　97

3　医師の診断を受け、保護者が登園届を記入することが考えられる感染症 97

溶連菌感染症　97

マイコプラズマ肺炎　98

手足口病　98

伝染性紅斑（りんご病）　98

ウイルス性胃腸炎（嘔吐下痢症）　98

ヘルパンギーナ　99

RSウイルス感染症　99

帯状疱疹　99

突発性発疹　99

4　その他の感染症 100

かぜ（感冒、上気道炎）　100

アタマジラミ症　101

伝染性軟属腫（水いぼ）　101

とびひ（伝染性膿痂疹）　101

肝炎　102

第9章 子どもの主な病気

1 新生児・先天性の疾患 ··· 104
早産児・低出生体重児　104
新生児仮死　104
先天性代謝異常症　104
先天性心疾患　105
ダウン症候群（21 トリソミー）　106
column：保護者からのメッセージ　106

2 アレルギー疾患 ··· 107
食物アレルギー　107
アトピー性皮膚炎　108
気管支喘息　109
アレルギー性鼻炎（花粉症）　109
蕁麻疹　109

3 血液・内臓の疾患 ··· 110
糖尿病　110
小児がん　110
腸重積症　110
尿路感染症　111
ネフローゼ症候群　111

4 神経・精神疾患 ··· 112
熱性けいれん　112
てんかん　112
筋ジストロフィー　112
二分脊椎　113
脳性まひ　113
神経発達症群　114
心身症　116

5 その他の疾患 ··· 117
虫刺症　117
column：ハチについて　118
川崎病　118
低身長　119
むし歯　119
column：保護者の願い　120

VII

CONTENTS

第2部　子どもの健康と安全

第10章 心地よい保育環境をつくる

1 子どもの健康と保育の環境 122
保育室の環境への配慮　122
室外の環境　124

2 人的環境としての保育者の役割 125
職員の健康管理　126
パワーポジション　126
ボディメカニクス　127
保育現場からの声：職員の健康・衛生管理　129

第11章 感染症から子どもたちをまもる

1 保育施設・設備の衛生管理 132
column：次亜塩素酸ナトリウム希釈液の作り方　134

2 職員の衛生管理 134
手洗いの徹底　135
腸内細菌検査　135

3 感染症発生時の対応 136
感染症の疑いがある場合の対応　136
感染症発生時の対応　136
感染症罹患後の対応　137
保育現場からの声：感染症予防の取り組み　137

4 食中毒及び感染症拡大の防止 138
感染を疑う下痢便や嘔吐物の処理　138
汚物（下痢便や嘔吐物など）処理の手順　138

第12章 事故から子どもたちをまもる

1 子どもの事故の特徴と現状 140
事故の発生状況「性別・年齢・時間帯」　140
事故の発生状況「種類とけが」　141
事故の発生状況 「背景（遊具・機器・備品）」142

2 危機管理（リスクマネジメント） 142
事故の原因究明と事故要因の把握　143

VIII

column：ヒヤリハット事例　144
再発防止のための組織的な取り組み　144
安全計画の策定　145
事故の要因を分析する　146
保育現場からの声：事故防止対策の実際　147

第13章　犯罪から子どもたちをまもる

1　防犯対策 ·································150
不審者対応訓練　150
防犯教育　151
保育現場からの声：不審者侵入、その時のために　152
column　0歳児からの性教育　153

第14章　災害から子どもたちをまもる

1　災害の分類と特性 ··················156
2　災害への備え（防災・減災対策）·················157
平常時の備え　157
防災計画　157
避難訓練計画　159
column：つらい体験をした子どものこころのケア　160

第15章　子どもの体調不良に気づき対応する

1　子どもと病気 ·······················162
子どもの病気に対する理解と反応　162
子どもの病気と子どもの権利　162

2　子どもの体調不良に気づく ·················164
迅速評価（キラーシンプトム）　164
保育現場からの声：「どことなくいつもと違う」と感じた時の観察方法の具体例　166

3　バイタルサインの測定 ·················167
脈拍の測定　167
体温の測定　167
呼吸の測定　169
column：保育者を目指すみなさんへ　169

CONTENTS

第16章 子どものけがへ適切に対応する

1 重症度と緊急度を見極める ……………………………………………… 172

2 転倒・転落によるけが …………………………………………………… 172
すり傷・切り傷　173
column：傷には消毒はいりません　174
打撲・骨折　174
頭部外傷　176

3 その他のけが ……………………………………………………………… 178
かみつき　178
熱傷（やけど）　178

第17章 子どもの危機的状況へ適切に対応する

1 緊急を要する状況への対応 ……………………………………………… 182
溺水　182
誤嚥・誤飲　183
アナフィラキシーショック　185
熱中症　187

2 救急救命処置 ……………………………………………………………… 189
救命の連鎖　189
救命処置の流れ　190
column：AED パッドを貼る位置　193
column：AVPU スケール～子どもの意識状態を的確に判断するために～　194

第18章 保育における保健的対応

1 生命の保持と情緒の安定 ………………………………………………… 196
生命の保持にかかわる保健的対応　196
情緒の安定を図るための保健的対応　196

2 子どもの成長評価 ………………………………………………………… 197
身体計測　197
成長の評価　200
乳幼児身体発育曲線　200
発育指数　201

3 ３歳未満児への対応と配慮 ……………………………………………… 202
乳幼児突然死症候群（SIDS 対策）　202
スキンケア　203

4 虐待の発生予防、早期発見、早期対応 ······················ 204

被虐待児の特徴　204
column：乳幼児揺さぶられ症候群　205
愛の鞭ゼロ作戦　205

5 身体的なケアが必要な子どもへ保育者ができること ················ 206

医療的ケア児の現状　206
保育者の対応　207
column：「保育所などでの医療的ケア児の支援に関するガイドライン」　208

6 発達支援の必要な子どもへ保育者ができること ·················· 209

神経発達症群の現状　209
神経発達症群をもつ子どもと保護者への支援　209

7 保育所で与える薬 ··· 210

第19章　子どもの最善の利益保障を目指して

1 様々な人たちと連携・協働すること ····························· 214

IPW（Interprofessional Work：専門職連携）　214
連携・協働するために必要な力　214

2 職員同士の連携・協働 ··· 215

クラス運営　215
子どもの送迎のとき　215

3 保健活動の計画及び評価 ··· 216

保育所における全体的な計画と保健計画　216
計画と評価　216

4 子どものために学びつづける ······································ 217

column：誰も孤立しない社会を　218

5 地域における保育所などの役割 ···································· 219

保育現場からの声：保育所などと各機関の連携の実際について　220

巻末資料1　離乳の進め方の目安　221
巻末資料2　エピペン®の使い方　222
巻末資料3　食物アレルギー症状への対応の手順　223
巻末資料4　生活管理指導票　225
巻末資料5　暑さ指数（WBGT）に応じた注意事項等　227
巻末資料6　具体的な感染症と主な対策（特に注意すべき感染症）　228
引用・参考文献　247
索　引　249

イラスト：石田　ゆき　日本医療大学　非常勤講師
　　　　　　　（全国看図アプローチ研究会専属アートスタッフ）
　　　　：梅本　昇

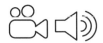

動画には音声があります。再生時にはお気をつけください。
- 当書籍内の画像・動画（QRコード）などの無断転載及び複製等の行為はご遠慮ください。
- 「きゅうちゃん」は全国看図アプローチ研究会の公式マスコットキャラクターでありビジュアルテキストです。

第1部 子どもの保健

第1章
子どものこころとからだの健康と保健の意義

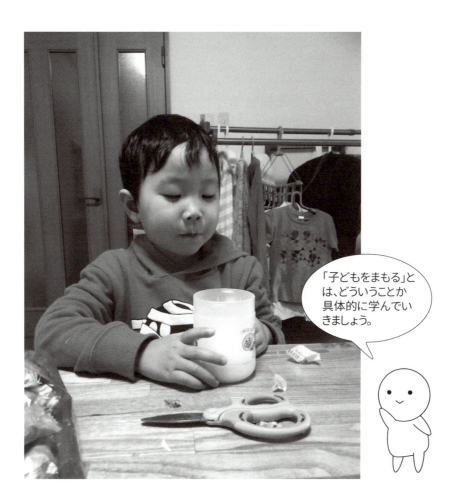

「子どもをまもる」とは、どういうことか具体的に学んでいきましょう。

扉画像①

この章で学ぶこと

　保育所は、児童福祉法（昭和22年法律第164号）に基づいて、保育を必要とする子どもの保育を行い、その健全な心身の発達を図ることを目的とする児童福祉施設であり、入所する子どもの最善の利益を考慮し、その福祉を積極的に増進するということは、保育所保育指針の根幹を成す理念である。

　保育士等は、保育所における保育という営みが、子どもの人権を守るために、法的・制度的に裏付けられていることを認識し、憲法・児童福祉法・児童憲章・児童の権利に関する条約などにおける子どもの人権等について理解することが必要である。

（厚生労働省「保育所保育指針解説」、2018（平30）年より）

1 ▷「子ども」の定義と権利

子どもたち ①

子どもたち ②

保育は「子ども」を理解することからはじまります。子どもの自ら育つ力と無限の可能性に気づき、子どもを権利の主体としてとらえ、1人の人間として尊重することが、保育者としての「子ども」の理解のはじまりです。

🌸 児童福祉法 🌸

児童福祉法[*1]とは、児童の福祉、つまり子どもの幸せの実現のための法律です。児童福祉法では「子ども」のことを「児童」といい、「18歳未満の者」はすべて「子ども」としています。児童福祉法第一条には子どもの権利について次のように書かれています。

> 第一条　全て児童は、児童の権利に関する条約の精神にのっとり、適切に養育されること、その生活を保障されること、愛され、保護されること、その心身の健やかな成長及び発達並びにその自立が図られることその他の福祉を等しく保障される権利を有する。

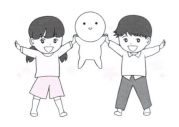

*1　児童福祉法
　1947（昭22）年12月12日交付

🌸 児童憲章 🌸

児童憲章[*2]とは、子どもの幸せの実現のための基本原理を示したものです。児童憲章は法律ではありませんが、内閣総理大臣主宰の児童憲章制定会議において制定された公的な宣言です。なお、児童憲章における「児童」がいつからいつまでを指すのかについて、明確には示されていません。児童憲章の総則には子どもの権利について次のように書かれています。

> 　児童は、人として尊ばれる。
> 　児童は、社会の一員として重んぜられる。
> 　児童は、よい環境の中で育てられる。

*2　児童憲章
　1951（昭26）年5月5日制定[*3]

*3　制定・批准・発効
・制定とは立法機関で法律を定めること。
・批准とは条約に対して国が同意すること。
・発効とは正式に条約が効力をもつこと。

🌸 児童の権利に関する条約 [通称：子どもの権利条約] 🌸

児童の権利に関する条約（通称：子どもの権利条約）とは、子どもの基本的人権を国際的に保障するために定められた条約です[*1]。「子どもの権利条約」は児童福祉法同様、「18歳未満の者」を子どもと定義しており、18歳未満のすべての子どもの人権の保障を謳っています。「子どもの権利条約」には、図1-1に示す4つの原則があります[*2]。この4つの原則は、それぞれ条文に書かれた権利であると同時に、条約で定められている他の権利を考えるときに、常に合わせて考えることが大切です。

*1 子どもの権利条約
1990（平2）年発効、1994（平6）年4月22日日本批准・5月22日発効

*2 出典：日本ユニセフ協会 HP「子どもの権利条約」より。

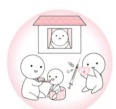
生命、生存及び発達に対する権利
（命を守られ成長できること）

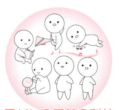
子どもの最善の利益
（子どもにとって最もよいこと）

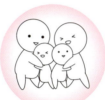
差別の禁止
（差別のないこと）

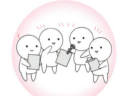
子どもの意見の尊重
（子どもが意味のある参加ができること）

図1-1 「子どもの権利条約」4つの原則
（資料：公益財団法人 日本ユニセフ協会 HP より作成）

column

世界の子どもたち（人権問題）

国によって制度に違いはあるものの、世界の多くの国の子どもたちは6歳から12歳、もしくは15歳までは教育を受けることができます（日本や韓国は6・3制、アメリカは州によりますが5・3・4制など）。

しかし、一方で世界には学びたくても学べない子どもたちがいます。経済的な事情から学校に通えず、大人同様に労働を強いられている子どももいます。ある国では子どもは一家の働き手として重要な存在であり、労働力になる年齢になれば「子守」でも「水汲み」でも出来る仕事をしなければなりません。

また、戦争や内戦によって学ぶことができない子どももいます。学校が戦火で失われたり、家族ともども他国へ亡命したりといった状況に追い込まれている子どもが今も世界には存在します。

とある国の男の子はボールペンとノートを手にした時、「これで文字を覚えて書きたい。読めるようになって本を読みたい」と嬉しそうに言いました。その子は「学びたい。勉強って楽しい」と目を輝かせていました。

子どもたちの未来のために保育を学んでいる学生の皆さん、どうか学ぶことをおおいに楽しんでください。そして、学んだことを元に学ぶことの喜びを子どもたちに伝えてほしいと願っています。

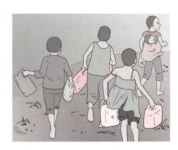

🌸 こども基本法 🌸

こども基本法は、こども施策を社会全体で総合的かつ強力に推進していくための包括的な基本法として2022（令和4）年6月に成立、2023（令和5）年4月に施行されました。

> 第一条　この法律は、日本国憲法及び児童の権利に関する条約の精神にのっとり、次代の社会を担う全てのこどもが、生涯にわたる人格形成の基礎を築き、自立した個人としてひとしく健やかに成長することができ、心身の状況、置かれている環境等にかかわらず、その権利の擁護が図られ、将来にわたって幸福な生活を送ることができる社会の実現を目指して、社会全体としてこども施策に取り組むことができるよう、こども施策に関し、基本理念を定め、国の責務等を明らかにし、及びこども施策の基本となる事項を定めるとともに、こども政策推進会議を設置すること等により、こども施策を総合的に推進することを目的とする。

こども基本法は、日本国憲法および児童の権利に関する条約（子どもの権利条約）の精神にのっとり、すべての子どもの**ウェルビーイング**の実現を目指しています。こども基本法では「子ども」を「心身の発達の過程にある者」と定義し、基本理念として第3条に6つの理念を定めています。こども施策はこの基本理念のもとに行われます。

こども施策の6つの基本理念

- すべてのこどもは大切にされ、基本的な人権が守られ、差別されないこと
- すべてのこどもは、大事に育てられ、生活が守られ、愛され、保護される権利が守られ、平等に教育を受けられること
- 年齢や発達の程度により、自分に直接関係することに意見を言えたり、社会のさまざまな活動に参加できること
- 年齢や発達の程度に応じて、意見が尊重され、こどもの今とこれからにとって最もよいことが優先して考えられること
- 家庭や子育てに夢を持ち、喜びを感じられる社会をつくること

（資料：こども家庭庁HP「こども基本法とは？」より作成）

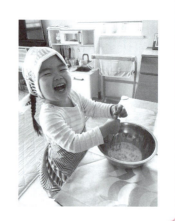

🌸 ウェルビーイングの定義

ウェルビーイング（well-being）は、well（良い）と being(状態)が組み合わせられた言葉です。世界保健機関（WHO）では、「健康とは、病気ではないとか、弱っていないということではなく、身体的・精神的・社会的（バイオサイコソーシャル）に、すべてが満たされた状態（well-being）にあること」としています。また、こども家庭庁が策定した「幼児期までのこどもの育ちに係る基本的なビジョン（はじめの100か月の育ちビジョン）」の文中にはWHOの定義に加え、「包括的な幸福として、短期的な幸福のみならず、生きがいや人生の意義など生涯にわたる持続的な幸福を含む。ウェルビーイングの向上を、権利行使の主体としてのこども自身が主体的に実現していく視点が重要である」とあります。

🌸 バイオサイコソーシャル

ユニセフによる2020年の日本の子どもの幸福度の総合順位は、OECD38か国中20位と低く、身体的健康は1位であるのに対し、精神的幸福度は37位、スキル（社会的スキルを含む）は27位でした。この結果から、日本の子どもたちは身体的に健康であっても心理的に満たされていなかったり、社会的に満たされていない子どもたちが多い可能性があると指摘されています。

子どものウェルビーイングを高めるには、**バイオサイコソーシャル（Bio Psycho Social）** の視点が重要です。バイオサイコソーシャルは、「個人」を中心にバイオ、サイコ、ソーシャルの3つの視点が組み合わされてできた言葉です。バイオ（Bio）は主にからだの健康状態を指しています。サイコ（Psycho）は自己効力感などのこころの強さも含めた心理的・精神的な健康状態を指します。ソーシャル（Social）は子どもを取り巻く環境や社会的状況を指します。この3つの視点から総合的にみて、子どもとその家庭の状況や環境を把握し、ウェルビーイング（良い/幸せな状態にあるのか）を視ることが大切です（**図1-2**）。

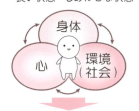

バイオサイコソーシャルな面で
良い状態・しあわせな状態

これらを保障することは
全ての人のウェルビーイング向上に
つながります

図1-2 バイオサイコソーシャル
（資料：こども家庭庁「幼児期までのこどもの育ちに係る基本的なビジョン」より作成）

2 ▷ 幼児期までのこどもの育ちに係る基本的な5つのビジョン

子どもは誕生してからさまざまな人や物、環境との初めての出会いを繰り返しながら育ちます。特に母親が妊娠をしてから小学校1年生までのおおよそ100か月（妊娠中〜乳幼児期）は重要な時期です。

この「はじめの100か月」を切れ目なく社会全体で支え、子どもの生涯にわたるウェルビーイングを実現するための羅針盤として「**はじめの100か月の育ちビジョン**[*1]」は策定されました（図1-3）。

[*1] 幼児期までのこどもの育ちに係る基本的なビジョン（はじめの100か月の育ちビジョン）
2023（令5）年12月22日閣議決定

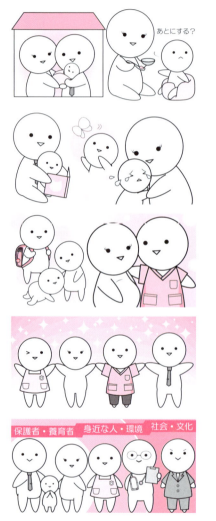

こどもの権利と尊厳を守る
　✓乳幼児は生まれながらにして権利の主体
　✓生命や生活を保障すること
　✓乳幼児の思いや願いの尊重

「安心と挑戦の循環」を通してこどものウェルビーイングを高める
　✓乳幼児の育ちには「アタッチメント（愛着）」の形成と豊かな「遊びと体験」が不可欠

「こどもの誕生前」から切れ目なく育ちを支える
　✓誕生の準備期から支える
　✓幼児期と学童期以降の接続
　✓学童期から乳幼児と関わる機会

保護者・養育者のウェルビーイングと成長の支援・応援をする
　✓支援・応援を受けることを当たり前に
　✓全ての保護者・養育者とつながること
　✓性別にかかわらず保護者・養育者が共育ち

こどもの育ちを支える環境や社会の厚みを増す
　✓「こどもまんなかチャート」の視点
　✓こどもも含め環境や社会をつくる
　✓地域における専門職連携やコーディネーターの役割も重要

図1-3 幼児期までのこどもの育ちに係る基本的な5つのビジョン
（資料：こども家庭庁HP「幼児期までのこどもの育ちに係る基本的なビジョン 概要」より作成）

3 ▷「子ども」のはじまり

「子どもの保健」では、「はじめの100か月育ちビジョン」と同様に、生命の誕生した瞬間から「子ども」だと考えます。なぜならば、受精の瞬間から「人」としての成長・発達が始まるからです。

🌸 生命の誕生 🌸

生命の誕生は受精の瞬間から始まります。受精とは卵管膨大部で卵子と精子が結合し受精卵が形成されることです。受精卵は1つの細胞で、わずか0.1 mmという大きさです。受精卵は2分割、4分割と卵割を繰り返しながら、卵管内を子宮へと移動し、胚盤胞となり子宮内膜に着床します。これは受精後約7日目に起こります。着床により妊娠が成立します（**図 1-4**）。

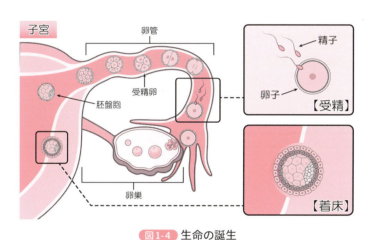

図 1-4 生命の誕生

着床後8週目までを胎芽といい、9週目以降を胎児といいます。その妊娠初期は特に著しく発達していき、妊娠12週頃には胎児の形態や臓器はおおよそ完成します（**図 1-5**）。この時期は環境の影響を受けやすく、母親は食生活や嗜好品、薬やレントゲンなどへの配慮が重要です＊1。

＊1 胎児の環境
アルコールやたばこ、細菌やウィルス、薬やX線など胎盤内には母親から様々な物質が移行する。妊娠初期にこれらを受けると器官形成の異常につながることがあるため注意が必要である。

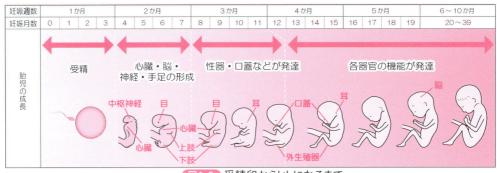

図1-5 受精卵からヒトになるまで

　また、ヒトになる過程の**図1-5**を見ても分かる通り、胎芽期から胎児期に目、耳、口などの器官が形成されていますが、器官の発達とともに五感も発達しています。

● 味　覚

　味覚を感じるのは妊娠14週頃からで、妊娠20週には舌や口の中の感覚が完成し、妊娠24週頃には羊水を飲むことができるようになります。これは生後、母乳やミルクを飲むための練習です。羊水は母親が食べたものから作られ、食べ物によってその味が変わるため、母親は食事のバランスを考えたり、良い食材を選んだりするなど、胎児の味覚を育てることが重要です。

● 触　覚

　妊娠12週頃になると、口の近くまで手をもっていく動きがさかんにみられるようになり、妊娠14週頃になると指しゃぶりをしたりするようになります。妊娠24週には羊水の温かさや心地よさを感じられる皮膚感覚も備わります。

● 嗅　覚

　嗅覚は妊娠28週頃には完成します。この頃から胎内では羊水のにおいを感じ取っており、生後すぐに母親の母乳のにおいを嗅ぎ分けることもできます。

● 聴　覚

　最初に耳らしい穴ができるのは妊娠5〜6週目で、耳の形が出来上がるのは妊娠8週目頃です。

　音が聞こえるようになるのは妊娠28週頃といわれています。この頃には外からの音刺激にも反応するようになるため、反応に合わせながら母親の心地よい声を聞かせるとよいでしょう。聴覚は妊娠32週には完

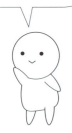

羊水はもともと少々甘みのある液体です。昔アメリカで羊水に甘味料のサッカリンを入れる実験が行われましたが、その時、胎児は激しい勢いで羊水を飲んだそうです。つまり胎児は甘味を好むということです。甘味は糖で、生きるためのエネルギー源です。

成します。生まれた後、おなかの中で聞いていた音を以前聞いていた音だと認識
できることがわかっています。

● 視　覚

28週頃から眩しさを感じるようになり、母親のおなか越しに外の明るさを感
じ取っています。妊娠34週には新生児と同じくらいの0.02 〜 0.03程度の視
力となります[1]。

このように、胎児は子宮という環境の中でもさまざまな刺激を受けながら五感
を発達させ、生まれる準備を進めています。子どもはすでに母親の胎内にある頃
から自らの力で育っています。胎児は母親の一部ではなく、1人の人間です。保
育者は、胎児が1人の人間でありつつもその発達において母親からの影響を少
なからず受ける存在であることを踏まえ、母子の生活を支えます。

胎児は母親の子宮内で身長約50cm、体重約3,000gにまで成長し、約40
週で出産を迎えます。その間、胎児だけではなく母親にも様々な変化があり、周
りのサポートが必要となります（**表 1-1**）。

表1-1 出産までの様々な変化

期　間	妊娠前期															
月　数	1				2				3				4			
週　数	0	1	2	3	4	5	6	7	8	9	10	11	12	13	14	15
発育速度	・胎芽の時期				・神経細胞の発達 ・脊柱と脳の形成 ・心拍が見え始める				・頭、胴、足の区別が つく				・胎盤の完成 ・へその緒より栄養摂 取できる			
子宮の発育																
母親の体の変化	・無月経 ・基礎体温の高温相が 持続 ・体のだるさ ・眠気				・つわり ・精神的に不安定になりやすい ・乳腺の発達により乳房が張ってくる ・便秘やおりものの増加 ・頻尿								・つわりが収まってく る ・胃腸の調子を崩しや すくなる			
過ごし方					・激しい労働や運動を 控える				・予定日が決まる ・母子健康手帳をもら う				・体重の増加、貧血に 注意する			
周りのサポート	・気分が悪くて家事などできないことがあるため、積極的に協力する ・妊娠中は精神的にナーバスになるため、話に耳を傾け、大きな気持ちで受け止める ・たばこの煙は子どもに悪影響を与えるので、妊婦の近くで喫煙をしない															

9

表1-1 つづき

期　間	妊娠中期		
月　数	5	6	7
週　数	16　17　18　19	20　21　22　23	24　25　26　27
発育速度	・骨格、筋肉の発達 ・男女の区別がつく ・髪の毛や爪が生えてくる	・まつ毛や眉毛が生えてくる	・まぶたが上下に分かれ、鼻の穴が通る ・聴覚が発達
子宮の発育			
母親の体の変化	・胎動がわかる ・こむら返り ・貧血症状	・お腹の膨らみが目立ってくる	・腰痛 ・痔
過ごし方	・乳頭の手入れ ・歯科検診	・妊婦体操	・育児用品の準備 ・安静にする時間の確保
周りのサポート	・分娩用品、赤ちゃん用品の準備 ・赤ちゃんが大きくなり、体が重くなってくるので、家事や買い物時の荷物を持つなど積極的に手伝う		

期　間	妊娠中期		
月　数	8	9	10
週　数	28　29　30　31	32　33　34　35	36　37　38　39
発育速度	・聴覚の完成 ・赤ちゃんらしい顔つきになる	・皮下脂肪がついてふっくらとした体形になる	・内臓や神経機能など全てが整う
子宮の発育			
母親の体の変化	・頻尿 ・動悸、息切れ ・皮膚の痒み	・妊娠線ができる ・残尿感や尿もれ ・おりものが増える	・恥骨痛 ・足のつけ根の痛み ・手足のむくみ
過ごし方	・乳房マッサージ （切迫早産の症状がない場合）	・産前、産後の書類や手続きの準備 ・体重増加に注意	・入院準備 ・分娩に備える
周りのサポート	・分娩時にサポートできるよう呼吸法やマッサージの方法を覚える ・陣痛時の励ましと支え		

いのちの誕生

子どもの区分

医学的には誕生から満1歳未満を**乳児期**[*1]、満1歳から6歳未満（通常は小学校入学直前まで）を**幼児期**といいます。それ以降は小学校入学から卒業までを**学童期**、中学校以降は**思春期・青年期**といい、その後成人期に至り、いわゆる大人になるとされています[*2]（図1-6）。

新生児

*1 乳児期のなかでも生後28日未満を新生児期という。

受精		誕生		1歳			
40週(10か月)		生後28日未満	1歳未満	満1歳〜6歳未満	小学校入学〜卒業	中学校〜
胎児期		(新生児期)	乳児期	幼児期	学童期	思春期／青年期

 図1-6 子どもの区分

子どもが愛され、まもられ、健やかに成長していくため、そしてその権利がまもられるためには、胎児期、つまり母親の胎内にいる頃から、さらにはそれよりも前からの支援が必要です。すべての子どもの福祉と権利の保障のためには、直接子どもを支援するだけでなく、子どもの母親をはじめとする保護者・養育者や家庭を支援することが重要です。

*2 思春期以降は単なる年齢だけではとらえにくく、生殖機能の発達などを考慮する必要がある。

*3 日本では2015年、国立成育医療研究センター内に「プレコンセプションケアセンター」が開設され、情報発信や健康支援の取り組みが始まっている。

column
プレコンセプションケア

プレ（pre）は「〜の前の」、コンセプション（conception）は「お腹の中に新しい命を授かること」という意味で、プレコンセプションケアは「妊娠前の健康管理」のことをいいます。2006年に米国疾病管理予防センター（CDC）の政策として誕生し、2012年にWHOが「妊娠前の女性とカップルに医学的・行動学的・社会的な保健介入を行うこと」と定義しました[*3]。

将来の健康な妊娠・出産のためには、女性やパートナーが妊娠する前から自分たちの生活や健康に向き合い、健康管理を意識しなければなりません。特に妊娠前からの生活習慣や病気は妊娠・出産・子どもの健康に影響するため、正しい知識をもちながら準備することが大切です。妊娠前から気をつけたい健康管理としては、体重・食事・睡眠・喫煙・飲酒・ストレス・感染症・薬剤などが挙げられます。毎日の生活習慣を見直すことは、女性自身やパートナーの健康維持にも役立ち、生涯に渡る生活の質向上にも発展します。また、妊娠・出産をするのは女性ですが、パートナーも正しい知識をもつことで、女性や赤ちゃんの健康を守ることにつながります。

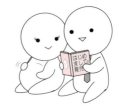

4▷ 現代社会における子どもの健康に関する現状と課題

社会状況の変化は、子どもの生活にも影響を及ぼします。

「健康」の定義

保育所保育指針には、保育の目標の1つとして「子どもの心身の健康の基礎を培う」と記されています。世界保健機関（WHO）では、「健康とは、病気でないとか、弱っていないということではなく、身体的・精神的・社会的（バイオサイコソーシャル）に、すべてが満たされた状態（wellbeing）にあること」」[*1]と定義しています。さらに子どもの健康について、「子どもの健やかな成長は、基本的に大切なことです。そして、変化の激しい種々の環境に順応しながら生きていける力を身につけることが、この成長のために不可欠です。」[*2]としています。

*1 *2 出典：世界保健機関憲章前文（日本WHO協会仮訳）

*3 参考文献：こども家庭庁『成育医療等基本方針に基づく評価指標及び計画策定指針について』子発0331第18号 令和5年3月31日

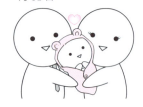

子どもの健康に関する指標[*3]

子どもの健康を多面的にとらえるためには様々な指標を参考にすることが大切です。例えば、出生数、乳児死亡数、人工妊娠中絶率などの人口動態や乳幼児のむし歯の罹患者数、朝食を欠食する子どもの割合、1週間の総運動時間が60分未満の児童の割合等など、統計・調査の情報を参考にします。

表1-2 子どもの健康に関する指標の一例

指　標	内　容
出生率	● 一定人口に対するその年の出生数の割合を出生率で表す ● 一般的には人口1,000人当たりにおける出生数を指す
合計特殊出生率	●「15歳から49歳までの女性の年齢別出生率を合計したもの」で、1人の女性がその年齢別出生率で一生の間に生むとしたときの子どもの数に相当する ● 算出に用いた15歳及び49歳の出生数にはそれぞれ14歳以下、50歳以上も含む
周産期死亡率	● 周産期とは妊娠満22週から出生後満7日未満をいう ● 妊娠満22週（154日）以後の死産に早期新生児死亡を加えたものを指す
乳児・新生児・早期新生児死亡率	● 乳児死亡率とは、出生児1,000人に対する生後1年未満の乳児の死亡数を指す ● 新生児死亡率とは、出生児1,000人に対する新生児（生後28日未満の子ども）の死亡数を指す ● 乳児死亡の原因は母体の健康状態、養育条件、衛生環境などの影響を受けるので地域の衛生状態や経済状況、教育レベルなどが反映されるものでもある

日本の出生数、合計特殊出生率の推移

終戦直後の出生数は毎年 260 万人台と多く、合計特殊出生率は 4.0 を超え、第 1 次ベビーブームといわれていました。しかし、1970 年代半ばから減少傾向となり、2023（令 5）年の出生数は 72 万 7,277 人、合計特殊出生率は 1.20 となっています（図 1-7）。ある程度の人口を保つためには、合計特殊出生率は 2.07 前後必要とされていますが、近年はそれを大幅に下回っています。

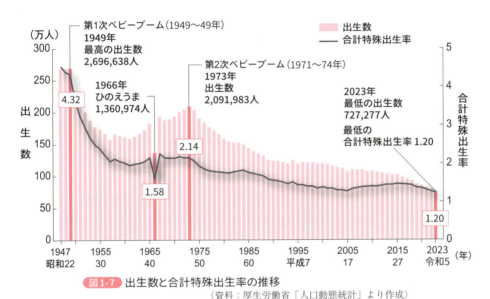

図 1-7 出生数と合計特殊出生率の推移
（資料：厚生労働省「人口動態統計」より作成）

出生時の体重の推移

出生時の体重を単産―複産[*1]別にみると、単産の平均体重は、1975（昭 50）年は 3.20 kg でしたが年々減少し、2019（令元）年は 3.02 kg と 1975（昭 50）年から 0.18 kg 減少しています。また、複産も同様に、2019（令元）年は 2.22 kg と 1975（昭 50）年から 0.21 kg 減少しています（図 1-8）。出生時の体重が 2.5 kg 未満の割合をみると、単産では 1975（昭 50）年には 4.6 ％でしたが年々上昇し、2019（令元）年には 8.1 ％となっています。複産の 2.5 kg 未満の出生は多く、1975（昭 50）年は 52.5 ％と約半数でしたが、2019（令元）年には 71.4 ％と大幅に増加しています。

*1　単産とは単胎で生まれた出生であり、死産は含まない。また、複産とは双子・三つ子など多胎で生まれた出生であり、死産は含まない。1990（平 2）年までは出生子の出生時平均体重を 100 グラム単位で把握していたため、1990（平 2）年以前の算出平均値に 0.05 kg を加えた。

4 ▷ 現代社会における子どもの健康に関する現状と課題

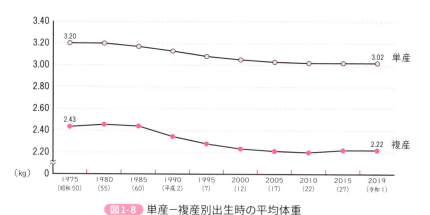

図1-8 単産－複産別出生時の平均体重

（資料：厚生労働省「令和3年度 出生に関する統計の概況」より）

日本の乳児・新生児・早期新生児死亡率の推移

すべての死亡率は急速に減少し、2021（令3）年の乳児死亡率は1.7です（**図1-9**）。

日本の乳児・新生児・早期新生児死亡率は統計上、192か国中188位です。乳児・新生児・早期新生児死亡率には地域の保健衛生や経済、教育、医療などの社会体制が反映するため、日本の状況は諸外国に比べ、高い水準にあるといえます。

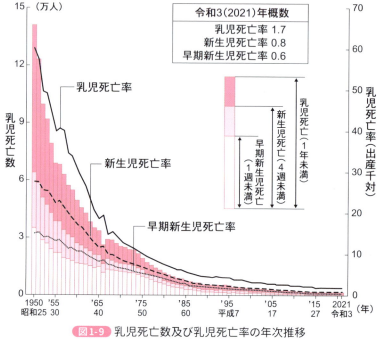

図1-9 乳児死亡数及び乳児死亡率の年次推移

（資料：厚生労働省「人口動態統計」より作成）

子どもの死亡原因

乳児の死亡原因で最も多いのは、先天奇形、変形および染色体異常で、次いで周産期に特異的な呼吸障害および血管障害、不慮の事故となっています。

子どもの死亡原因は年齢によって異なります。低年齢では先天的な要因が多くを占めていますが、年齢が上がるにつれ、自殺や不慮の事故が上位を占めています（**表 1-3**）。

表1-3 子どもの死因順位と死亡率※（2022（令4）年）

	第1位	第2位	第3位	第4位	第5位
0歳	先天奇形等 (62.9)	呼吸障害等 (25.9)	不慮の事故 (7.4)	妊娠期間関連障害 (5.4)	乳幼児突然死症候群 (5.1)
1～4歳	先天奇形等 (3.3)	不慮の事故 (1.7)	悪性新生物 (1.4)	心疾患 (0.7)	肺炎 (0.5)
5～9歳	悪性新生物 (1.8)	先天奇形等 (0.6)	不慮の事故 (0.6)	その他の新生物（腫瘍）(0.3)	心疾患 (0.2)
10～14歳	自殺 (2.3)	悪性新生物 (1.6)	不慮の事故 (0.6)	先天奇形等 (0.5)	心疾患 (0.4)
15～19歳	自殺 (12.2)	不慮の事故 (3.6)	悪性新生物 (2.3)	心疾患 (0.8)	先天奇形等 (0.5)

※（ ）内の数値は人口10万対の死亡率。

（資料：厚生労働省「人口動態統計月報年計(概数)の概況（2022（令4）年）」より作成）

子どもを取り巻く社会的環境の変化

核家族化や共働き世帯の増加、離婚率の上昇や働き方の多様化、デジタル社会の推進など、子どもを取り巻く環境は近年劇的に変化しています。共働き世帯の増加や核家族化、離婚率の上昇に伴うひとり親家庭の増加は、保護者・養育者を多忙にする要因です。子どもの生活リズムは多忙な保護者・養育者に合わせたものになりやすいため就寝時間が遅くなったり、外食やテイクアウトの活用により栄養バランスが乱れやすくなるなどの影響が子どもへ及ぶことが懸念されます。

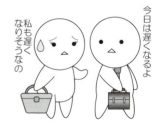

睡眠時間や栄養バランスの乱れは体重増加につながりやすく、肥満傾向の子どもが増えています。幼少期の肥満は成人してから生活習慣病へと発展することが分かっています。また、交通網の発達や自家用車の普及、最近では世界規模の新型コロナウイルス感染症による行動制限により、昔に比べて運動をする機会が減っているのも現状です。現代の子どもはその親世代よりも体格がよくなっている一方、体力・運動能力が低下しています（**表 1-4**）。

表1-4 身長・基礎的運動能力の世代別比較

	男　子		女　子	
	親世代[*1]	子ども世代[*2]	親世代[*1]	子ども世代[*2]
身長（cm）[*3]	143.20	145.20	145.50	146.70
50m走（秒）	8.75	8.78	9.00	9.12
ソフトボール投げ（m）	33.98	27.41	20.52	16.50

＊1　親の世代は1985（昭60）年度の11歳平均値。
＊2　子ども世代は2015（平27）年度の11歳平均値。
＊3　文部科学省「学校保健統計調査」より。

（資料：スポーツ庁「体力・運動能力調査」報告書より作成）

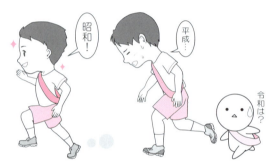

2021（令3）年4月から、小学校・中学校はすべての児童・生徒に1台ずつパソコンやタブレット端末が配布され、GIGAスクール[*1]が本格的に始動しています。現代社会においてはあらゆる場所でICT[*2]が活用されていますが、情報通信機器を長時間視聴することは子どもの脳へ影響することが分かっています[*3]。

🌸 子ども虐待 🌸

子ども虐待は、子どもの育ちに重大な影響を与えるとともに、子どもに対する最も重大な権利侵害です。全国の児童相談所で対応した18歳未満の児童虐待相談対応件数は年々増えています[*4]。

虐待には4種類あり、子どもの前での夫婦間暴力など心理的虐待がもっとも多く、次が身体的虐待です（**表1-5**）。

＊1　GIGAスクール
「GIGA」とは「Global and Innovation Gateway for All（全ての児童・生徒のための世界につながる革新的な扉）」の略であり、「GIGAスクール」とは学校で児童・生徒に1台ずつパソコンやタブレット端末を配布し、その活用を図る取り組みのことを指す。

＊2　ICT
「Information and Communication Technology（情報通信技術）」の略。

＊3　脳（前頭前野）への影響
テレビ画面から一方的に送られてくる情報を受け取るだけになると、脳が受動的になり、脳の後頭葉（見る）と側頭葉（聞く）の活動は活発だが、前頭葉（考える）活動が抑制されるといわれている。

＊4　厚生労働省「福祉行政報告例」によれば、1年間の児童虐待の相談件数総数は205,044件（令2）で、過去最多であった。

表1-5 子ども虐待の分類

心理的虐待	言葉による脅し、きょうだい間での差別的扱い、無視など心理的な暴力
身体的虐待	殴る、蹴る、叩く、激しく揺さぶるなど身体への暴力
ネグレクト	家に閉じ込める、食事を与えない、重い病気にかかっても病院に連れて行かないなど、子どもに必要なケアを与えない
性的虐待	子どもへ性的行為を見せる、性器を触るまたは触らせるなどの発達に比べて過度な性的刺激を与える

（参考：厚生労働省HP「児童虐待の定義と現状」）

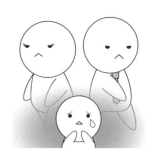

虐待の影響は、虐待を受けていた期間、虐待の状況、子どもの年齢や性格などにより様々ですが、身体的影響、知的発達面への影響、心理的影響について、共通した特徴が見られます（**表1-6**）。

表1-6 虐待の子どもへの影響

身体的影響	打撲、切創、熱傷などの外傷、骨折や頭蓋内出血、内臓損傷などの見えない傷、栄養障害による低身長・低体重、愛情不足による成長不全など
知的発達への影響	身体的虐待の後遺症による知的障害、集中力不足や落ち着きのなさなど
心理的影響	対人関係構築の障害、自己肯定感が低い、攻撃的・衝動的な行動、心的外傷後ストレス障害、大人びた行動など

5 ▷ 地域における保健活動

子どもは、健康になる権利があるので、母親の胎内にいる頃から保健活動の対象となります。そのため、子どもだけではなく、母親の健康も視野に入れた保健活動を展開する必要性があります。

🌸 母子保健とは 🌸

母子保健とは、すべての子どもの健康づくりの出発点であり、次世代を担う子ども達を健やかに育てるための基盤となるものです。私たちが生活をする地域には、保健所や保健センター、こども家庭センター[1]などがあり、幅広い保健活動を展開しています。

*1 こども家庭センター
市区町村において、全ての妊産婦、子育て世帯、子どもへ一体的に相談支援を行う機能を有する機関として新しい福祉拠点として2024年から設置された（2024年5月1日現在1,015か所）。

母子保健では、1人の人間の生命の誕生から大人になるまでを1つのサイクルととらえています。そのため、生命の誕生である妊娠期から子育て期にわたる支援、子どもの健康の保持・増進に関する活動を展開しています。また、子育ては母親だけが担うものではないため、出産や子育てに悩む父親支援にも積極的に取り組んでいます。

健やか親子21（第2次）

　すべての子どもが健やかに育つ社会の実現を目標に作られた「健やか親子21」（計画期間：2001（平13）年から2014（平26）年までに引き続き、21世紀の母子保健の主要な取り組みを示す「健やか親子21（第2次）」が2015（平27）年度から始まりました（**図1-10**）。

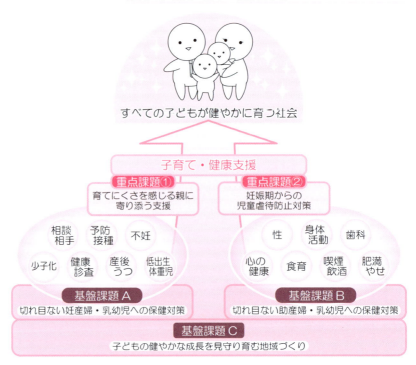

図1-10　健やか親子21（第2次）イメージ図

（資料：厚生労働省HPより作図）

この取り組みは、安心して妊娠・出産でき、子どもを健やかに育てるための基礎となるものです。そして、国民が健康で明るく元気に生活できる社会の実現を図るためのものです。妊娠・出産・子育て期における母子保健対策の充実に取り組むとともに、各事業間や関連機関間の連携体制を強化し、教育、医療、福祉などの分野を横断した切れ目のない支援ができる体制を目指し取り組まれています（**表1-7**）。

表1-7 健やか親子21（第2次）の課題

基礎課題	重点課題
● 切れ目のない妊産婦・乳幼児への保健対策 ● 学童期，思春期から成人期に向けた保健対策 ● 子どもの健やかな成長を見守り育む地域づくり	● 育てにくさを感じる親に寄り添う支援 ● 妊娠期からの児童虐待防止対策

健やか親子21は「成育基本法[*1]」に基づく成育医療等の提供に関する施策の1つです。成育基本法は「すべての子どもが健やかに育つ社会の実現」を理念とし、出生から新生児期、乳幼児期、学童期、思春期の各段階を経て大人になるまでの一連の成長の過程、そしてその保護者、妊産婦に対して必要な支援を切れ目なく提供することを目的にしています。

[*1] 成育過程にある者及びその保護者並びに妊産婦に対し必要な成育医療等を切れ目なく提供するための施策の総合的な推進に関する法律（2019（平31）年12月1日施行）。

🌸 母子健康手帳 🌸

妊娠が分かったら、住んでいる自治体に届けを出すことにより**母子健康手帳**（図1-11）が交付されます。母子健康手帳の交付については、母子保健法第16条に規定されています。

母子健康手帳には、妊娠期から乳幼児期までに必要な情報が記載されています。乳幼児身体発育曲線（**第2章**参照）、妊婦健康診査や乳幼児健康診査など各種の健康診査や訪問指導、予防接種の接種状況、保健指導の母子保健サービスを受けた際の記録ができ、後々まで確認することができます（図1-12）。母子健康手帳は海外でも活用されており、世界に誇れる、日本の優れた母子保健制度です。

母子健康手帳は時代に合わせて変更されており、現行の様式は2023（令和5）年4月に改められたものです。デジタル化され、スマホでの情報確認も可能になる予定です。母子健康手帳情報支援サイトで確認できます。

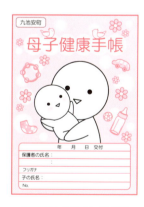

図1-11 母子健康手帳

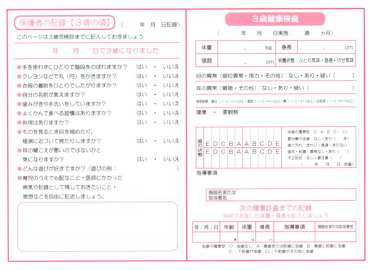

図1-12 母子健康手帳の記入欄

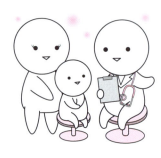

乳幼児健康診査

　乳幼児健診事業のうち、1歳6か月児健康診査と3歳児健康診査は「母子保健法」に基づいて実施されています（第12条）。

　3歳児健康診査では「保育所の職員などに耳の聞こえを指摘されたことがありますか？」という聴覚に関する問診事項があります。耳の聞こえに課題がある場合には、保育者から保護者へ事前に伝えておく必要があります。

　また、出生後から就学前までの切れ目のない健康診査の実施体制を整備することを目的として、新たに「1か月児」及び「5歳児」に対する「健康診査」の費用が公費で助成されることになりました。自治体によっては、5歳児健康診査で「保育者用問診票」がある場合もあります。その子の発達状況を確認する大切な問診票になりますので、事実に基づいた記入を心がけましょう。**図1-13**は5歳児健康診査の保育者用問診票の一部です。

第 1 章 ● 子どものこころとからだの健康と保健の意義

```
5歳児健康診査問診票

【既往歴】
 ● 3歳児健康診査で異常等を指摘されましたか。      （はい・いいえ）
【目・耳・発音】
 ● 目のことで気になる症状はありますか。         （はい・いいえ）
 ● 聞き間違いが多いですか。               （はい・いいえ）
【運動発達　粗大・微細】
 ● 片足で5秒以上、立つことができますか。       （はい・いいえ）
 ● ボタンのかけはずしができますか。           （はい・いいえ）
 ● お手本を見て四角が書けますか。            （はい・いいえ）
【精神・神経発達】
 ● しりとりができますか。               （はい・いいえ）
 ● じゃんけんの勝ち負けがわかりますか。         （はい・いいえ）
 ● 言葉で自分の要求や気持ちを表し、会話をすることがうまくできますか。
                               （はい・いいえ）
【情緒・行動】
 ● カッとなったり、かんしゃくをおこしたりする事がよくありますか。
                               （はい・いいえ）
 ● 注意しても全く聞かないですか。            （はい・いいえ）
 ● 順番を待つことが出来ますか。            （はい・いいえ）
【生活習慣】
 ● 朝食を毎日食べますか。               （はい・いいえ）
 ● うんちをひとりでしますか。              （はい・いいえ）
 ● 寝る直前にテレビや動画を観ますか。          （はい・いいえ）
```

図1-13 5歳児健康診査問診票（一部抜粋）

（資料：こども家庭庁 HP より作成）

① 1か月健診

実施方法：原則として個別健診

実施内容：身体発育状況、栄養状態、身体の異常の早期発見を目的とする。
健診を実施する自治体は医療機関と連携を密に行うとともに、
健診結果等の活用などにより伴走型相談支援の実施につなげ
る。また、健診の実施が虐待の予防や早期発見の役割も兼ね
ているため、こども家庭センターなどの関係機関とも連携し
ながら、必要な支援体制の整備を行う。

② 5歳児健診

実施方法：原則として集団健診

実施内容：神経発達症群（発達障害）[1] 等（神経発達症群等の疑いを
含む。）と判定された幼児については、就学前までに必要な
支援につなげることができるよう、関係部局や都道府県等と
も協力しながら、地域における必要な支援体制の整備を行う。

*1　神経発達症群
（発達障害）

p.114 参照

6 ▷ 地域社会全体で支える子育て

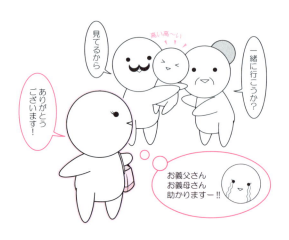

保育所・保育者も地域における子どもの健やかな育ちを支えるため、一時預かり事業や、地域子育て支援センターでの子育て支援事業などを展開しています。また、法律に基づく事業ではありませんが、ベビーシッターなどの民間サービスもあります。保育者はこれらの制度やサービスを熟知しておき、適切に情報提供していく必要があります。また産後の家庭への支援（**図1-14**）のなかで「祖父母」の協力はありがたいものです。近年では子どもの祖父母を対象とする「孫育て講座」などの取り組みも地域の中で始まっています。

孫育て

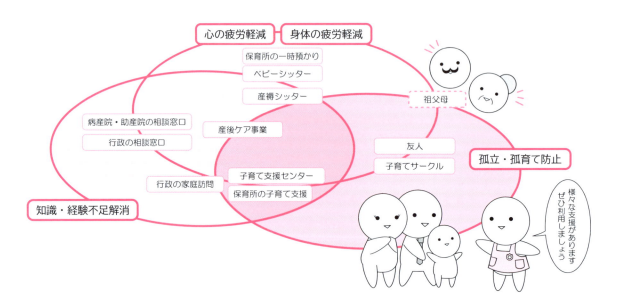

図1-14 子育て家庭への主な支援とサービス

第 1 章 ● 子どものこころとからだの健康と保健の意義

海外の「母子健康手帳」

　ザンビア共和国では、男の子はブルー、女の子はピンクの厚紙に成長曲線と予防接種チェック表、育児関連情報を印刷し三つ折りにしたものを「母子健康手帳」として母親に渡します。各種感染症の予防接種を受けるべき時期は異なるため、それを母親が1人で正確に把握することは容易ではありませんが、接種の際に次回の接種日を医療者と一緒に確認し、手帳にそれを記録することで、適切な時期に確実に接種を受けることができるようになります。成長曲線、特に体重に敏感で少しでも減少していると再測定を希望する母親も少なくありません。三つ折りにしてあるので、使用しているうちに折り目から破損するものもありますが、多くの母親がビニール袋に入れて保管したり、破損すればテープで補修したりと、手帳はとても大事にされています。

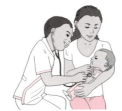

第2章
子どもの成長と発達

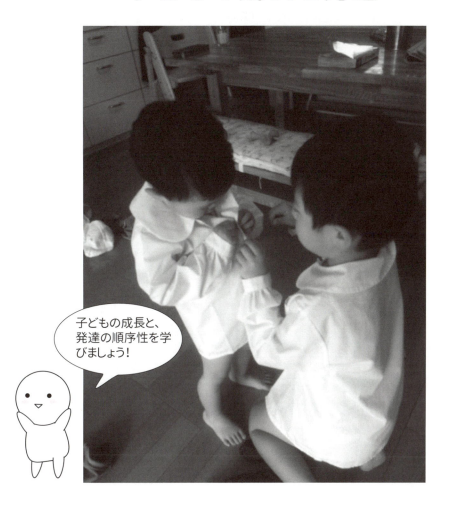

子どもの成長と、発達の順序性を学びましょう！

扉画像②

この章で学ぶこと

　発達には、ある程度一定の順序性や方向性がある。（中略）一方で、実際の子どもの育ちの姿は直線的なものではなく、行きつ戻りつしながら、時には停滞しているように見えたり、ある時急速に伸びを示したりといった様相が見られる。（中略）こうした乳幼児期の発達の特性や道筋を理解するとともに、一人一人の子どもの発達過程と個人差に配慮し、育ちについて見通しをもちながら実態に即して保育を行うことが求められる。

（厚生労働省「保育所保育指針解説」、2018（平30）年より）

1 ▷ ヒトのからだを構成している要素

人体を構成し、生命機能を営む最小の単位が細胞です。生理学や運動学でいう組織とは、同じ種類の細胞の集まりのことです。さらに、機能をつかさどるための細胞や組織の集まりを器官といいます。器官や組織が集合して、生理的な機能を担っており、それを系（システム）といいます（図 2-1）。

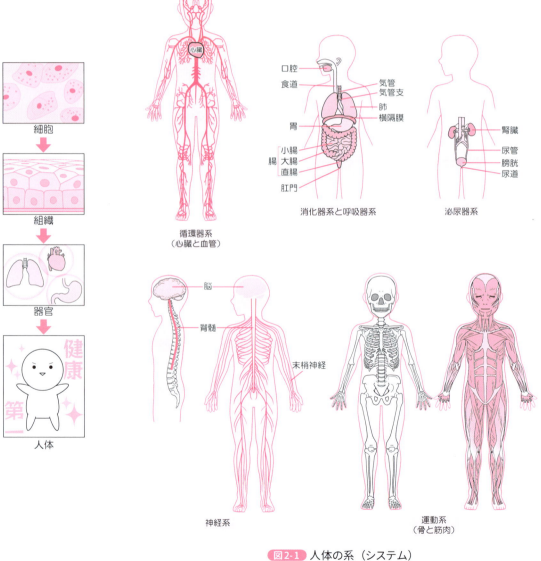

図2-1 人体の系（システム）

2 ▷ 脳の発達

　脳はからだ全体をコントロールしている司令塔です。立ったり座ったり、歩いたり走ったり、物をつかんだり投げたりといったからだの動きはもちろん、考えたり、記憶したり、泣いたり笑ったりといったこころの動きもすべて脳から起こります（**図2-2**）。どんなに高性能なAIでも、まだ人間の脳の性能には及びません。

　脳を含む神経系は乳幼児期に急速に発達します。新生児の脳重量は約400gですが、3歳で1,000g、5歳で1,100〜1,300gとなり、成人の脳の重量の90％ほどの大きさに達します。脳にはおおよそ1,000億の神経細胞があり、神経細胞同士で**シナプス**[*1]を形成して情報の伝達を行います。

　乳幼児期はたくさんのシナプスと神経ネットワークが形成されますが、このネットワーク構築には日々の**五感**[*2]の刺激によってつくられていきます。

*1　シナプス
　神経細胞同士をつなぐ接合部のこと。

*2　五感
　視覚・聴覚・嗅覚・味覚・触覚の5つの感覚のこと。それぞれ目・耳・鼻・舌・皮膚の感覚器によって認識される。

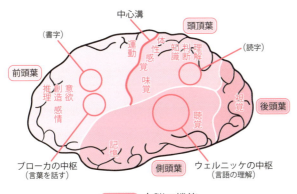

図2-2 大脳の機能

3 ▷ 子どもの成長と発達

　一般に、背が伸びたり、体重が増えたりといったように数値が上昇することを「成長」といいます。「発達」とは、考えることが複雑になったり、手指の動きが巧みになったりといったように、ある機能がより高度に変化することを指します。そして、「成長」と「発達」をあわせて「発育」とよびます。

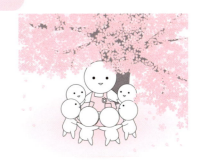

発育の原則と特徴

発育には、順序性、方向性、速度の多様性、臨界期（感受性期）の存在、相互作用の5つの原則があります（**表2-1**）。

表2-1 乳幼児の発育の5原則

原則	内容
順序性	発育には順序がある。運動機能では首が据わる、寝返り、お座り、ひとり立ち、ひとり歩きの順番で発達する。
方向性	身体の中心部の運動が発達してから手足の微細な運動が発達するなど、中心から末端へ、上から下へと一定の方向性がある。
速度の多様性	身体の部分によって発育の時期や速度が異なる。例えば身長は乳児期と思春期に急速に伸びる。臓器別の発育時期と発育速度を表したのが**スキャモンの発育曲線**である。
臨界期（感受性期）の存在	身体機能の発育にとって決定的に大切な時期が存在する。その時期に正常な発育が妨げられると何らかの問題が生じる。
相互作用	発育は、細胞、組織、臓器が互いに影響を与え合いながら進む。また、乳幼児期は信頼できる身近な他者とのかかわりが重要である。

子どもたち③

スキャモンの発育曲線

20歳の発育を100％としたときの成長パターンを一般型（骨、筋肉、内臓）、神経型（脳、脊髄）、生殖型（卵巣、精巣）、リンパ型（扁桃、胸腺）の4つに分類したものです（**図2-3**）。乳幼児期は神経型が大きく成長します。

このように、各器官によって発育の時期や速度は異なります。また、発育の過程で様々なものに影響を受けます。そのため、同じ月齢・年齢の子どもであっても、その発育は1人ひとり異なります。

子どもの発育は、その子どもの成長・発達の状況だけでなく、成育環境などにも目を向け、総合的に判断します。

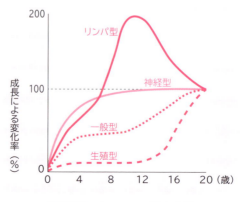

図2-3 スキャモンの発育曲線

臨界期

人間が成長・発達する過程で重要な時期を**臨界期（感受性期）**といいます。乳幼児期は脳発達の「感受性期」といわれ、脳発達において環境の影響をとくに受けやすい時期です。脳にも学習するのに適切な時期があり、機能によって臨界期がいつかは異なりますが、一定の時期を過ぎるとその機能の習得が非常に困難になってしまいます[*1]。

4 ▶ 子どもの成長

出生時の標準身長は約 49cm、標準体重は約 3.0kg です。2,500g 未満で生まれた子どもを低出生体重児といいます。その割合は 1980（昭 55）年は 5.2％でしたが、年々増加し、2005（平 17）年以降は 9.5％前後となっています。乳児期[*2]は一生の中でもっとも成長する時期であり、身長は 1 年で出生時の約 1.5 倍に、体重は生後 3 か月で約 2 倍、1 年で約 3 倍になります[*3]。

子どもの成長は身長と体重のバランスを考慮して評価します。母子健康手帳の**乳幼児身体発育曲線**（図 2-4）に身長、体重を記入して、年齢相当か、標準に沿って成長しているかを判定します。

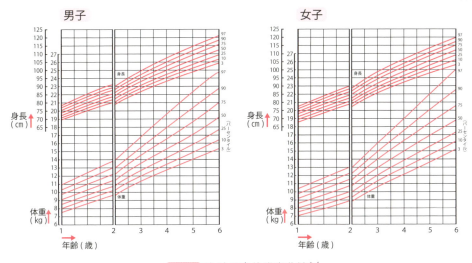

図 2-4 乳幼児身体発育曲線[*4]

（厚生労働省「乳幼児身体発育調査（2010（平 22）年）」より作成）

[*1] 例えば、視力は生まれてから徐々に発達し、8〜10 歳で完成する。しかし、乳幼児期に何らかの原因で視力の発達が妨げられると、眼鏡やコンタクトレンズでも矯正できない視力障害を起こす。

[*2] 生まれてから生後 4 週間までを**新生児期**、満 1 歳までを**乳児期**、満 1 歳から就学前を**幼児期**という（p.11 参照）。

[*3] 生後 2〜3 日は授乳量が少ないので一時的に体重が減少し、約 1 週間で出生体重に戻る。これを**生理的体重減少**という。

[*4] パーセント（百分率）とは、全体を 100 としたときの割合のことで、パーセンタイル（百分位数）とは、全体を 100 としたときに小さい方から数えて何番目になるのかを示す単位のこと。ここでは 3, 10, 25, 50, 75, 90, 97 パーセンタイルが示されている。50 パーセンタイルを中央値という。

体型の変化

新生児の頭部は身長の4分の1くらいの大きさですが、年齢とともにその割合は小さくなります（図 2-5）。

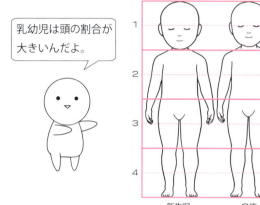
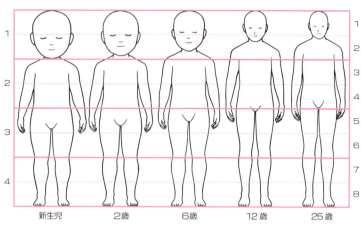

図 2-5 年齢ごとの体型の変化

*1 大泉門と小泉門をあわせて泉門という。

*2 出生時の頭囲は約33cmで、胸囲より少し大きく、1歳頃は頭囲と胸囲がほぼ同じ約45cmになる。

新生児は、頭頂部の前と後ろに**大泉門・小泉門**[*1]という骨のない場所があります（図 2-6）。小泉門は生後2か月頃に、大泉門は1歳半頃までに閉じてなくなります[*2]。脱水症のとき、大泉門は少し陥没します。

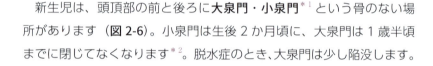

大泉門陥没

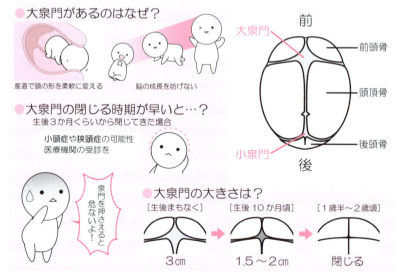

図 2-6 新生児の頭蓋

子どもにみられる骨の成長

　乳幼児期の骨は、骨幹と骨端に分かれており、その隙間に軟骨があります。骨の成長に伴い、軟骨が骨に変わっていきます。

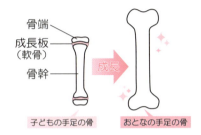

　また骨は、年齢とともに成長していくという特徴があり、骨の発育している度合いを見るための目安として骨年齢が用いられています。成人の手根骨は全部で8個ですが、出生時には全て軟骨です。年齢＋1個がその数の目安となります。

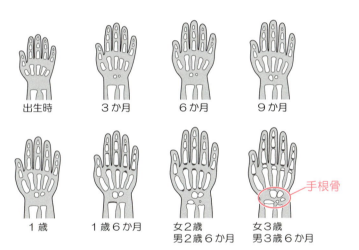

5 ▷ 子どもの発達

子どもは生まれながらに様々な身体機能をもっており、成長とともにそれぞれの機能も発達していきます。運動機能やことば、情動・社会性などがどの程度発達しているかを観察することにより、年齢に応じた発達をしているのか評価することができます。

🌸 運動機能 🌸

運動には**粗大運動**と**微細運動**があります。粗大運動とは、首が据わる、寝返り、お座り、はいはい、つかまり立ち、ひとり歩き、階段を上る、片足で立つ、片足で跳ぶ、スキップなど、全身を使う運動です（**表2-2**）。

表2-2 乳幼児の粗大運動の発達過程

生後3〜4か月	生後5〜6か月	生後7〜8か月	生後8〜9か月	生後9〜10か月
首が据わる	寝返り	お座り	はいはい	つかまり立ち

1歳1〜3か月	1歳6〜8か月	2歳9〜11か月	3歳8〜11か月	4歳4〜7か月
ひとり歩き	1段ずつ階段を上る	数秒以上片足で立つ	片足で跳ぶ	スキップができる

寝返り①

寝返り②

お座り

はいはい

つかまり立ち

階段上り

微細運動とは、手で物を握る、積み木を重ねる、スプーンで食べる、○を描く、ハサミで紙を切る、ボタンをはめる、ボールをつかむなどの細かい運動です（**表 2-3**）。

表2-3 乳幼児の微細運動の発達過程

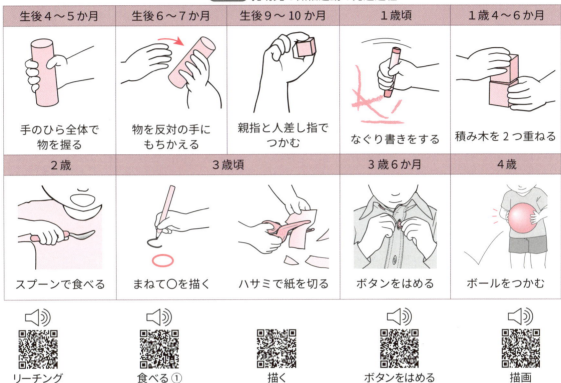

運動機能の発達は一定の順序で進むので、主な運動機能の発達を知っておくと発達評価の役に立ちます（**折り込み資料**参照）。

🌸 ことば 🌸

乳児期のことばは、はじめはアッ、アーなどの声ですが、生後3〜5か月頃には2つ以上の音を唇や舌を使って発声する喃語を話すようになります。

この頃の乳児は、身近な大人の発する音声のピッチやタイミングを模倣して音楽的なコミュニケーションをすることが分かっています（**表2-4**）。1歳前後の乳幼児が初めて話す意味のある言葉を初語といい、生まれてから初語を発するまでの期間を**前言語期**といいます。

表2-4 ことばの発達過程

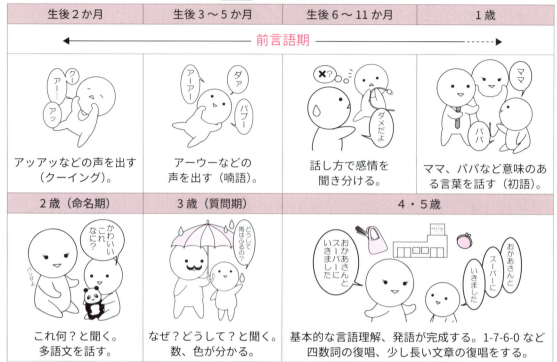

情動・社会性

乳児は生後2～3か月頃よりあやされると笑うようになります。生後9か月頃から相手の身振りのまねをするようになり、**共同注意**[*1]にもとづく**指さし行動**[*2]や**社会的参照**[*3]を行うようになります。同じ頃、自分と大人と物の**三項関係**を認識するようになり（図2-7）、大人が見た遠くの物を一緒に見るようになります。これらの発達により、乳幼児は他の人の気持ちや考えを理解するようになります。

*1 共同注意
　大人と同じように物体や人物に対して注意を向けること。

*2 指さし行動
　大人がいるときに乳幼児が見てほしいものを指さすこと。

*3 社会的参照
　乳幼児がある対象に対する評価を大人の表情などを見て参考にすること。

ことばの発達②

*4 二項関係
　自分と大人、自分と物という1対1の関係のこと。

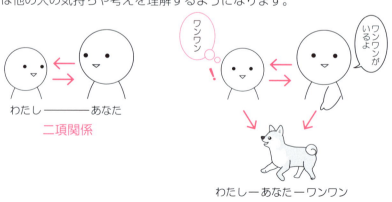

図2-7 二項関係[*4]と三項関係

生後9か月〜1歳半頃には、見知らぬ人を見て嫌がって泣く人見知りがみられます。人見知りは身近な信頼できる大人とのアタッチメント（愛着）が確立することで起きます。

　生後3か月〜5歳頃に指しゃぶり、爪かみがみられることがあります。指しゃぶり、爪かみは手持ち無沙汰であったり、不安や緊張を抱いたりすることで起きますが、その多くは自然に消失するので経過を観察します。

　人間の能力には**認知能力**[*1]と**非認知能力**[*2]の2つがあります。乳幼児期、学童期は新しいことに挑戦する力や、そこから多くのことを吸収する力が高いため、日々の生活や遊びの中で楽しみながら非認知能力を伸ばすことができます。例えば、空き箱、落ち葉、木の実などの身近な素材を使う工作遊びや、様々な役割を想定して表現するごっこ遊びなどで非認知能力を育むことができます。

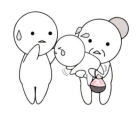

*1　認知能力
　知能指数のような数値化できる知的能力のこと。

*2　非認知能力
　数値化することが難しい内面的な脳機能です。具体的には「目標に取り組む」「意欲がある」「人とコミュニケーションする」といった力のこと。

第3章
生理機能の発達

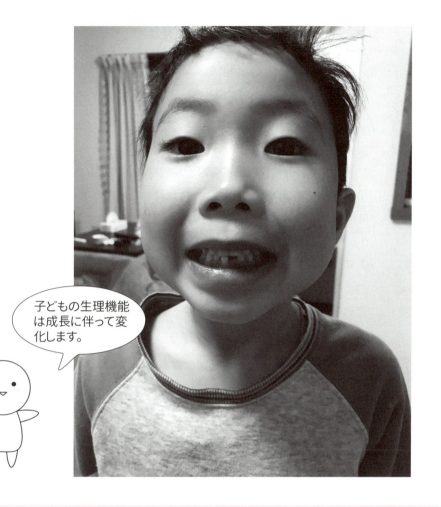

子どもの生理機能は成長に伴って変化します。

扉画像③

この章で学ぶこと

　乳幼児期の最も大きな特徴は、発育、発達が顕著であることである。発育や発達は、出生後からの連続した現象であり、定期的・継続的に、又は必要に応じて随時、把握することが必要であり、それらを踏まえて保育を行わなくてはならない。（中略）心身の機能の発達は、脳神経系の成熟度合いや疾病、異常に加えて、出生前及び出生時の健康状態や発育及び発達状態、生育環境等の影響もあり、更に個人差も大きいことから、安易に予測や判断をすることは慎むべきである。

（厚生労働省「保育所保育指針解説」、2018（平30）年より）

1 ▷ バイタルサイン

いのちに関する最も基本的な情報は、呼吸・脈拍・体温・血圧の4つです。この4項目を合わせて**バイタルサイン**とよびます。保育所などにおける子どもの健康観察では、主に呼吸や体温を観察し、必要時は脈拍も観察します。

🌸 呼 吸 🌸

一般に呼吸とは、酸素を取り入れ炭酸ガスを出す外呼吸のことを指します。

子どもの呼吸には、**腹式呼吸**と**胸式呼吸**があります。乳児は肋骨が水平に走り、肋間筋が未熟なため腹式呼吸で（**図3-1**）、2歳以降に胸式呼吸となります。ガス交換を行う肺胞は8割以上が出生後に形成され、8～10歳頃に大人と同程度の数になります。これらの特徴から、乳幼児期は呼吸数が多く、成長・発達に伴って減少し、大人の呼吸数に近づくのは学童期以降です（**表3-1**）。正常な呼吸は一定のリズムをもち、運動したときや精神的に負担を生じたとき、からだに異常を生じたときなどに呼吸数が多くなります。

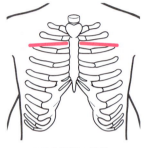

乳幼児期の肋骨

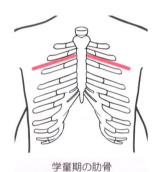

学童期の肋骨

図3-1 肋骨の特徴

表3-1 年齢別呼吸数の基準値

	呼吸の型	呼吸数（回／分）
乳　児	腹式呼吸	30～40
幼　児	胸腹式呼吸	20～30
学　童	胸式呼吸	18～20

🌸 脈 拍 🌸

心臓の拍動に伴い、動脈中に起こる圧の変動を**脈拍**といいます（**図3-2**）。脈拍数は、年齢や性別、心身の状況によって変化します。

脈拍は、手で触れることで拍動が感じられる部位（**図3-3**）で測定します。乳幼児の心臓は小さく、1回の血液拍出量が少ないため、大人よりも多く拍動することで全身に血液を循環しています。

脈拍数は5歳くらいで1分間に約100回、10歳くらいで約90回、成人が60～80回です（**表3-2**）。60回未満は**徐脈**といい、何らかの原因で脈拍数が少なくなる異常な状態です。徐脈によってめまいや息切れを起こしたり、失神したりすることもあります。

表3-2 年齢別脈拍数の基準値

	脈拍数（回／分）
乳児	110～130
幼児	90～110
学童	80～100

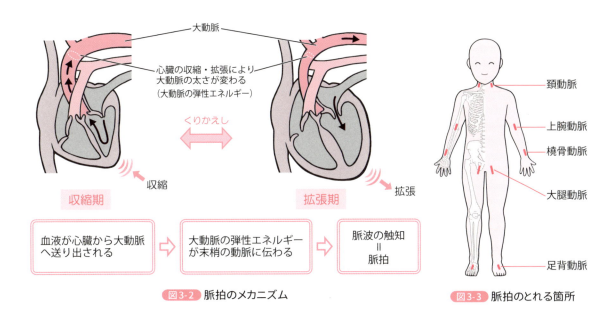

図3-2 脈拍のメカニズム

図3-3 脈拍のとれる箇所

　脈拍数は基準値の範囲内でありつつも、脈拍そのものが弱く感じられることもあります。これは脱水症などによって血圧が低くなっているときに起きます。

体温

　体温とは「からだの温度」のことです。熱をつくる機能と熱を逃がす機能のバランスによって人の体温はおおよそ36.0～37.0℃の範囲に保たれています[*1]。子どもは新陳代謝が活発で体温も大人より高く、また、個人差も大きいため、その子どもの普段の体温（平熱）を知っておくことが大切です。また、乳児期の体温は環境に左右されやすいという特徴があります。体温調節中枢や発汗機能が未発達であることに加え、皮膚からの熱放散が大きく、皮下脂肪も少ないためです。室温（屋外の場合は外気温）が低いと体温も低下し、室温が高くなると体温も高くなります。また、乳児期の体温は大人と比べて1日の中の変動（これを**日内変動**といいます）が大きいという特徴があり、明け方は低く、午後にかけて高くなっていきます（図3-4）。体温調節中枢が成熟するにつれて体温の日内変動は目立たなくなっていきます。

＊1　腋窩温（わきで測った体温）の場合。体温は、わきの他に直腸や耳、口で測ることもある。

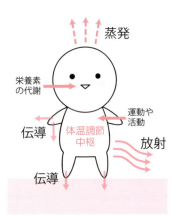

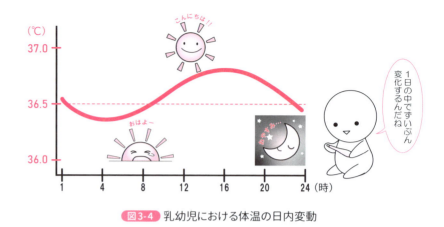

図3-4 乳幼児における体温の日内変動

2▷ 歯と消化・吸収

咀嚼・嚥下機能、味覚などは胎児期から発達します。生まれてすぐに母乳やミルクを飲むことができるのはそのためです。乳児の口腔内は、上顎に**哺乳窩**というくぼみがあり、哺乳に適した構造になっています。また、頬の内側の脂肪が多いため、口腔全体のスペースが狭くなっており、その点でも哺乳に適した構造になっています。生後5〜6か月頃になると咀嚼機能や消化機能がさらに発達し、口にスプーンを入れても抵抗がなくなり（**舌挺出反射**[*1]**の消失**）、離乳食を食べることができるようになります。生後7か月頃から**乳歯**が口腔内のスペースを広げはじめ、口腔は哺乳から咀嚼に適した構造へと変化していきます。

生後3か月頃までは胃がタテ型の筒のような形をしているため、授乳後に乳汁を吐きやすいのですが、徐々に成人と同じように曲がった形になってあまり吐かなくなります（図3-5）。

食べ物を消化するために生成・分泌されるのが消化酵素です。唾液中の消化酵素であるアミラーゼが炭水化物を分解し、胃液中の消化酵素であるペプシンがたんぱく質を分解します。食物中の脂肪を分解する働きをもつ消化酵素であるリパーゼは膵臓で生成されます。これらの消化酵素が成人と同程度に生成されるようになるのは3歳頃です。

食べ物を口に取り込み、細かくする役割をもつ歯は、胎児期からつくられはじめます。妊娠7週頃から**歯胚**とよばれる歯のもとができはじめます。乳歯は生後6か月頃に下顎の中切歯（中央の歯）から生え始

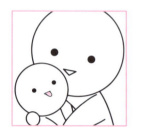

*1 舌挺出反射
乳児の口の中に固形物が入って舌に触れたときに、舌によってその固形物を押し出そうとする反射行動。

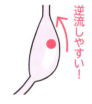

乳児の胃

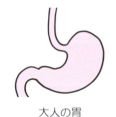

大人の胃

図3-5 乳児の胃の特徴

め、2歳6か月頃には上下10本ずつ、計20本が生えます（**図3-6**）が、萌出の順序や時期には個人差があります。6歳頃に乳歯が抜けて**永久歯**が生え始めますが、下顎の中切歯に始まって12～13歳頃までに上下14本ずつ、計28本が生えます。17～21歳で一番奥の歯（親知らず）が生えると、永久歯は計32本になります。

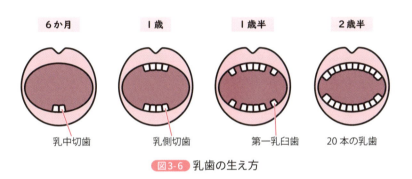
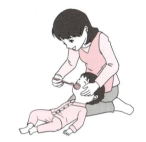

図3-6 乳歯の生え方

3 ▷ 排泄

　排泄とは、からだにとって不必要なもの、有害なものをからだの外に出すことであり、生きていくうえで欠かせない大切な活動です。一般的には排尿や排便のことを指しますが、呼吸をして二酸化炭素を吐き出すことや汗をかくことも排泄に含まれます。

🌸 排尿

　尿は腎臓でつくられます。乳児の腎機能は未発達で、尿の濃縮力は成人の2分の1程度しかありません。また、1歳頃までは大脳も未発達なので、尿が膀胱に少したまると反射的に排尿します。そのため、乳児の排尿回数は1日10～15回と多いのが特徴です。成長・発達するにつれ大脳が発達し、1歳半前後から尿意を感じることができるようになり、膀胱の容量も増えるため、徐々に自分の意志で排尿できるようになります。2歳半から3歳頃には尿意を知らせるようになります。4歳頃から夜尿をしなくなりますが、それ以降も夜尿が続くこともあります。大抵の場合は年齢が進むにつれて徐々に解決しますが、まれに病気のことがあります。4歳以降に夜尿があれば、飲水、排尿状況を調整して様子をみます。

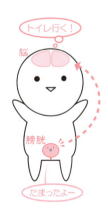

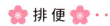
排便

　胃や小腸、大腸などで消化・吸収された残りカスやからだに不要になったものなどが便として出てきます。新生児や乳児では、排便は反射的に行われています。また排便回数には個人差があり、哺乳のたびに排便することもあります。離乳食を始めると、便中の水分が減るので排便回数が減ってきます。野菜などが十分に消化されずにそのまま出てくることがあります。排便も排尿と同じように大脳の発達に伴い便意を感じることができるようになります。3歳頃から排便を意図的に我慢することができるようになり、4歳頃からトイレで排便できるようになります。しかし、乳幼児は排便機能が未熟なので、何らかの理由で便意をこらえてしまって便秘になりがちです。大腸で長時間水分が吸収されるとコロコロ便になって排便が難しくなり、腹痛の原因となります。また、硬い便により肛門が切れて、便に血液が付着することがあります。便の状態を判別する基準として**ブリストル便形状スケール**があります（図 3-7）。

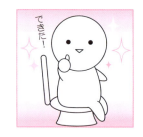

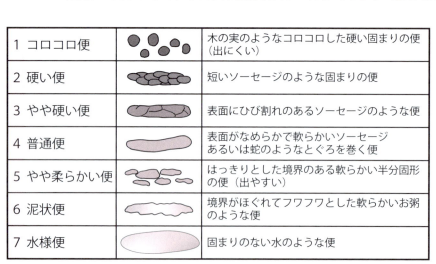

図 3-7　ブリストル便形状スケール

column

便色カード

　生後2〜3日の間にみられる暗緑色で粘り気のある無臭の便を胎便といいます。これは胎児が母体内で飲み込んだ羊水などが腸にたまったものです。生後、哺乳を始めると黄色味を帯びた移行便となり、およそ7日で黄色い便になります。
　便の色の確認方法として、母子健康手帳の中に便色カード[*1]があります。この便色カードと乳児の便の色とを見比べて、健康状態を判断します。便の色が1番から3番のように白色を帯びていると、先天性胆道閉鎖症や総胆管拡張症の疑いがあり、すぐに小児科などを受診しなければなりません。受診する時は便の付いたおむつを持っていき、「うんちの色が2番です」など番号を伝え、医師に便色の確認をしてもらいます。

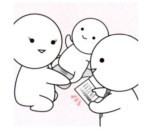

＊1　便色カード
便色の異常がみられる疾患の早期発見、早期治療を目的として使用される。便色は1番から7番まである。

4▷ 水分代謝

　水分代謝とは、からだの水分の出入り（摂取と排泄）のことです。からだの中の水分量が一定に保たれるように、1日の水分摂取量と排泄量はほぼ等しくなるよう調節されています。水分の摂取は水などの飲み物と食事から行われ、失われる水分は汗や便に含まれる水分と不感蒸泄[*2]があり、残りが尿として排泄されます。低年齢であるほどからだの中の水分量が多く、乳児期の体内水分量は体重の約70％を占めています（表3-3）。乳幼児は成長・発達が著しいため基礎代謝が高く、発汗量も多いことから、幼児は成人の約2倍、乳児はそれ以上の水分を必要とします（表3-4）。

＊2　不感蒸泄
　皮膚や呼気から常に水分が蒸発しており、自分で感じることのない蒸発する水分のこと。

表3-3　からだの水分量の変化（体重に対する割合；％）

	新生児	乳児	幼児	学童〜成人
全体水分量	80	70	65	60
細胞外液（間質液・血漿）	40	30	25	20
細胞内液	40	40	40	40

表3-4
1日あたりの必要水分摂取量

	1kgあたりの水分量（mL）
乳児	100〜120
幼児	80〜100
学童	60〜80
成人	40〜50

5 ▷ 免疫

　免疫とは、からだの外から侵入してくる異物からからだをまもるための防御システムのことです。免疫は、**自然免疫**と**獲得免疫**に分けられます。自然免疫とは、生まれつき備わっている免疫システムであり、獲得免疫とは、一度侵入してきた異物（抗原）に対し**抗体**[*1]をつくり、再度同じ異物が侵入してきた場合、その抗体で異物を攻撃する免疫システムです。

　子どもはからだ全体の機能が未発達であるため、免疫機能を発揮することもまだ十分にはできません。生まれたばかりの新生児は胎児期に母体から胎盤を通して**免疫グロブリン IgG**[*2]を受け取り、出生後の様々な感染症から身をまもっています。母体由来の免疫グロブリンが消失する生後4〜6か月頃までは母親がもっている抗体の感染症にはかかりにくいといわれています。しかしすべての感染症への感染を防ぐことができるわけではなく、かぜやインフルエンザには感染するため、感染予防のための消毒や換気、加湿などを徹底することは大切です。

　母体からの免疫グロブリンが消失してからは、子ども自身の免疫機能で外界の様々な感染症に立ち向かっていかなくてはなりません。数多くの感染症の抗原と接し、その抗体を1つひとつ獲得していきます。子どもが保育所などでの集団生活を始めると頻繁に体調を崩すようになるのは、抗体をまだ獲得していない感染症の抗原に接する機会が多くなるためです。免疫グロブリンを成人と同程度つくることができるようになるのは、おおよそ学童期以降です（図3-8）。

*1　抗体
　特定の異物（抗原）に特異的に結合し、その異物を生体内から除去するタンパク質のこと。免疫グロブリンともいう。

*2　免疫グロブリン
　特定の感染症に感染するかその感染症のワクチンを接種することによって獲得する血液中の抗体のこと。ウイルスに付着して死滅させる。

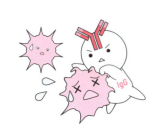

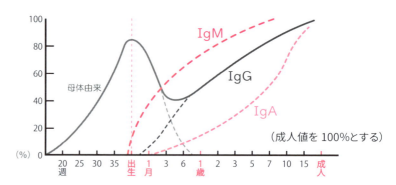

IgM：感染初期に一時的に増加する免疫グロブリンで、胎盤は通過しない。
IgG：感染後長期間体内に存在する免疫グロブリンで、胎盤を通過して母親血液から胎児の血液に移行する。
IgA：全身の粘膜に多く存在し、様々な種類の病原体に反応する。

図3-8　血中免疫グロブリン値の年齢による変化
（資料：中野綾美 編「ナーシング・グラフィカ　小児看護学① 小児の発達と看護」メディカ出版、2019 より一部改変）

6 ▷ 感覚器官

感覚器官とは、外部からの刺激を受け取る器官のことであり、主に「視覚」、「触覚」、「聴覚」、「味覚」、「嗅覚」の五感を指します。感覚器の発達は胎児期から始まっています。

視覚

新生児は生まれつき目が見えますが、目から30cmくらいまでの範囲がぼんやりと見える程度です。生後1〜2か月頃になると、見たいものに視線を固定すること（**固視**）ができるようになり、その後それを目で追うこと（**追視**）ができるようになります（図3-9）。1歳頃の視力は0.2程度で、5〜6歳頃に1.0程度になります。色を見る能力は生後、急速に発達します。成人と同様に、ものを立体的に見ること（**両眼視機能**）ができるようになるのは3歳頃です。様々なものを見つめる経験を通して、視覚は発達していきます。

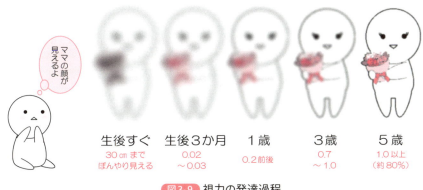

図3-9 視力の発達過程

触覚

触覚は、物が皮膚に触れた時に生じる感覚のことです。皮膚で感じる感覚には、熱さや冷たさ、痛みなどがあります。触覚は感覚器の中でも1番はやく出現するといわれています。受精7週頃には口のまわりの皮膚感覚が生じ、受精12週頃には手の触覚刺激に対する感覚器が発達します。触覚を受容する感覚器が最も多く分布しているのは口唇で、反対に最も少ないのはおしりです。

触覚の主な役割は、危険の察知と物の大きさや形などの理解、そして

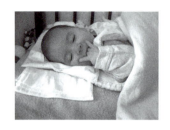

自己認識

自己と他者の認知です。例えば手が熱いものや冷たいもの、痛みを伴うものに触れた時、瞬時にそのものから手を離します。これは自分の身をまもるための本能的な防衛反応です。そして、乳児期は視力が発達していないため、物がよく見えていません。そのため、視覚だけでなく触覚をつかうことで、物の大きさや形などを理解しています。乳児が積み木などを口に入れて確かめるのはそのためです。また、自分の足や手、指を口に入れたり舐めたりするのは、「自己」を認識するためだと考えられています。さらに、まわりにあるものを触ったり舐めたり、様々な人とふれあったりすることで「他者」を認知し、理解を深めていきます。

🌸 聴覚 🌸

新生児は大きな音がすると反射的に目を閉じます。生後4～6か月になると身近な家族の声が聞き分けられるようになり、声のする方向に顔を向けたり、声に合わせて笑ったり、自ら声を発したりして反応するようになります。音の高さや強さの違いを識別する能力は生後6か月頃までに整います。しかし複数の音が同時に聞こえてくるような状況で1つの音だけを聞き取ることはこの時期の子どもには困難です。ザワザワした騒音環境で、自分に必要な音を拾い上げ、聞き分けることができるようになるのは5～6歳頃です。また、大きな音や強い音を定常的に聞き続けると、音の高さを感知する**有毛細胞**[*1]がダメージを受けることが分かっています。

*1 有毛細胞
　音は外耳、中耳、内耳を経て脳の聴覚野に伝わる。有毛細胞とは内耳にある蝸牛の内部にある細胞のことで、内部はリンパ液で満たされている。鼓膜から伝わってきた音の振動を有毛細胞がリンパ液を振動させることで音の高さの違いを感知している。

🌸 味覚・嗅覚 🌸

味覚は口内や舌の表面にある**味蕾**（みらい）という器官で感じ取ります。「甘味」、「酸味」、「塩味」、「苦味」、「うま味」の5つの基本味からなり、このうち、「甘味」、「塩味」、「うま味」は人が本能的に好む味だといわれています。それは「甘味」や「塩味」、「うま味」がエネルギー源やミネラル源を意味する味だからです。一方、「苦味」、「酸味」は腐敗や有毒性を意味するため、本能的に避ける傾向があるといわれています。

離乳食開始前までの味に対する反応は反射的なものです。離乳食を始めてからは、様々な味や食感などを繰り返し経験することで味覚が発達し、酸味などがある食物でもおいしく食べることができるようになります。乳幼児期の食体験は学童期以降の味の嗜好に影響を与えるといわれています。

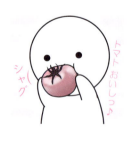

味覚①

嗅覚の発達は早く、新生児期には成人と同レベルの感覚が備わっているといわれており、ミルクや母乳などのにおいに敏感に反応します。

味覚②

7▷皮膚

皮膚は「人体最大の臓器」です。体外からの刺激からからだを保護したり、体内からの水分喪失を防いだり、体温を調節したりといった様々な役割があります。皮膚の外側には皮脂膜という油分の膜があり、細菌、ウイルスなどが体内に侵入するのを防ぐバリア機能を果たしています。すべすべ、つるつるに見える乳幼児の肌は実は大人よりも乾燥しており、バリア機能が弱いので、とびひや水いぼ[*1]になりやすいという特徴があります。皮膚の皮脂量は年齢とともに変化し、生後3か月から10歳頃までは少なく、思春期に増加します（図3-10）。

*1 とびひ、水いぼ
p.101 参照

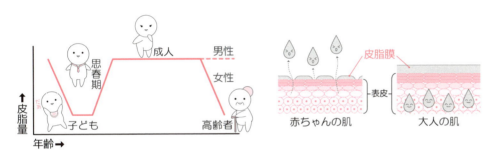

図3-10 皮脂量の変化と皮膚組織

生まれつき皮膚にあざのある人がいます。出生時からある単純性血管腫という赤い平らなあざは年齢とともに薄くなりますが、人によっては成人になっても残ることがあります。イチゴ状血管腫という赤いあざは出生後、次第に隆起して増大し、表面が顆粒状になります。1歳頃から小さくなり、4～5歳で消失します。青いあざで多いのがおしりの蒙古斑（図3-11）で、ときどき四肢にもみられます。通常6歳頃に消えますが、成人まで残ることもあります。

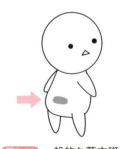

図3-11 一般的な蒙古斑

子どもたち④

子どもたち⑤

第4章
子どもの生活と保健

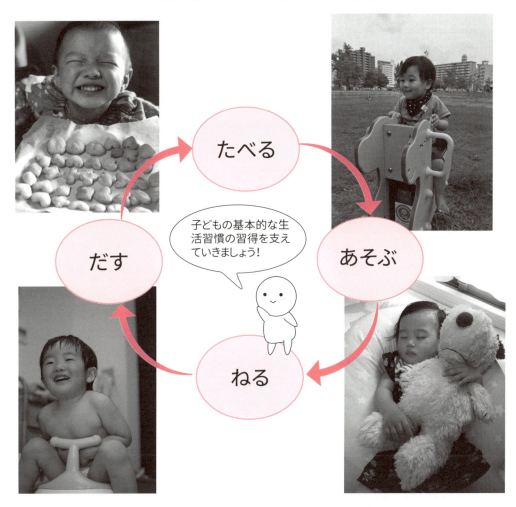

> 子どもの基本的な生活習慣の習得を支えていきましょう！

この章で学ぶこと

　健康や安全等に関わる基本的な生活習慣や態度を身に付けることは、子どもが自分の生活を律し、主体的に生きる基礎となる。食事・排泄・睡眠・衣類の着脱・身の回りを清潔にすることなどの生活習慣の習得については、急がせることなく、一人一人の子どもの様子をよく見て、その子どもにとって適切な時期に適切な援助をしていくことが求められる。

（厚生労働省「保育所保育指針解説」、2018（平30）年より）

1 ▷ 子どもの基本的な生活習慣

食事、睡眠など基本的な生活習慣を整えることは重要です。子どもの時に身についた生活習慣は一生涯を通して無意識にまもられるといわれています。栄養バランスのとれた食事や質のいい睡眠は免疫機能を高める効果もあります。

🌸 たべる 🌸

「食べる」準備は胎児期から始まっています。生後5か月頃までは、出生時にすでに獲得している**吸てつ反射**[*1]や**嚥下反射**[*2]をつかって哺乳し、母乳やミルクを栄養源として成長・発達していきます。生後5〜6か月頃には、消化器系の発達とともに舌挺出反射が消失し、首の据わりもしっかりしてきて、食べ物に興味を示すようになります。これが子どもからの「離乳食を食べる準備ができた」という合図です。

その後、徐々に口を閉じて嚥下できるようになり、舌の上下運動が可能になることにより舌と上顎で食べ物をつぶし、唇を動かして食べることができるようになります。

生後7か月頃から離乳食は1日1回から2回になります。三項関係（**図2-7**参照）が成立し始めることから、介助してくれる大人の手や持っている食具に自分の手を添えて口に運ぶ食べ方を楽しむようになります。生後9か月頃には歯茎での咀嚼が可能になり、10か月頃からは食べ物をのせたスプーンを大人が子どもに渡すと、自ら口に食べ物を運ぶようになり、少しずつ自分で食べることができるようになっていきます。それに加え、大人が差し出した食べ物が嫌な場合は、食べないという選択もできるようになります。

1歳からは前歯をつかって噛み切る、かじり取ることができるようになります。手づかみ食べやスプーンなどの食具を使って食べることもできるようになり、食事の「自立」が始まります。一口の量が分からず、口に詰め込みすぎたり、食べこぼしたりも多くありますが、1歳半頃にはそういったことも減り、離乳が完了します。食具の使い方も上手になり、食具を持っていない手をお茶碗に添えることもできるようになってきます。

2歳近くになると食具の使い方にバリエーションが出てきて、例えばスプーンでスープをすくったり、皿の中の料理を1か所に寄せ集めた

＊1 吸てつ反射
　胎児期より口に触れたものを反射的にくわえて吸いつこうとする行動。

＊2 嚥下反射
　口の中に含んだ乳汁や固形物を口から喉、食道まで運ぼうとする反射的な運動。

りといったこともできるようになります。持ち方も上握りから指握り、鉛筆握りへと年齢とともに変化していきます（**図4-1**）。

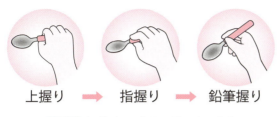

図4-1 年齢ごとの食具の持ち方の変化

　3歳頃には乳歯が生えそろい、大人と同じように咀嚼できるようになり、4歳以降はお箸も徐々に使えるようになっていきます。

　このように、「食べる」という行為はゆっくりと自立していきます。あくまでも子どものペースで「食べる」力を育むことが大切です。大人の都合で急がしたり、好き嫌いなく完食するよう強制したりすると、子どもが食事に対しネガティブな感情を抱くことにつながりかねません。食事そのものの楽しさや、誰かと一緒に、あるいはみんなで一緒に食事をすることの喜びを十分に味わえるよう、子どもの成長・発達に応じた声かけとかかわりを大切にしましょう。

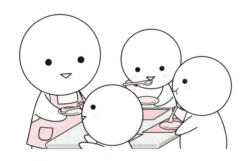

食べる②

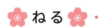
ねる

　乳児期の睡眠時間は長く、寝たり起きたりを繰り返しつつ、1日に17～18時間ほど眠ります。新生児期は2～3時間ごとに目覚めて哺乳し、生後3か月頃から夜間の睡眠時間が徐々に長くなります。1歳頃には1～2時間程度の昼寝以外の時間は覚醒していることが多くなり、1日の総睡眠時間は10～12時間くらいになります。4～5歳頃には昼寝をしなくなり、小学生になると睡眠時間は8～9時間くらいになります。

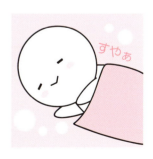

近年、子どもの睡眠は言語能力や認知力、情緒やコミュニケーション能力などの発達と深く関係していることが明らかになってきています。そして、胎児期から乳児期の睡眠には「脳を創り、育て、守る」働きがあることが分かっています。脳の神経組織は、胎児期から乳幼児期の睡眠中に急速に発達します（**図4-2**）。

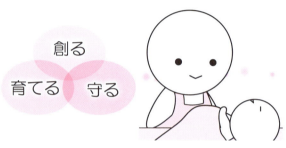

図4-2 胎児期から乳幼児期の睡眠の役割

睡眠には**レム睡眠**と**ノンレム睡眠**があります。レム睡眠とは、眠りから目を覚ますための準備をしている浅い眠りのことです。ノンレム睡眠とは、熟睡している時の深い眠りのことです。特にレム睡眠中に、脳は神経細胞同士をつないで学習や記憶の処理に必要な情報ネットワークシステムを構築しています。

新生児期から乳児期は睡眠時間全体に占めるレム睡眠の時間の割合は50％程度ですが、その後、成長とともに徐々にその割合は減っていき、2歳頃には成人と同様に25％程度となります。

ねる

睡眠は子どもの成長・発達に欠かすことのできないものです。保育所などでの生活リズムは睡眠を中心に整えるよう心掛けましょう。生後7か月から1歳頃であれば、30分程度の午前睡と、12時〜15時までの間に2時間程度の午睡の時間を設定します。1歳以降は1時間半程度の午睡の時間を設けることが理想的です。基本的には3歳児以降の午睡は必要ありません。しかし、子どもによっては夜間の睡眠時間が十分に確保できていないこともあるかもしれません。その時は午前睡や午睡の時間を長く取ったり、午前睡を2回設定したりなど、臨機応変に対応しましょう。

子どもにとって質の高い睡眠が得られるよう、睡眠環境を整えることも大切です。午睡の時は、直射日光や照明が直接子どもの顔に当たらないよう、カーテンなどで薄暗くし、静かで心地よい環境を整えます。また、子どもたちの気持ちが自然と落ち着くよう、午睡前に絵本を読んだり、おはなしをしたりしてもよいでしょう。

🌸 あそぶ

様々な研究成果から、乳幼児期における自尊心（自分は他人から受け入れられ、また自分の存在を価値あるものとして肯定できる力）や自己制御力（自分の気持ちや行動をコントロールする力）、相手を思いやる力など、いわゆる**社会情動的スキル**の育ちが大人になってからの生活に影響することが明らかとなってきています。子どもたちは生活の中の様々な体験を通してこれらの力を養っていきますが、その中でもとりわけ重要なのが、遊びです。

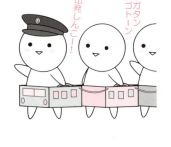

保育所などでは、子どもが安心して遊びに没頭できる環境をつくることが大切です。子どもが安心して遊びに没頭するためには、まず第一に健康や安全が保障され、快適な環境であることが欠かせません。寝返りからお座り、ひとり歩きと成長・発達するにつれて子どもの行動範囲は広がっていきます。行動範囲の広がりに合わせて、保育者は子どもに危険が及ばないように環境を整えていきます。

また、信頼できる身近な他者の存在があることにより、**情緒的な安定**が得られていることも必要です。保育所などにおいては保育者が信頼できる身近な他者です。保育者は子どもの欲求や思いを敏感に察知し、あるがままに子どもを受け止め、丁寧に対応し、子どもが情緒的な安定を得られるようにかかわります。子どもはこういった保育者のかかわりにより、保育者に対し安心感や信頼感を抱いていきます。そして保育者への信頼・信頼感を拠りどころにして、活動範囲を広げながら色々なことへチャレンジし、様々な体験をしていきます。この信頼できる身近な他者への信頼感のことを**アタッチメント**といいます。アタッチメントとは、子どもが危機的状況や不安を感じる状況に置かれた時、特定の誰かにくっつき、自分の生存と安心を確保しようとすることです。

あそぶ

遊びを通し、視覚、聴覚、触覚などの五感を刺激することで脳の発達が促されます。自然とのふれあいや戸外での全身を使った遊びを経験できる環境を整えましょう。時には少々怖いことや痛いことにも遭遇するかもしれませんが、危険回避の方法も遊びの中で学んでいきます。

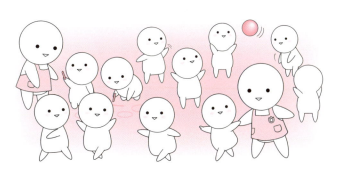

🌸 だす 🌸

　排泄は、年齢とともに反射的なものから随意的なものへと発達していきます。一般に、尿意を感じることができるようになる2歳前後から**トイレトレーニング**を始めていきますが、排泄に関する子どもの発達は個人差が大きいため、絶対にこの時期に始めなければならないというものではありません。立って歩くことができ、日中の排尿間隔が2時間程度となり、言葉やしぐさで意思表示ができるようになったらトイレトレーニングを始めるとよいでしょう。トイレトレーニングでは、子どもの排泄に関する発達を的確にとらえ、子どもからの「おしっこがでそう」というサインを見逃さないことが重要です。子どもが尿意を感じているサインは、もじもじしたり、股のあたりを押さえたり、突然動かなくなったり、「（おしっこ）でた」と言葉で伝えてきたりと様々です。1人ひとりのサインをキャッチできるよう、日頃から子どもの様子を観察し、理解を深めておきましょう。

　人は何度も失敗をして成長していきます。トイレトレーニングも、成功したり、失敗したりといった一進一退を繰り返しつつ、それぞれのペースで進んでいきます。保育者は焦らず、丁寧に、ゆっくりと子どもと向き合い、失敗しても頑張っていることを認めながら、成功した時には「いっぱい出たね」、「気持ちいいね」などと言葉をかけ、子どもの意欲を引き出します。

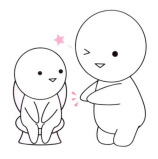

　排便についても、子ども1人ひとりのサインを受け止め、トイレに連れていくことが大切です。トイレでの排便が可能となるのは3歳以降で、4歳頃には1人でできるようになります。4歳半頃にはおしりも上手に拭けるようになってきますが、排尿同様、個人差がありますので、失敗しても焦らずに対応しましょう。

　トイレトレーニングの中での失敗は子どもの自尊心を傷つけることもあり、失敗したくないという思いから排便を我慢するようになる子どももいます。慢性的に排便を我慢するようになると便秘になることもあります。子どもの腹痛の原因の30～40％は便秘によるものです。どんな時でも保育者は、子どものすべてを受け止め、子どもの気持ちを尊重し、いつでも味方でいることが大切です。

2 ▷ 幼児期の終わりまでに育ってほしい姿

　保育の目標は、「子どもが現在（いま）を最も良く生き、望ましい未来（あす）をつくり出す力の基礎を培う」ことです。子どもたちが安全で安心・安定した「現在」を過ごせるよう環境を整えるとともに、卒園後の生活（「未来」）を見据え、子どもたちがその生涯にわたる幸せのために「生きる力の基礎」を育むことができるよう、適切な支援を行うことが保育者には求められています。

　保育所保育指針では、乳幼児期にふさわしい生活や遊びを積み重ねることにより、生きる力の基礎が育まれた子どもの具体的な姿を「幼児期の終わりまでに育ってほしい姿」として示しています。保育者はこの「幼児期の終わりまでに育ってほしい姿」を念頭に保育を展開していきます。その際、子ども1人ひとりの成長・発達を的確にとらえ、子どもの育ちに見通しをもってかかわるということが重要です。また、子どもが自発的に活動できるための安全な環境を整えるということも大切になります。そして忘れてはいけないのが、「子どもは権利の主体である」ということです。

　「幼児期の終わりまでに育ってほしい姿」を念頭に保育を展開するということは、それを「達成すべき目標」として保育を展開するということではありません。保育者が「育ってほしい姿」を達成目標として子どもたちにかかわると、できないことを何度も練習させたり、厳しく叱咤したり、逆に「転ばぬ先の杖」とばかりに先回りをして手助けをしたりしてしまうことになりかねません。

　子どもは自ら育つ力をもっています。保育者の役割は、子どもの育つ力をそっと後押しすることです。子どもたちのそのときどきの様々な感情に適切に向き合い、受け止め、共感し、時には代弁します。

　保育者のそういったかかわりに助けられつつも、子どもは自らの力でそのこころとからだを育んでいきます。「幼児期の終わりまでに育ってほしい姿」が目指すのは、子どもたちの「現在（いま）」と「未来（あす）」の幸せです。そのことを忘れず、子ども1人ひとりの成長・発達を踏まえ、保育を展開していきましょう（**図 4-3**）。

子どもたちの育ちを支える活動

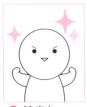 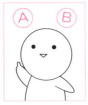 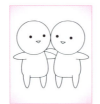 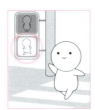 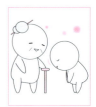

❶ 健康な こころとからだ　❷ 自立心　❸ 協同性　❹ 道徳性・規範意識の芽生え　❺ 社会生活との関わり

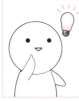 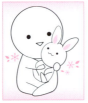 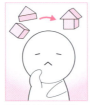 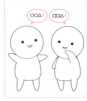 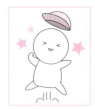

❻ 思考力の芽生え　❼ 自然との関わり・生命尊重　❽ 数量や図形、標識や文字などへの関心・感覚　❾ 言葉による伝え合い　❿ 豊かな感性と表現

図4-3 幼児期の終わりまでに育ってほしい姿

column

授乳と離乳

　乳児にとって母乳は最適な組成の栄養源です。母乳には感染症を予防する免疫物質が含まれており、授乳には母子の愛着形成を促すという効果もあります。

　授乳方法は赤ちゃんが欲しいときに与える自律授乳が原則です。

　乳児は哺乳中に空気をよく飲み込むので、哺乳後に排気をします。乳児の首と背中を抱え、もう一方の手で背中をやさしくさすります。ゲップが出れば一安心です。ゲップを出すことでその後の溢乳（授乳後に乳汁を口から少しだけ吐くこと）が少なくなります。

　離乳とは、乳汁栄養から幼児食に移行する過程をいい、生後5〜6か月ですりつぶした状態の食物を与え、徐々に舌でつぶせる固さ、歯ぐきでつぶせる固さへと変えていきます（巻末資料1「離乳の進め方の目安」p.221参照）。乳児の様子を見ながら食事の量と回数を増やしていきます。

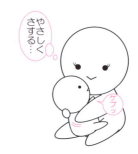

第5章
子どものこころとからだの健康状態を知る

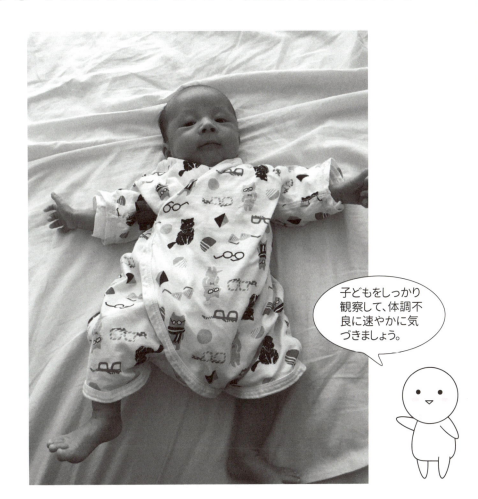

子どもをしっかり観察して、体調不良に速やかに気づきましょう。

扉画像④

> **この章で学ぶこと**
>
> 　子どもの健康状態の把握は、嘱託医と嘱託歯科医による定期的な健康診断に加え、保育士等による日々の子どもの心身の状態の観察、更に保護者からの子どもの状態に関する情報提供によって、総合的に行う必要がある。保育士等による日々の健康観察では、子どもの心身の状態をきめ細かに確認し、平常とは異なった状態を速やかに見付け出すことが重要である。観察すべき事項としては、機嫌、食欲、顔色、活動性等のどの子どもにも共通した項目と、一人一人の子ども特有の疾病等に伴う状態がある。また、同じ子どもでも発達過程により症状の現れ方が異なることがあり、子どもの心身の状態を日頃から把握しておくことが必要である。
>
> （厚生労働省「保育所保育指針解説」、2018（平30）年より）

1 ▷ 子どもの健康及び成長・発達の把握の意義

1人ひとりの子どもに応じたかかわりや配慮を行うためには、その子どもの健康や成長・発達の状態を的確に把握することが欠かせません。また、継続的・定期的に子どもの状態を把握することにより、慢性疾患や障害、養育上の問題などの早期発見につながることもあります。さらに、1人ひとりの健康状態を把握することで保育所内の集団感染を防止することができます。

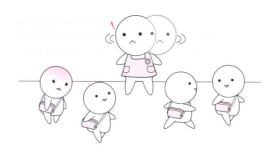

🌸 子どもが入園してきたら 🌸

保育所などでは、食事や午睡、遊びなど、子ども同士が濃厚に接触する機会がたくさんあります。子どもの健やかな育ちには他者との緊密なふれあいが欠かせませんが、保健的な観点からみると、身体機能が未発達で、抵抗力も弱い乳幼児にとっては、他者との接触は感染症にかかるリスクと隣り合わせでもあります。

また、医療的なケアや配慮が必要な子どもが入園してくる場合は、その子どもが集団生活を送る上での留意点などの情報も収集しておく必要があります。

子どもが入園してくる際には、入園時健康調査票や嘱託医（かかりつけ医）による入園児健康診断、保護者・養育者との面談などから子どもの健康状態を把握します。保護者・養育者から了解が得られれば、情報の取り扱いに留意しつつ母子健康手帳などから情報を得ることも有効です。母子健康手帳には子どもの出生時の状況や乳幼児健康診査、予防接種状況なども記入されています。

🌸 「何となく元気がない（not doing well）」 🌸

　保育所などでは、登園時に体温を測定することでその日の子どもの健康状態を確認します。ただし、体温計の数値だけではなく、全身の状態や表情、機嫌などを観察し、総合的に判断することが大切です。いつも通りに「食べる・寝る・遊ぶ・出す」ができていない場合は発熱や咳などの明らかな症状がなくても、体調不良の場合があるため、要注意です。保護者・養育者や保育者が感じ取る、「どことなくいつもと違う」、「何となく元気がない」（not doing well）という感覚は大切な指標です。子どもが体調不良だと確認されたタイミングは「登園時」が半数以上を占めます。そして子どもの体調不良に気づいたきっかけは「保護者・養育者からの報告」、次いで「普段と様子が違う」、「熱感」です。登園時の子どもをしっかり観察し（**表5-1**）、保護者・養育者からの「何となく元気がない」という情報を大切にしましょう。

表5-1　子どもの症状を見るポイント

部位	症状	部位	症状
目	・目やにがある ・目が赤い ・まぶたが腫れぼったい ・まぶしがっている	顔色・表情	・顔色がいつもと違う ・表情がぼんやりしている ・視線が合わない ・目つきがおかしい ・無表情である
鼻	・鼻水が出ている ・鼻づまりがある ・小鼻がピクピクしている 　（鼻翼呼吸）	皮膚	・赤く腫れている ・湿疹がある ・カサカサしている ・水疱・化膿・出血している ・紫斑がある ・肌色が蒼白である ・虫刺されで赤く腫れている ・打撲のあざがある ・傷がある
耳	・痛がっている ・耳だれがある ・耳をさわる		
口	・口唇の色が悪い ・口の中を痛がっている ・舌がイチゴのように赤い		
のど	・痛がっている ・赤くなっている ・声がかすれている ・咳が出ている	食欲	・普段より食欲がない
		睡眠	・泣いて目が覚める ・目覚めが悪く機嫌が悪い
胸	・呼吸が苦しそう ・ゼーゼーしている ・胸がへこむ	尿	・回数・量・色の濃さ・においがいつもと違う ・血尿が出ている
お腹	・張っている ・さわると痛がる ・股の付け根が腫れている	便	・回数・量・色の濃さ・においがいつもと違う ・下痢・便秘していないか ・血便が出ている ・白色便が出ている

（資料：厚生労働省「保育所における感染症ガイドライン（2018年改訂版）」より作成）

2 ▷ 健康診断

保育所などにおける健康診断は、子どもが順調に成長・発達しているかの確認、そして病気の早期発見を目的に、学校保健安全法の規定に準じて実施されます。健康診断の際保育者は、適切な助言を受けられるよう、1人ひとりの子どもの健康状態や保護者・養育者が抱いている不安などを嘱託医などに伝えます。

🌸 内科健診 🌸

多くの園が、前半期と後半期に1回ずつ、年に2回内科健診を実施しています。健診の際は、嘱託医が保育所などに来て実施します（**表5-2**）。

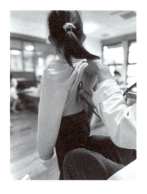

表5-2 主な健診項目

健診箇所	健診項目
眼	目の病気や貧血の有無など
のど	扁桃の大きさなど
胸郭部の聴診	心音、肺音、腸蠕動音
背中	側弯症[*1]などの脊椎の病気の有無

*1　側弯症
　何らかの原因で背骨が左右に弯曲した状態。左右の肩の高さの違い、肩甲骨の突出などの変形を生じ、腰や背中の痛み、心肺機能の低下などをきたすこともある。

その他、立ったり座ったりといった動作が問題なくできるか、健診まで順番を待てるか、嘱託医とコミュニケーションがはかれるかなど、運動機能や言語・社会性の発達が順調かどうかについても確認します。

🌸 歯科健診 🌸

歯科健診は、嘱託歯科医が保育所などに来て実施します。むし歯の有無だけでなく、噛み合わせや歯並びなども確認します。歯や口の健康は、子どもの生涯にわたる健康づくりの基盤になりますので、健診後、結果を速やかに保護者・養育者に通知し、病気が疑われる際には早めに受診するよう促します。

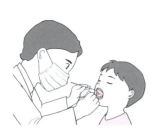

第 5 章 ● 子どものこころとからだの健康状態を知る

保育現場からの声　**実際の内科健診の様子**

乳児内科健診

● 嘱託医が来園しての健診

　ホールなどに子どもを集めて健診する園もありますが、当園は園児数も多いことから嘱託医と園で勤務している看護師が一緒に各クラスを訪問して健診を行なっています。
　保護者には健診の日程をお知らせする際、「嘱託医への相談事項があればお申し出ください」とお伝えし、気軽に相談いただけるよう配慮しています。また、事前に園の看護師がクラス担任へ聞き取りを行い、日常の中で気になることはないかなどを確認しています。

● 健　診

　0〜2歳児は、担任が抱っこし、安心できる雰囲気の中で健診を実施しています。3〜5歳児は、クラスごとに並んで待ち、順番が来ると1人ずつ嘱託医の前に立ち健診を受けます。

● 健診結果

　健診結果は、園の看護師が整理して各クラスの担任へ伝え、クラス担任から保護者へ報告しています。専門の医療機関との連携が必要な場合もあり、必要に応じて看護師から個別に結果をお知らせすることもあります。また、結果をお知らせするだけではなく、再検査や受診を勧めたり、その後の経過を確認したりといった継続的な支援も行っています。

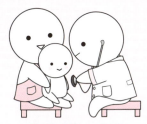
乳児は抱っこで

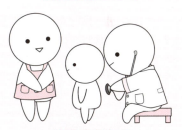
幼児は自立で

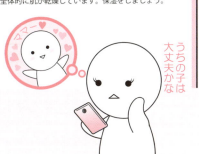

3 ▷ 子どものこころの発達

　発達障害者支援施策の1つに巡回支援専門員整備事業があります。発達障害などに関する専門的な知識や技術をもつ専門員が、保育所などの子どもやその保護者・養育者が集まる場所を巡回し、支援を担当する職員や保護者・養育者に対し、障害の早期発見・早期対応のための助言などの支援を行う取り組みです。子どもの育ちは1人ひとり異なります。関わりが難しいと感じた場合は、どのようにかかわっていくことがその子にとってよいのか、どういった環境を整えることが必要なのかなど、専門員に相談し、確認しましょう。

保護者・養育者との情報共有

　保育所などにおいて感染症が発生した場合には、保護者・養育者との情報共有が重要となります。携帯電話の「連絡帳アプリ」や園内の掲示板などを活用し、発生クラスや罹患人数、感染症の潜伏期間・感染経路・症状・注意することなどを周知し、注意喚起を行いましょう（図5-1）。長期間にわたり感染者の報告が続く場合は「ほけんだより」（図5-2）でも同様にお知らせします。また、予防の観点から、流行期よりも前にその感染症の特徴や予防法などをあらかじめ情報を共有しておくことも重要です。

図5-1 連絡帳アプリを利用した情報共有例

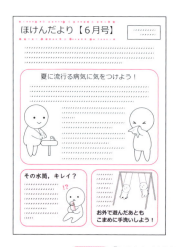
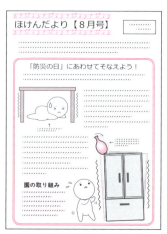

図5-2 「ほけんだより」による情報共有例

第6章
子どもによくみられる症状

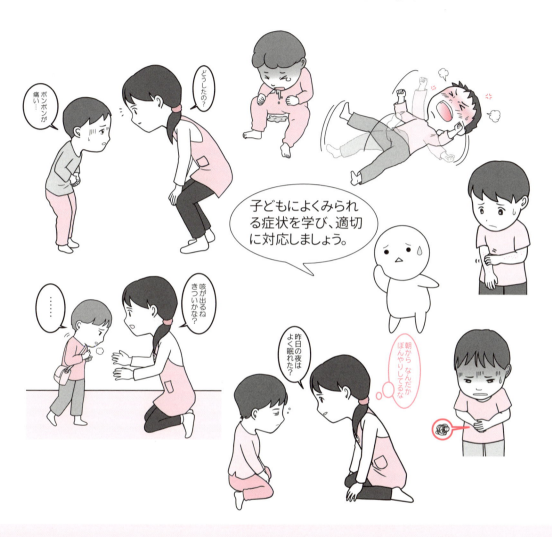

この章で学ぶこと

　保育所における子どもの疾病等への対応は、保育中の体調不良のみならず、慢性疾患に罹患している子ども等を含めて、子どもの生命保持と健やかな発育、発達を確保していく上で極めて重要である。看護師等が配置されている場合には、その専門性を生かした対応を図ることが必要である。

（厚生労働省「保育所保育指針解説」、2018（平30）年より）

1 ▷ 症状と対応

子どもの場合、急速に症状が悪化することがあります。また、発達過程によっては、痛みやつらさなどをうまく伝えることができないこともあります。保育者は子どもの体調の変化を見落とさず、かつ、予測をしてかかわることが重要です。

❁ 機嫌が悪い（不機嫌）❁

子どもは自分の体調の変化や不快な症状をうまく表現できないことがあります。そのため、からだの不調を「不機嫌」として表現することがあります。いつもと違って何をしても機嫌が悪く、「どことなくいつもと違う」、「なんとなく元気がない」（not doing well）と感じたときは、他に症状がないかよく観察することが大切です。

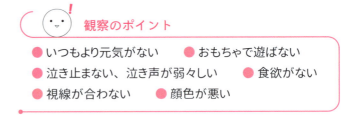

観察のポイント
- いつもより元気がない
- おもちゃで遊ばない
- 泣き止まない、泣き声が弱々しい
- 食欲がない
- 視線が合わない
- 顔色が悪い

対 応

子どもの不機嫌には、ごくまれに重篤な病気が隠れていることがあります。子どもの病気を見逃さないように、子どもの様子をよく観察しましょう。子どもが強く泣くときは、痛みやかゆみ、不快な気持ちを泣くことで表現している場合があります。お腹がすいていないか、おむつが汚れていないか、お部屋の温度は最適かなどを確認します。子どもが弱々しく泣いているときは、視線が合うか、意識はあるか、顔色が悪くないかなどの観察[*1]を行い、状態が改善しなければ医療機関を受診します。

*1 p.164「子どもの体調不良に気づく」参照

第6章●子どもによくみられる症状

発 熱

発熱は、感染症や自己免疫疾患、外気温の変化などによって起こります。子どもの発熱の原因として最も多いのは感染症です。子どもの場合、通常、37.5℃以上を発熱とみなしますが、体温は個人差が大きいため、その子どもの平熱より1.0℃以上高い場合を「発熱」と考え、対応します。

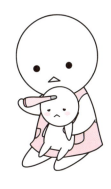

発熱時の観察ポイント
- 体温が37.5℃以上ある
- いつから発熱しているか
- 機嫌はよいか、ぐったりしていないか
- 環境温は適切か（暑すぎないか、着せすぎていないか）
- 呼吸が苦しそうではないか
- 食欲はあるか
- 水分はとれているか
- おしっこはでているか
- その他の症状（下痢や嘔吐、腹痛、発疹など）はあるか
- 流行っている感染症はあるか
- 視線が合うか
- 顔色は悪くないか

対 応

① 安心でき、過ごしやすい環境を整える

体調が悪いときは、不安になったり、さみしさを感じたりします。保育者は、子どものそばに付き添い、「大丈夫？」となど優しく声をかけ、子どもが安心して休むことができるよう配慮しましょう。また、子どもは体温が1℃上昇することで基礎代謝が7〜13％上昇するといわれています。発熱時は体力の消耗が著しいため、静かで安静にできる環境を準備します。その際、子どもの状態をみながら衣服や寝具を調整することが大切です。

② 発熱に伴う不快感を和らげる

子どもが震えているときは、まだ熱が上がりかけの状態です。服を1枚多く着せたり、布団を暖かいものにしたりして温めてください。熱が上がりきってしまうと暑く感じますので、服を1枚脱がせ、薄着にして対応します。汗をかいていたら温かいタオルなどで拭き取り、服が濡れていれば着替えをさせることで汗のべたつきによる不快感を取り除きます（図6-1）。

1 ▷ 症状と対応

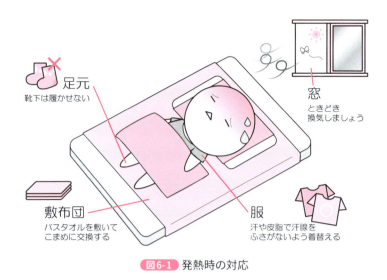

図6-1 発熱時の対応

③ 水分補給をこまめに行う

発熱すると、呼吸数の増加や発汗などによりからだの水分量が減ります。失われた水分を補うため、少しずつ水分を摂るようにします。白湯、お茶、ジュースなど子どもが飲みやすい水分を少量ずつ与えます。**経口補水液**[*1]は、水分だけでなく失われた電解質も補うことができるため、脱水予防に効果的です。

もし飲む元気がなかったり、吐き気などがあったりして水分補給ができない場合は、小さな氷を口に含ませたり、なめさせたりします。

④ からだを気持ちよく冷やす

氷枕や額に貼るタイプの保冷剤[*2]には熱を下げる効果はありませんが、頭を冷やすと気持ちがよいと感じます。わきの下や足の付け根など、大きな血管のある部分を冷やすことで熱を下げる効果は期待できます。しかし、冷やすのは子どもが嫌がらず、冷やしてほしいと感じているときです。発熱は多くの場合、感染に対抗するための生体防御反応です。冷やすのはあくまでも「気持ちがいい」と感じてもらうためですので、無理に行う必要はありません。

⑤ 落ち着いたら再度熱を測る

子どもが落ち着いたら、再度熱を測りましょう。子どもは急速に症状が悪化することがあります。最低でも1時間おきには熱を測ります。

*1 経口補水液
　腸で水分や電解質が吸収されやすいよう、電解質や糖分をバランスよく配合した飲み物。市販品では、OS-1やアクアライトなどがある。

*2　市販の冷却シートは、貼付する位置がずれて窒息する危険がある。また、粘着剤で皮膚がかぶれることもある。冷却シートを使用する場合は、目を離さないように注意する。

第 6 章 ● 子どもによくみられる症状

column
解熱剤（熱さまし）の使用に注意！

発熱は、からだの中に侵入してきた細菌やウイルスなどの病原体に対して免疫システムが働くことで起こります。解熱剤を使って熱を下げることは、からだの免疫システムを乱すことにもなるため、解熱剤を使用する際はタイミングをよく考え、効果的に使用することが重要です。

解熱剤を使用すると一時的には解熱しますが、解熱剤が切れると再び熱が上がります。解熱剤を繰り返し使うことで体力の消耗をきたす可能性があり、みだりに使用することは望ましくありません。38.5℃を超える高熱が続き、発熱による体力の消耗が著しい場合や、頭痛やだるさが強い場合などに使用しましょう。

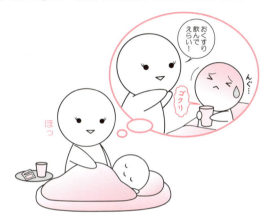

咳・鼻水

咳はのど、気管支、肺などに入った病原体によってその部位が炎症を起こすことで発症します。また、気管支喘息などのアレルギーをもつ子どもは、アレルゲンとなるダニやハウスダストなどを吸い込むことで咳が出ます。

かぜなどの感染症のときは、分泌物が多くゴロゴロという水分を含んだような咳がみられます。また、気管支喘息や RS ウイルス（**p.99** 参照）によって気管支が狭くなっている状態のときは、ゼーゼー・ヒューヒューといった喘鳴を伴う咳がみられ、呼吸困難を起こすことがあります[＊1]。

鼻水は、病原体が鼻の粘膜で炎症を起こし、分泌物を増加させることによって起こります。鼻水が増加することで中耳炎を発症することもあります[＊2]。

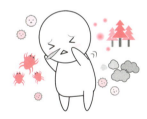

＊1　子どもの正常な呼吸数については **p.38 表 3-1** を参照

＊2　子どもの耳の構造は大人と比べて、鼻と耳をつなぐ耳管が短く傾斜がなだらかになっているため、かぜをひいて鼻水が多くなると、耳に鼻水が流れ込んでしまい炎症を起こし、中耳炎を発症する。

呼吸が苦しい時の観察のポイント

- 動いたり、走ったりするだけで咳き込む
- 呼吸が速い（多呼吸）
- 肩を上下させる（肩呼吸）
- のどや肋骨部が呼吸のたびに凹む（陥没呼吸）
- 小鼻をぴくぴくさせる（鼻翼呼吸）
- 吸気より呼気の方が長い（呼気延長）
- ゼーゼー・ヒューヒューという音がする
- 息が苦しく横になることができない（起坐呼吸）
- 食欲がなく、食事量がいつもの2/3以下
- 顔色が悪い
- ぐったりしている
- 意識がもうろうとする、話ができない

対 応

① 痰を出しやすい環境・鼻の通りをよくする環境を整える

　咳・鼻水は、室温が低くなることでひどくなります。冬は暖房をつけ、室温を適度に保ちましょう。冬の室内の適温は20〜23℃です。夏の室内の適温は26〜28℃ですが、外気温との差で咳・鼻水がひどくなることもありますので、猛暑日以外は外気温との差が5℃程度になるように注意します。

　咳が続いている場合は痰が出にくくなっていることが考えられます。痰は水分が多くなると柔らかくなり、排出されやすくなりますので、室内を加湿し、湿度を60％に上げましょう。特に冬、暖房を使用すると空気が乾燥しやすくなるため、加湿は欠かせません。

　鼻が詰まっているときは、鼻水が出ているだけでなく、鼻の粘膜がむくんで狭くなっていることがあります。乳児は鼻呼吸が主です。鼻腔が狭く、気道も細いため、かぜなどで鼻水や粘膜のむくみなどで呼吸困難に陥ることがあります。加湿に加えて、垂れている鼻水を拭き取り、呼吸しやすくなるようにしましょう。また、練習すれば4歳頃には、1人で鼻をかむことができるようになるので、鼻かみを促します。

② 水分補給を行う

　咳が続くことで体力を消耗しますので、こまめに水分を補給することで痰を柔らかくし、排出を促しましょう。鼻水が出ることで体内の水分が失われ、脱水症状になることもありますので、その点でも水分補給は

重要です。

③ リラックスできる楽な姿勢にする

咳や鼻水がひどいときに横に寝かせると、より息苦しくなります。抱っこしたり、椅子に座らせて前かがみにさせたり、椅子の背もたれに寄りかからせたりすると、いくらか楽に呼吸ができるようになります。

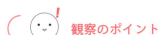
痛み（頭痛・腹痛）

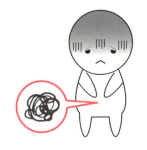

痛みはからだからの異常のサインです。人のからだはいつも一定の状態を保つように調節されており、これを恒常性といいます。しかし、なんらかの病原体などがからだに侵入してくると、その恒常性が保てなくなるため、異常を知らせるために脳が痛みを感じさせる指令を出します。

子どもに起こりやすい痛みの1つに、頭痛があります。発熱に伴い頭痛を訴えることもありますが、脳腫瘍や髄膜炎などの脳疾患の可能性もあり、注意が必要です。

腹痛もまた、子どもがよく訴える痛みの1つです。食べすぎや便秘でも腹痛を起こしますし、感染性胃腸炎や急性虫垂炎、乳児に起こりやすい腸重積なども腹痛を伴います。

観察のポイント

- ● 機嫌、泣き方　● いつから痛がっているか
- ● 痛みの部位（触って強く泣くところがないか）
- ● 食欲はあるか　● 嘔吐、下痢などの消化器症状がないか
- ● 排便回数や便の性状　● 発熱　● その他の症状

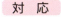 対　応

① 子どもの訴えに耳を傾け、受け止める

子どもは痛みを感じるとき、不安や恐怖、心細さを同時に感じることも少なくありません。まずはそういった子どもの気持ちを受け止めましょう。抱っこしたり、手を取ったりしながら、子どもの声に耳を傾けます。そして穏やかに優しく「つらいのね」、「どこが痛いかな」、「大丈夫」などと声を掛け、気持ちが少しでも落ち着くよう働きかけます。

② 痛みの原因を探る

　子どもは言葉で痛みを表現することができないため、泣いたり不機嫌になったりすることでそのつらさを訴えます。いつもと違うと感じられたときは、どこかに痛みがあるのではないかと予測して観察していきます。子どもがおなかを押さえているからといって「おなかが痛い」とは限りません。全身をくまなく観察することが大切です。もし、からだに触れた時に痛がる部位があれば、そこが痛みの原因の可能性が高いです。からだに触れるときは突然触るのではなく、「ここに触れるね」などと声をかけてから触れましょう。

③ 痛みを軽減する

　抱っこしたり、椅子や床に座らせたり、横にならせたりして、子どもにとって楽な姿勢が取れるようにします。長時間、あるいは繰り返し痛みを訴えるようであれば、医療機関を受診します。

🌸 発 疹 🌸 ・・・・・・・・・・・・・・・・・・・・・・・・・・・・・・

　子どもに現れる発疹として、ウイルスや細菌性の感染症、アトピー性皮膚炎などの皮膚炎、汗疹（あせも）などがあります（**表6-1**）。また、食物などへのアレルギー反応や薬の副作用が原因で発疹が出ることもあります。子どもは発疹による痛みやかゆみのため、無意識にその場所を触ってかきむしることがあります。発疹には感染性のものもありますので注意が必要です。

表6-1 発疹を伴う主な疾患

突発性発疹	38.0℃以上の高熱が数日続いた後、解熱と共に小さな紅斑がからだ全体に出現する。
手足口病	口腔粘膜、手のひら、足の裏などに水疱が出現する。 口腔粘膜では潰瘍を形成することもあり、痛みを伴う場合がある。
麻疹 （はしか）	38.0℃以上の高熱が数日続いた後、一旦解熱し高熱が出る際に全身に紅斑が出現する。 この時に、全身に紅斑が出現する。
風疹 （三日はしか）	麻疹と同じような症状をきたすが、症状は軽症。
伝染性紅斑 （りんご病）	発熱と同時に頬がりんごのように赤くなり、手足に紅斑が出現する。
水痘 （みずぼうそう）	全身に紅斑、水疱が出現し、かゆみを伴う。

> **観察のポイント**
> - 発疹の出ている場所はどこか、広がっていないか
> - 時間とともに増えていないか
> - いつから現れたか
> - どのような発疹か（色、盛り上がり、形）
> - かゆみがないか
> - 痛みがないか
> - いつもとは違う食物を食べていないか
> - その他の症状（発熱、息苦しさ、激しい咳など）はないか
> - 流行っている感染症はあるか

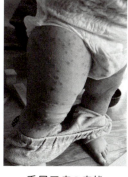

手足口病の症状

手足口病

対 応

① **かゆみや痛みを軽減させる**

　からだが温まるとかゆみが増強するため、かゆみのある部分を冷やしたり、室温の調整を行ったりします。特に水痘はかゆみが強く出るため、無意識にかきむしることがあり、それによって痕が残ったり、細菌感染を起こしたりする可能性があります。痛みを伴う場合には、適切な軟膏を塗布するなど、早めの対応が必要です。

② **二次感染を予防する**

　発疹を起こしている皮膚は傷つきやすくなっています。皮膚への刺激を少なくし、清潔を保つことによって細菌への二次感染を予防することが大切です。せっけんをよく泡立て、手が直接肌に触れないよう注意しながら泡でそっと洗います。流水でしっかりすすぎ、軽い力でタオルをポンポンと押しあてるようにして水分を拭きとり、保湿剤で保湿します。また、衣服は刺激の少ない綿などの素材のものを選びましょう。

③ **周囲への感染を予防する**

　感染症による発疹の疑いが強い場合、別室に隔離して他の子どもたちとの接触を避けます。また、その感染症の感染力や潜伏期間、感染経路を確認するとともに、子どもたちの予防接種歴や罹患歴を把握し、感染拡大を防止します。

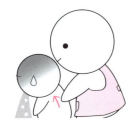

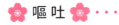 嘔吐

「吐く」というのは、からだに入った悪いものや余分なものをからだの外に出そうとする防御反応です。嘔吐の原因として最も多いのは感染性胃腸炎です。その他に腸重積などの消化器疾患、中枢性疾患や内分泌・代謝疾患、心因性のものもあります。また、乳児の胃はタテ型の筒のような形をしており、また、胃の入り口（噴門部）で内容物の逆流を防ぐ筋肉が未発達なため、げっぷと同時に吐いたり、飲みすぎただけでも吐いたりすることがあります（p.40 図 3-5 参照）。嘔吐物による窒息や繰り返す嘔吐による脱水が起こる危険性もあり、適切な対応が必要です。

観察のポイント

- 嘔吐の回数、量、性状
- いつ吐くか（授乳後、食後、時間に関係ないなど）
- 吐き方（繰り返し吐く、噴水のように勢いよく吐くなど）
- 顔色 ● 頭を打った後ではないか
- その他の症状（発熱や下痢、痛みなど）

対応

① 「気持ち悪い」に寄り添う

子どもにとって「吐く」という行為は、気持ち悪さとともに、嘔吐物の見た目やその匂いに衝撃を受けるものでもあります。子どものその気持ちに寄り添い、「大丈夫？」、「気持ち悪かったんだね」などと穏やかに優しく声をかけます。さらに、手で背中を下から上へ優しくさすり、嘔吐を助けるとともに「手」から安心感を伝えましょう。嘔吐物が口の中に残ると、再度吐き気を催すこともあるため、乳児の場合は口の中を水で湿らせたガーゼなどで拭き取り、うがいができる子どもであればうがいをさせます。服が汚れている場合は着替えをさせます。からだを締めつけるような服は避け、ゆったりした服を選びます。

嘔吐は体力を消耗しますので、ゆっくり休める環境を準備し、静かに眠れるようにします。嘔吐物の処理方法については p.138 参照。

② 窒息の予防をする

嘔吐物によって誤嚥や窒息をする可能性があるため、からだごと顔を横に向けて吐いたものが口から外へ流れやすくします。頭を打った後に

嘔吐したり、意識がぼんやりしたりしている時は、救急車を要請し、その場から動かさずに救急車を待ちます。

③　水分補給を行う

嘔吐を繰り返すことで体内の水分が喪失し、脱水症状を起こしやすくなります。嘔吐して30〜60分程度後に吐き気がなければ、様子を見ながら経口補水液などの水分をまずは1口飲ませます。その後、5分ほど時間をおき、吐き気や嘔吐がなければ少量ずつ飲ませます。無理に飲ませると嘔吐を誘発する可能性があるので、子どもの体調に合わせ、対応しましょう。

④　周囲への感染を予防する

嘔吐の原因が感染症だった場合、嘔吐物を介して他の子どもに感染が広がる可能性があります。保育室で嘔吐した場合は、子どもたちに感染させないよう、他の職員に声をかけ、速やかに子どもたちを他の場所に移動させてもらいます。また、嘔吐物は適切な方法で片づけ、感染拡大を防止します。

下痢

下痢も嘔吐と同様、異物に対するからだの防御反応です。子どもの下痢は感染症によるものも少なくありません。例えばロタウイルス胃腸炎による下痢は冬に多く、2歳未満の子どもによくみられます[*1]。

下痢を繰り返すことで脱水やおしりの皮膚トラブルが起こりやすくなります。また、感染症が原因の下痢の場合、便を介して感染が広がる可能性があるため、排泄の介助やオムツ交換の際にも注意が必要です。

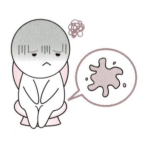

＊1　ウイルス性下痢症
（ロタウイルス，ノロウイルス、アデノウイルス）嘔吐から始まり、遅れて下痢症状が出現する。水様性で白色から薄い黄色の便。腹痛はあまり強くない。
細菌性下痢症
（カンピロバクター、サルモネラ菌、病原性大腸菌）粘液や血液が混じった便。発熱や嘔吐、強い腹痛を伴う。

観察のポイント

- 下痢の回数、量、性状
- 腹痛を伴っているか
- お腹がゴロゴロ鳴っていないか
- 嘔吐をしていないか
- 食欲があるか
- 水分をとっているか
- おしりに発赤やびらんなど、おむつかぶれの症状がないか
- その他の症状（発熱や嘔吐、脱水症状など）

対　応

①　不快感や羞恥心に寄り添う

　下痢はおなかの痛みを伴うことが少なくありません。また、トイレに何度も行くことや、トイレに間に合わなかったりすることに対して不安を感じたり、恥ずかしいという気持ちを抱いたりします。痛みや不安、恥ずかしいという気持ちに寄り添い、受け止めましょう。

②　水分・電解質を補給する

　繰り返す下痢によって水分の著しい喪失が起こり、脱水を起こしやすい状態になります。嘔吐がない場合は少しずつ水分を補給しましょう。糖分や電解質が入った経口補水液はからだに素早く吸収されるため、脱水予防に効果的です。

③　刺激の強い食事を避ける

　脂肪分が多い肉料理や乳製品、繊維の多いものなどは消化に時間を要するため、腸に負担がかかります。腸管の安静を保つため、おかゆやうどん、すりおろしたリンゴなど、柔らかく、消化のよいものを少量ずつ食べさせましょう。また、ミカンなどの柑橘系のくだものは便を柔らかくする効果があるので控えます。

④　おしりの清潔を保持する

　下痢便はアルカリ性で、皮膚は弱酸性です。便がおしりについたままになると、皮膚がもつバリア機能が低下し、おしりの皮膚に発赤やびらんが生じやすくなります。特におむつをしている子どもは、おむつの中が常に湿った状態になり、かぶれを起こしやすくなります。便による皮膚への刺激を避けるため、こまめにおむつ交換を行ったり、必要に応じて保湿剤を塗布したりして、皮膚を保護しましょう。

⑤　周囲への感染を予防する

　感染症が原因の下痢である場合に備え、おむつをしている子どものおむつ交換は決められた場所で行い、必ず手袋を着用します。使用した手袋、おしりふき、おむつはビニール袋に密閉し、廃棄します。オムツ交換の後や排泄の介助を行った後は、せっけんと流水で30秒以上手洗いを行います。

便秘

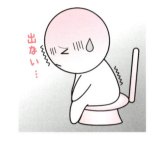

便秘とは、便が腸に留まり、出にくい状態のことをいいます。子どもは排便の機能が未発達であることに加え、排便習慣がまだ身についていないことから、便秘になりやすいといわれています。離乳食やトイレトレーニングの開始時期、入園や小学校への入学、引っ越しなどで生活環境が変化したときによくみられます。また、母乳やミルクを飲む量が少なかったり、食物繊維の少ない食事内容であったり食べる量が少なかったりすることでも便秘になります。

便秘を繰り返すと便が硬くなり、便が硬くなると排便時に痛みを伴うことから排便を我慢するようになり、さらに便が腸内にとどまることでますます便が硬くなる、といった悪循環を起こすこともあります（**図6-2**）。

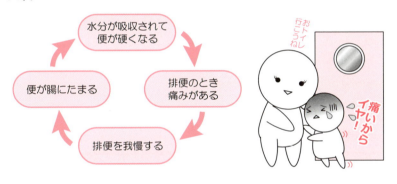

図6-2　便秘の悪循環

観察のポイント

- 排便回数、便の性状
- 食欲があるか
- 腹痛や嘔吐はないか
- 排便時に出血をしていないか
- 排便を嫌がる様子はないか
- おなかが張っていないか
- トイレトレーニングの状況

対 応

① 腸にたまった便を出す

便秘の悪循環に陥らないよう、まずは腸にたまっている便を出すことが大切です。子どもを膝に抱っこしたり、横に寝かせたりして、おへそを中心に手のひらでおなかを優しく「の」の字を書くようにマッサージ

します。食後は腸がよく動くので、マッサージを行うタイミングは食後が適しています。

② 腸の動きをうながす運動を活動に取り入れる

運動には腸の動きをうながす効果があるので、保育活動にも腸の動きをうながすような遊びを取り入れるとよいでしょう。激しい運動よりも楽しく続けられるような運動が便秘予防には向いています。例えば、からだをひねったり、横になっておなかに膝を近づけたりするような運動は、おなか周りの血行がよくなり、胃や腸の働きを活性化します。また、階段を上り下りするだけでも腸の動きを促します。

③ 適切な排便習慣を身につける（トイレトレーニング）

便秘の予防・解消のためには生活全般を見直すことが重要です。排便を我慢しない、便意がなくても毎日決まった時間にトイレに行くなどの生活習慣を身につけられるように、保護者・養育者と連携し、園と家庭の両方で援助することが大切です。

④ 食事内容を見直す

食物繊維の多い野菜や海藻、いも類などを多く取り入れた食事を摂取するようにします（図6-3）。果物や果汁、水分を多くとることを心がけます。家庭での食事の内容についても、必要に応じて見直すことができるよう、保護者・養育者の希望を確認した上で栄養士と連携して情報を提供しましょう。

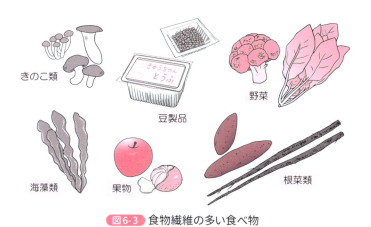

図6-3 食物繊維の多い食べ物

けいれん

　けいれんは、なんらかの刺激により脳神経細胞が異常な興奮を起こすことで生じます。子どもは脳神経細胞が未発達であることからけいれんを起こしやすく、子どもの10％が成長の過程で何らかのけいれんを経験するとされています。

　乳幼児期にみられるけいれんとして最も多いのは、熱性けいれん[*1]です。また、脱水や低血糖などによってもけいれんを引き起こします（図6-4）。けいれん発作が30分以上続くこと（けいれん重積）や、時間は短くても反復するようなけいれんを起こすこと（けいれん群発）もあります。

* 1　**熱性けいれん**
　38.0℃以上の発熱に伴って起こるけいれんをいう。好発年齢は6か月から3歳くらいまでで遺伝的な傾向がある。熱が急激に上昇する時にけいれんが出現する（p.112参照）。

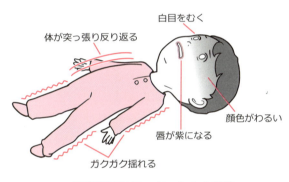

図6-4　子どものけいれんの症状

熱性けいれん

観察のポイント

けいれんは通常5〜10分で止まります。けいれんが起こったら、焦らず冷静に対応することを心がけます。

- けいれんが起こった時刻と、おさまった時刻
- けいれんが続いた時間
- どのようなけいれんか（ガクガク揺れる、つっぱっている、部分的に同じ動きをしているなど）
- 眼球の動き（一点を見つめている、眼球が上を向いているなど）
- 意識
- 呼吸状態
- 顔色
- けいれん後の様子
- その他の症状（発熱、嘔吐、失禁など）

対　応

① 目を離さずに、他の職員を呼ぶ（応援を呼ぶ）

　子どもがけいれんを起こしたら、時刻を確認し、そばを離れずに様子を見守ります。しかし、保育所などは集団生活をする場所ですので、け

いれんしている子どもだけでなく、他の子どもたちへの対応も欠かせませんので、手伝ってくれる人を集めることが大切です。子どものそばを離れず、かつ、他の職員へ応援を要請します。1人で対応せず大声で助けを求めましょう。

② 安全を確保する

けいれんにより転倒や打撲を起こす可能性があります。けいれんしているから動かしてはいけないということはありませんので、移動をためらう必要はありません。椅子に座っている時に起こったのであれば、広い場所に寝かせるなどして、安全を確保します。

③ 気道を確保する

けいれんが起こったことで、嘔吐を誘発する可能性があります。嘔吐物による窒息を防ぐため、顔を横に向け、楽に呼吸ができるように衣服を緩めます。からだごと横に向けても構いません。舌を噛むことを予防するため、大人が子どもの口の中に指や物を入れようとすることがありますが、この行為はかえって口腔内を傷つける恐れがあるため行いません。

④ 救急車の要請

初めてけいれんを起こした時や、けいれんに適切に対応できる職員がいない時、けいれんが5分以上続く時、顔色が悪い時などは迷わず救急車を要請します。

けいれんがおさまり、救急車を要請しなかった場合は、子どもの意識が回復するまで観察を続けます。けいれんが始まった時刻、どんなけいれんか、おさまった時刻など記録します。意識が回復し、いつもと様子が変わらない場合でも、初めてのけいれんであったり、発熱などの症状がなく、けいれんの原因がはっきりしない場合は医療機関を受診しましょう。

子どもがけいれん発作を繰り返す場合は、保護者・養育者に医療機関を受診してもらいましょう。受診後、抗けいれん薬[*1]が処方される場合がありますが、保育所などにおける与薬は医師の診断及び指示が必須です。保護者・養育者から与薬依頼票が提出されているか確認してから投与しましょう。

＊1 抗けいれん薬
　　抗けいれん薬は、呼吸抑制や眠気、消化器症状を伴うこともあるため、慎重に投与する必要がある。医師とよく相談し、どのようなタイミングで投与するのか確認しておく。

脱水

　脱水とは、からだから急速に水分が失われた状態です。子どもは体重あたりの必要水分量が多く、体内の水分が喪失しやすいという特徴があります（図6-5）。また、腎臓の機能が未発達なので、からだの水分を節約することができません。成人の3倍の速さで脱水が進むといわれるほど、容易に脱水になります。

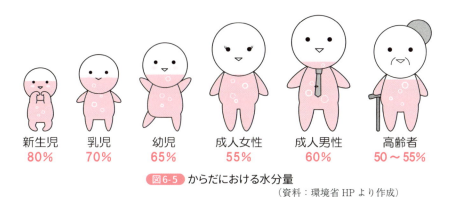

図6-5　からだにおける水分量

（資料：環境省HPより作成）

　脱水症状を起こすと、元気がなくなり、皮膚や粘膜が乾燥し、尿量が著しく減少します（図6-6）。重症になると、ショック状態に陥ります。

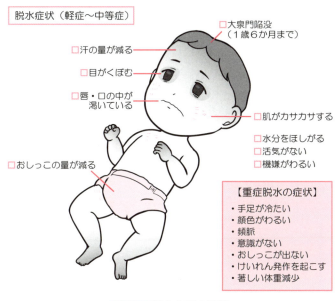

図6-6　脱水症状の特徴

対　応

①　水分・電解質を補給する

　脱水は、その程度によっては生命を脅かすこともある症状です。そのため、脱水の兆候が確認された場合は速やかに対応することが大切です。また、脱水を予防するためには、こまめな水分補給が重要です。しかし、子どもはのどが渇いてもそれを言葉で伝えることが難しかったり、遊びに夢中になり水分補給を忘れてしまったりするため、活動途中に休憩を入れたり、水分補給の声かけをしたりと、保育者が環境を整えることが重要です。

　脱水では多くの場合、水分だけでなく、ナトリウムやカリウム、ミネラルといった電解質も失われます。ただの水ではなく、塩分や糖分、ミネラルなどが含まれた飲み物を準備します。

　下痢や発熱などの体調不良の際は、吐き気や嘔吐がなく、口から水分摂取できる場合はこまめに飲水をすすめます。著しい脱水を起こしている場合は、からだに素早く吸収される経口補水液などを選択します。不機嫌な時や泣いている時には嘔吐を誘発することもあるため、無理に与えず、時間を置いて飲ませます。重症な脱水の症状が1つでも見られた場合は、速やかに医療機関を受診しましょう。

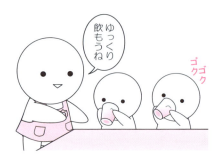

②　二次感染を予防する

　重度の脱水症状を起こしている場合は、皮膚や粘膜が乾燥しているため傷つきやすく、そこから細菌感染を起こすことがあります。皮膚や口腔内の清潔を保ち、必要時保湿剤を塗布して保護し、感染防止に努めます。

第7章
感染症を予防する

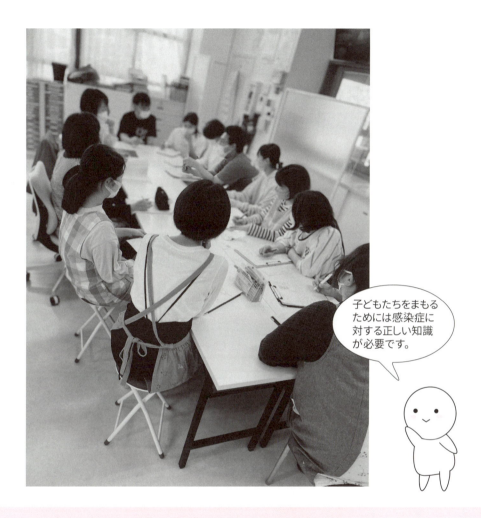

子どもたちをまもるためには感染症に対する正しい知識が必要です。

> **この章で学ぶこと**
>
> 保育所は、乳幼児期の子どもたちが毎日長時間にわたり集団生活をする場所であり、午睡や食事、遊びなど、子ども同士が濃厚に接触する機会が多い。抵抗力が弱く、身体の機能が未熟である乳幼児の特性等を踏まえ、感染症に対する正しい知識や情報に基づく感染予防のための適切な対応が求められる。
>
> （厚生労働省「保育所保育指針解説」、2018（平30）年より）

1▷ 感染症の発症

感染症の発症には、感染の3要因（**図7-1**）が深くかかわっています。感染とは、病原体感染源が感染経路から宿主に侵入・定着し、病原体の感染力が宿主の抵抗力（免疫）を上回ったときに成立します。

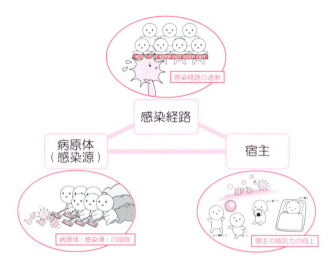

図7-1 感染成立の3要因と感染対策
（資料：厚生労働省HP「感染対策の基礎知識」より作図）

保育所における感染症対策の基本を示すものとして、「保育所における感染症対策ガイドライン」（厚生労働省、2018年改訂版）があります。ガイドラインを積極的に活用し、衛生知識の向上と感染予防に努めます。

2▷ 感染症の予防

感染症の発生を予防するためには、病原体（感染源）を「持ち込まない」対策（感染源対策）、感染を「広めない」対策（感染経路別対策）、感染を「起こさない」対策（感受性対策）が重要です。

❀ 病原体（感染源）を「持ち込まない」対策＝感染源対策 ❀

病原体は目には見えないものです。そのため、主な感染症の流行期（**表7-1**）を理解し、感染源や感染者とならないよう、感染経路別の対策を実行します。

表7-1 主な感染症の流行期（ピーク）

	参照ページ	4月	5月	6月	7月	8月	9月	10月	11月	12月	1月	2月	3月
インフルエンザ	92												
溶連菌感染症	97												
水痘（みずぼうそう）	94												
伝染性紅斑（りんご病）	98												
流行性耳下腺炎	94												
咽頭結膜熱（プール熱）	95												
ヘルパンギーナ	99												
手足口病	98												
ロタウイルス	98												
ノロウイルス	98												
細菌性食中毒	96												
A型肝炎	102												
伝染性軟属腫（水いぼ）	101												
伝染性膿痂疹（とびひ）	101												

感染を「広めない」対策＝感染経路別対策

保育所などで特に注意すべき主な感染症の感染経路は、**飛沫感染、空気感染、接触感染、経口感染、血液媒介感染、蚊媒介感染**です。感染経路に応じた感染対策が重要となります（**表7-2**）。

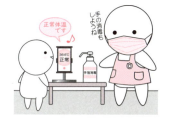

飛沫感染

私たちは咳やくしゃみをするとき、あるいは会話をする際にも口から目に見えない細かいしぶきを出しています。このしぶきを飛沫といいますが、飛沫には、何らかのウイルスや細菌が含まれています。それを吸い、感染症に感染することを飛沫感染といいます。飛沫は、おおよそ1～2m程度飛び散るといわれています。飛沫感染は、多くの場合、飛沫を浴びないようにすることで予防できます。いわゆる3密（密閉・密集・密接）を避け、マスクの着用を徹底し、咳エチケットを心がけましょう[*1]。

空気感染

飛沫が乾燥し、その芯となっている病原体（飛沫核）が感染性を保持したまま空気中に拡散している中で、その空気を吸いこみ感染症に感染

[*1] 3歳未満児は、うがいやマスクの着用が難しく、予防対策が十分にできない。

2 ▷ 感染症の予防

表7-2 主な感染症の感染経路

飛沫感染	空気（飛沫核）感染	接触感染
主な病原体：A群溶血性レンサ球菌・インフルエンザ菌・肺炎マイコプラズマ・ムンプスウイルス・エンテロウイルス・新型コロナウイルスなど	主な病原体：結核菌・麻疹ウイルス・水痘・帯状疱疹ウイルスなど	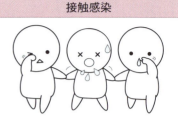主な病原体：百日咳菌・インフルエンザ菌・ノロウイルス・RSウイルス・風疹ウイルス・ヒゼンダニ・アタマジラミ・カンジダ菌・新型コロナウイルスなど
経口感染	血液媒介感染	蚊媒介感染
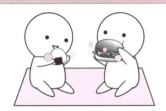主な病原体：腸管出血性大腸菌・黄色ブドウ球菌・サルモネラ属菌・ノロウイルスなど	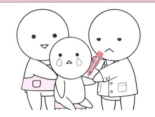主な病原体：B型肝炎ウイルス・C型肝炎ウイルス・ヒト免疫不全ウイルスなど	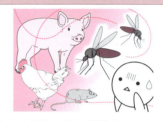主な病原体：日本脳炎ウイルス・デングウイルス・チクングニアウイルス・マラリアなど

することを**空気感染**といいます。空気感染の基本対策は、発症者の隔離と部屋の換気の徹底です。空気感染する感染症のうち、保育所で日常的に注意すべきものは、**麻疹**(はしか)、**水痘**(みずぼうそう)、**結核**です[1]。なお、麻疹、水痘は感染力が非常に強く、発症した子どもと一緒にいた時間が短時間であったとしても、すでに感染している可能性も考えられます。

* 1　p.92〜94 参照

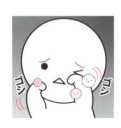

接触感染

接触感染は、からだの表面に付着している病原体が体内に侵入することで起こります。病原体の付着した手で鼻や口、目などを触ることにより、体内に病原体が侵入します。また、まれに傷のある皮膚から侵入することもあります。

保育所などでは、お昼寝や食事、集団での遊びなど、子ども同士の濃厚な接触の機会が多くあります。また、乳児は床をハイハイしたり、手に触れるものを何でも口に入れたり舐めたりします。

基本対策として、保育者は正しい手洗い方法を身につけ、適切なタイミングで手洗いを行いましょう。また、手を洗える年齢の子どもであれば、正しい手洗いの方法を伝え、一緒に手を洗います。子どもたちがよく遊ぶものやよく使う場所は念入りに清掃・消毒することも大切です。

経口感染

病原体を含んだ食べ物や水分を口にすることによって病原体が体内の消化器官に到達することで感染症に感染することを経口感染といいます。

経口感染を防ぐためには、食材を衛生的に取り扱うことや適切な温度管理を行うことが大切です。園児が使用するスプーンなどの食具がしっかり洗われているかの確認を徹底することも経口感染予防対策となります。

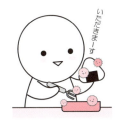

血液媒介感染

血液を触ったり口にしたり、注射器を使いまわししたりすることで感染症に感染することを血液媒介感染といいます。血液には病原体が潜んでいる場合があり、血液が傷ついた皮膚や粘膜につくと、そこから病原体が体内に侵入し、感染することがあります。

子どもの生活にはひっかき傷やすり傷などのけががつきものです。保育所などで子どもがけがをした場合、保育者が傷の手当てをすることがありますが、その際、直接けがの傷口や血液に触れることがないようにすることが大切です。

蚊媒介感染

病原体をもった蚊に刺されることで感染症に感染することを蚊媒介感染といいます。蚊は水たまりに産卵するため、水たまりを作らないようにします（**図7-2**）。蚊が発生しやすい場所に立ち入る際には、長袖、長ズボンを着用し、肌を露出しないようにしましょう。

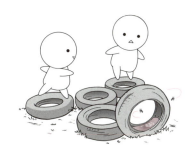 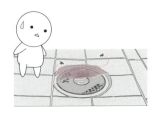

図7-2 蚊が発生しやすい場所

🌸 感染を「起こさない」対策＝感受性対策 🌸

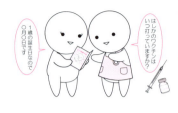

免疫をあげるために最も効果的な方法が予防接種です。予防接種は、あらかじめその病気に対する免疫を獲得させ、感染や重症化を予防するものです。保育所などに子どもが入所してきたら、それまでの予防接種歴を確認し、在園中も追加接種などの把握に努めます。

定期の予防接種については、できるだけ標準的な接種期間内に接種することが大切です。保護者・養育者に対し定期の予防接種として接種可能なワクチンを「ほけんだより」などで周知しましょう。

3 ▷ 予防接種

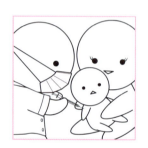

予防接種を実施する目的は主に2つあります。その人個人がその病気にかからない（罹患しない）ことと、そして、たくさんの人が接種することで、社会全体で感染症の流行を阻止することです。

🌸 予防接種の種類 🌸

予防接種には、**定期接種**と**任意接種**があります。定期接種は、定められた期間であれば公費負担により無料で受けられます。任意接種は接種する本人が決めるもので、多くは自費による接種です。

🌸 ワクチンの種類 🌸

ワクチンは主に**生ワクチン**と**不活化ワクチン**の2種類があります。近年では新型コロナウイルス感染症の予防のための **mRNA ワクチン**が登場しました（**表 7-3**、**表 7-4**）。

第 7 章 ● 感染症を予防する

表7-3 各ワクチンの特徴と標準的な接種時期

ワクチンの名前※			対象疾患、注意事項など
生	定期接種	BCG	結核の予防。スタンプ式のワクチン。 標準的な接種の時期は生後 5 か月〜 8 か月。
生		水痘	みずぼうそうの予防、1 歳から接種できる。2 回接種。
生		MR	麻疹と風疹の予防。 第 1 期：1 歳の誕生日から 2 歳の誕生日の前日まで。 第 2 期：小学校入学の前年の 1 年間。
生		ロタ	ロタウイルスによる感染性胃腸炎の予防。経口摂取、副反応腸重積に注意。 生後 2 か月から接種可能。
不		小児用肺炎球菌	細菌性髄膜炎・肺炎の予防。生後 2 か月から接種可能（初回 3 回＋追加 1 回）。
不		B 型肝炎	B 型肝炎の予防。生後 2 か月から接種可能（3 回接種）。
不		5 種混合 （DPT-IPV-Hib）	ジフテリア、百日咳、破傷風、ポリオ、ヒブ (Hib: インフルエンザ b 型) 感染症の予防。 生後 2 か月から接種可能（初回 3 回＋追加 1 回）。
不		日本脳炎	日本脳炎の予防。 1 期：生後 6 〜 90 か月未満の間に 3 回接種（主に 3 〜 4 歳で接種）。 2 期：9 〜 10 歳未満の間に 1 回。
不		HPV	子宮頸がんの原因となる HPV16・18 型の感染予防。 12 〜 16 歳の間の女子に 3 回。※ 男子は任意接種 1 回
生	任意接種	流行性耳下腺炎	流行性耳下腺炎の予防。生後 1 年から接種可能。
不		インフルエンザ	季節性インフルエンザの予防。乳幼児は 2 回接種。
m		新型コロナ	自治体から案内される接種スケジュールに従う。

※：生…生ワクチン　不…不活化ワクチン　m…mRNAワクチン

表7-4 各ワクチンの接種回数とスケジュール

	回数	2 か月	3 か月	4 か月	5 か月	6 か月	7 か月	8 か月	1 歳	1 歳 3 か月〜1 歳 6 か月	2 歳	3 歳	4 歳	5 歳
小児用肺炎球菌	4	❶	❷	❸	細菌性髄膜炎・肺炎の予防					❹	（初回 3 回＋追加 1 回）			
5 種混合	4	❶	❷	❸							❹			
MR	2								❶					❷
BCG	1		（同時接種）			❶				（同時接種）				
水痘	2								❶		❷			
日本脳炎	4				（❹は 9 歳〜 12 歳 11 か月）							❶❷	❸	
B 型肝炎	3	❶	❷				❸			（同時接種）				
ロタ	2	❶	❷											
HPV	3	（小学校 6 年生〜高校 1 年生の女子）								※男子は任意接種 1 回				

	回数													
流行性耳下腺炎	2		生後 1 年から接種可能						❶		❷			
インフルエンザ	—	（任意接種）	季節性インフルエンザの予防、乳幼児は 2 回接種											
新型コロナ	—		自治体から案内される接種スケジュールに従う											

87

予防接種を打ったのになぜ感染してしまうの？

　予防接種とは、感染症の原因となる病原体を精製・加工して弱めたり、死なせて必要な成分だけ取り出したりしたもの（これがワクチンです）を体内にあらかじめ取り込むことで、免疫細胞にその病原体との戦い方を覚えさせる仕組みです。予防接種、つまりワクチン接種はいうなれば感染症との戦いの予行演習です。

　生ワクチンは、弱毒化させているとはいえ、その名の通り生きた病原体でつくられているため、副反応もその感染症に罹患したような症状が出ることがあります。

　不活化ワクチンは、病原体自体は不活化した上、その病原体と戦う方法を免疫細胞が覚えるのに必要な成分だけを取り出してつくられていますので、一度だけの接種では十分でなく、何度も接種してその度ごとに少しずつからだに戦い方を覚えさせます。生ワクチンにせよ、不活化ワクチンにせよ、何度も何度も予防接種をして、免疫機能を強固なものにすることを**ブースター効果**といいます。

　なお、病原体の中には、絶えず「変異」という遺伝情報の変化を起こすものがあります。例えば季節性のインフルエンザは、少しずつ病原体のインフルエンザウイルスが変異を起こし続けているため、毎年それに対応したワクチンを接種する必要があります。

　また、予防接種後、一定期間経つとからだはその病原体との戦い方を忘れてしまいます。季節性のインフルエンザの場合、この戦い方を忘れてしまうまでの期間が半年ほどと短いこともあり、予防のためには毎年ワクチンを接種しなくてはなりません。

　予防接種を実施したにもかかわらずその病原体に感染したり、発病したりしてしまうことがあります。これを**ブレークスルー感染**といいます。予防接種には感染や発病を抑える効果だけでなく、重症化を防ぐ働きもあるため、ブレークスルー感染が起きた場合もその感染症による重症率や死亡率は低下します。

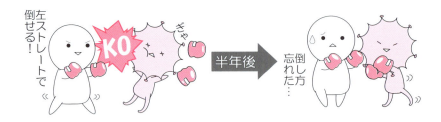

第8章
感染症

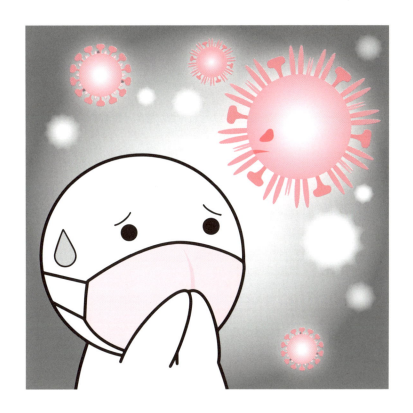

この章で学ぶこと
　いわゆる学校感染症として定められた感染症に罹患した子どもが登所を再開する時期については、学校保健安全法に基づく出席停止期間を目安とすることを基本とする。
　感染症が発生した場合には、嘱託医などの指示に従うとともに、必要に応じて市町村、保健所等に連絡し、予防や感染拡大防止等について、その指示に従う。
（厚生労働省「保育所保育指針解説」、2018（平30）年より）

1▷ 子どもにみられる主な感染症とその分類

わが国では、1999年に「感染症法（正式名称：感染症の予防及び感染症の患者に対する医療に関する法律）」が施行され、感染症予防のための諸施策と人権への配慮を調和させた感染症対策がとられています。症状の重さや病原体の感染力などから、感染症を1類〜5類、指定感染症、新感染症の7種類に分類しています（**表8-1**）。感染症の種類により医療機関での対処法は異なり、それぞれの危険度に応じた対策をしています。

表8-1 子どもにみられる主な感染症と措置

	主な疾病	入院勧告	就業制限
1類感染症	エボラ出血熱など	○	○
2類感染症	ポリオ、ジフテリア、結核など	○	○
3類感染症	腸管出血性大腸菌感染症、コレラ、細菌性赤痢腸チフス、パラチフス	×	○
4類感染症	E型肝炎、A型肝炎、狂犬病、日本脳炎など	×	×
5類感染症	新型コロナウイルス感染症、インフルエンザ、ウイルス性肝炎、麻疹、RSウイルス感染症、咽頭結膜熱、溶連菌感染症、感染性胃腸炎、細菌性髄膜炎、水痘、手足口病、伝染性紅斑、突発性発疹、破傷風、百日咳、風疹、マイコプラズマ肺炎、無菌性髄膜炎、流行性角結膜炎、流行性耳下腺炎など	×	×
新型インフルエンザ等感染症	新型インフルエンザ	○	○

＊1　学校保健安全法
1978（昭33）年4月10日施行。
第1条【目的】この法律は、学校における児童生徒等及び職員の健康の保持増進を図るため、学校における保健管理に関し必要な事項を定めるとともに、学校における教育活動が安全な環境において実施され、児童生徒等の安全の確保が図られるよう、学校における安全管理に関し必要な事項を定め、もつて学校教育の円滑な実施とその成果の確保に資することを目的とする。

「**学校保健安全法**」[＊1]には、子どもたちが集団生活を営む場所であることを踏まえ、感染症の流行を予防するという観点から、学校において予防すべき感染症の種類、出席停止、臨時休業などが定められています（**表8-2**）。学校において予防すべき感染症の種類には、第1種、第2種及び第3種の感染症があり、感染症法の分類とは異なります。

保育所などで実施する子どもの健康診断や保健的な対応は、学校保健安全法に準拠しています。しかし、乳幼児は免疫機能が十分に発達していないことに加え、マスクや手洗いなどの感染予防策が十分に行えないため、小学校などよりも感染症の集団発生や流行につながりやすいという傾向があります。そのため保育所などでは、学校保健安全法に準拠しつつ、乳幼児が長時間にわたり集団生活する環境であることを踏まえ、

第 8 章 ● 感染症

「保育所における感染症対策ガイドライン」に「医師が意見書を記入することが考えられる感染症」と「医師の診断を受け、保護者が登園届を記入することが考えられる感染症」が示されています（**表 8-3**、**巻末資料 6**「具体的な感染症と主な対策」**p.228** 参照）。

表8-2 学校保健安全法施行規則第 18 条における感染症の種類について

第 1 種の感染症	エボラ出血熱、クリミア・コンゴ出血熱、痘そう、南米出血熱、ペスト、マールブルグ病、ラッサ熱、急性灰白髄炎、ジフテリア、重症急性呼吸器症候群（病原体がベータコロナウイルス属ＳＡＲＳコロナウイルスであるものに限る。）、中東呼吸器症候群（病原体がベータコロナウイルス属ＭＥＲＳコロナウイルスであるものに限る。）及び特定鳥インフルエンザ（感染症法第 6 条第 3 項第 6 号に規定する特定鳥インフルエンザをいう。） ※ 上記に加え、感染症法第 6 条第 7 項に規定する新型インフルエンザ等感染症、同条第 8 項に規定する指定感染症、及び同条第 9 項に規定する新感染症は、第一種の感染症とみなされます。
第 2 種の感染症	インフルエンザ（特定鳥インフルエンザを除く）、百日咳、麻疹、流行性耳下腺炎、風疹、水痘、咽頭結膜熱、新型コロナウイルス感染症（病原体がベータコロナウイルス属のコロナウイルス（令和 2 年 1 月に、中華人民共和国から世界保健機関に対して、人に伝染する能力を有することが新たに報告されたものに限る。）であるものに限る。）、結核及び侵襲性髄膜炎菌感染症（髄膜炎菌性髄膜炎）
第 3 種の感染症	コレラ、細菌性赤痢、腸管出血性大腸菌感染症、腸チフス、パラチフス、流行性角結膜炎、急性出血性結膜炎その他の感染症

（資料：厚生労働省「保育所における感染症対策ガイドライン」より作成）

表8-3 具体的な感染症と主な対策（特に注意すべき感染症）

１．医師が意見書を記入することが考えられる感染症
①麻疹（はしか）　②インフルエンザ　③新型コロナウイルス感染症　④風疹　⑤水痘（水ぼうそう）⑥流行性耳下腺炎（おたふくかぜ、ムンプス）　⑦結核　⑧咽頭結膜熱（プール熱）　⑨流行性角結膜炎⑩百日咳　⑪腸管出血性大腸菌感染症（O157、O26、O111 など）　⑫急性出血性結膜炎　⑬侵襲性髄膜炎菌感染症（髄膜炎菌性髄膜炎）
２．医師の診断を受け、保護者が登園届を記入することが考えられる感染症
⑭溶連菌感染症　⑮マイコプラズマ肺炎　⑯手足口病　⑰伝染性紅斑（りんご病）　⑱ 1. ウイルス性胃腸炎（ノロウイルス感染症）　2. ウイルス性胃腸炎（ロタウイルス感染症）　⑲ヘルパンギーナ　⑳ＲＳウイルス感染症　㉑帯状疱疹　㉒突発性発疹
３．上記１及び２の他、保育所において特に適切な対応が求められる感染症
㉓アタマジラミ症　㉔疥癬　㉕伝染性軟属腫（水いぼ）　㉖伝染性膿痂疹（とびひ）　㉗Ｂ型肝炎

（資料：厚生労働省「保育所における感染症対策ガイドライン」より作成）

　子どもの体調の変化に気づき、適切に対応することは、子どもの健康管理ということに加え、周囲への感染拡大を防止するという意味においても重要です。子どもが安心して過ごすことができるよう、子どもによくみられる感染症に関する理解を深めておくことが大切です。

2▷ 医師が意見書を記入することが考えられる感染症

🌸 麻疹（はしか）🌸

☀**登園の目安**　解熱後 3 日を経過してから

麻疹ウイルスに感染して約 2 週間後に発症します。空気感染によって引き起こされ、感染力が強い感染症の 1 つですが、ワクチンを接種することで感染を 95 ％予防できます。

初期症状は発熱、咳、鼻水、結膜充血です[1]。やや解熱した後、ふたたび高熱となり、顔面・体幹から四肢に広がる紅斑が出現します。

特効薬はなく、かぜ薬の内服などの対症療法を行います。合併症に肺炎、脳炎があるので要注意です。予防接種の普及により、国内の発症は少なく、海外からの輸入例があります。

*1　初期症状は発熱、咳、鼻水、結膜充血などである。また、頬の内側にコプリック斑と呼ばれる白い斑点が現れる。

🌸 インフルエンザ 🌸

☀**登園の目安**　発症後 5 日を経過し、かつ解熱後 3 日を経過してから

冬に流行するインフルエンザウイルスによるかぜで、**潜伏期間**[2]は 1 〜 3 日です。高熱が 3 〜 4 日間あり、解熱傾向後に再び発熱することがあります。咳・鼻水があり、通常のかぜより全身の倦怠感が強く、関節痛や筋肉痛がみられることもあるのが特徴です。まれですが、合併症として脳炎症状のけいれんや意識障害を起こすことがあるため、特に乳幼児の場合は注意が必要です。

治療薬には経口と吸入の抗ウイルス剤があり、発症後 48 時間以内の服用により発熱期間を短縮します。

*2　潜伏期間とは、病原体に感染してから症状が出るまでの期間。

🌸 新型コロナウイルス感染症 🌸

☀**登園の目安**　・有症状の場合、発症後5日を経過し、かつ症状軽快後1日を経過してから
　　　　　　　　・無症状の場合、検体を採取した日から 5 日を経過してから

コロナウイルスはエンベロープ（ウイルス表面の膜）上にコロナ（王冠）のようなたんぱく質の突起をもつウイルス（図 8-1）の総称であり、哺乳類、鳥類に広く存在します。ヒトに感染を起こすのは 6 種類あり、**重症急性呼吸器症候群（SARS）**と**中東呼吸器症候群（MERS）**、残りの 4 種類は一般的なかぜの原因のうち 10 〜 15 ％を占めています。2020 年より全世界に感染が広がったのは新型のコロナウイルスです。インフ

ルエンザと同様、その予防にはワクチン接種、不織布マスクの着用、手洗い、手指消毒が効果的です。

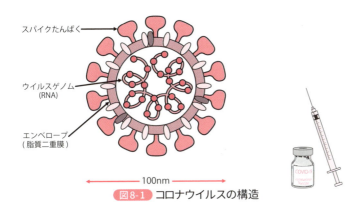

図8-1 コロナウイルスの構造

　発熱、喉の痛み、咳、痰などのかぜ症状があり、高熱が持続して呼吸困難などが出現する肺炎になることがあります。下痢・嘔吐、倦怠感、嗅覚・味覚障害などの症状もありますが、無症状の人もいます。

　新型コロナウイルス感染症は鼻咽頭ぬぐい液を採取してウイルスが体内にいるか調べる遺伝子検査PCR法と抗原検査で診断できます。治療はかぜ症状への対症療法、そして近年開発された抗ウイルス薬の内服、注射です。

風疹（三日はしか）

登園の目安　発疹が消失してから

　風疹ウイルスに感染して2〜3週間後に発症します。頭部、前胸部から淡い小さな紅斑が出現し、頸部のリンパ節が腫脹し、微熱が出ます。すべての症状が3日くらいで消失します。

　ワクチン接種で予防できますが、特効薬はありません。子どもに限らず、保育者を含めた大人も接種することが求められています。先天性風疹症候群（CRS）[1]を引き起こさないためです。

　子どもをまもるために、私たち大人も含めて予防接種歴の確認を行いましょう。もし、子どもや保育者に接種歴がない場合、接種を推奨しますが、何らかの理由でできない場合は日頃からの感染予防の徹底が必要です。

*1　先天性風疹症候群（CRS）
　妊娠初期に母体が風疹ウイルスに感染すると、胎児に感染して先天性風疹症候群を発症し、低出生体重児、白内障、先天性心疾患、聴力障害、小頭症、精神発達遅滞などを引き起こすことがあるので注意が必要である。

水痘（みずぼうそう）

登園の目安 全ての発疹が痂皮（かさぶた）化してから

　水痘帯状疱疹ウイルスによって引き起こされる感染症です。空気感染、飛沫感染、接触感染により広がり、潜伏期間は感染から2週間程度といわれています。ウイルスに感染して約2週間後に発熱し、発疹が出て発症しますが、発熱のないこともあります。

　感染力が強く、予防接種を受けていないと容易に感染します。頭髪部を含む全身に紅斑が出現して水疱になり、水疱がつぶれて痂皮（かさぶた）になります。水疱は200～300個でき、痒みが強く、細菌が感染するととびひになることがあるので、塗り薬を使用して掻きむしらないようにします。特効薬のアシクロビルを内服すると発疹の数が少なくなります。

流行性耳下腺炎（おたふくかぜ、ムンプス）

登園の目安 耳下腺・顎下腺・舌下腺の膨張が発現してから5日経過し、かつ全身状態が良好になってから

　潜伏期は2～3週間で、発熱と痛みのある唾液腺（耳下腺・顎下腺・舌下腺）の腫脹（耳たぶ下部の腫れ）があります（図8-2）。唾液の分泌により痛みが増すため、食事に影響します。腫脹は5～7日で消失します。合併症の髄膜炎は軽症ですが、聴力障害は一生残ることがあります。

　頭痛や嘔吐を伴う場合は、髄膜炎の可能性も考えられます。そのような症状がみられた場合は、保護者・養育者へ早急に連絡し、受診を促しましょう。

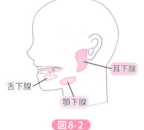

図8-2　3つの唾液腺

結核

登園の目安 感染のおそれがなくなってから

　結核菌という細菌が体の中に入ることによって起こる病気です。結核菌は主に肺の内部で増えるため、咳、痰、発熱、呼吸困難など、かぜのような症状を呈することが多いですが、肺以外の臓器が冒されることもあり、腎臓、リンパ節、骨、脳などからだのあらゆる部分に影響が及ぶことがあります。特に、小児は症状が現れにくく、全身に及ぶ重篤な結核につながりやすいため、注意が必要です。

🌸 咽頭結膜熱（プール熱）🌸

☀**登園の目安**　**主な症状が消失した後2日を経過してから**

夏季に流行するアデノウイルス感染症です。塩素消毒されたプールに一緒に入っても感染はしませんが、感染力が強いのでタオルなどを介して感染が広がることがあります。高熱が5日間くらい続き、咽頭の発赤、扁桃の白苔、結膜充血は1～2週間続きます。

感染予防のため、タオルの共用はせずに、プールなどの水遊びの後はシャワーで十分にからだを洗い、うがいを徹底します。

🌸 流行性角結膜炎 🌸

☀**登園の目安**　**感染力が強いため、結膜炎の症状が消失してから**

アデノウイルスによって引き起こされる感染症で、目が充血し、目やにが出ます。幼児の場合、目に膜が張ることもあります。片方の目で発症した後、もう一方の目に感染することもあります。感染経路は飛沫感染と接触感染です。感染力が非常に強いため、保育所内で流行性角結膜炎が発生した場合には、ドアノブ、スイッチなどの複数の人が触れる場所の消毒を励行しましょう。

🌸 百日咳 🌸

☀**登園の目安**　**特有な咳が消失してから、または5日間の適正な抗菌薬による治療が終了してから**

百日咳菌により感染します。主な感染経路は、飛沫感染及び接触感染です。連続性・発作性の咳（コンコンと咳込んだ後、ヒューという笛を吹くような音を立てて息を吸うもの）が長期に続きます。夜間眠れないほどの咳がみられたり、咳とともに嘔吐したりすることもあります。発熱することは少ないです。

生後3か月未満の乳児の場合、呼吸ができなくなる発作（無呼吸発作）、肺炎、中耳炎、脳症などの合併症も起こりやすく、突然死の一因であるとも考えられています。年長児以降は、単なるかぜの咳症状が長引いているものと思われることも少なくありません。

🌸 食中毒 🌸

☀登園の目安 嘔吐、下痢などの症状が治まり、普段の食事がとれるようになってから

食中毒の病原体は様々で、ノロウイルスなどのウイルスやウエルシュ菌などの細菌、アニサキスなどの寄生虫などによって引き起こされます。病原体によって汚染された食品が原因となることもあります。腸炎ビブリオ菌による食中毒は魚介類、黄色ブドウ球菌による食中毒は化膿した傷と接触した食品、**病原性大腸菌**（O157など）[1]による食中毒は糞便と接触した肉類などが原因になります。すべての食中毒に共通する症状は嘔吐、下痢、腹痛、発熱ですが、病原性大腸菌による食中毒は合併症として重症の腎障害や貧血を起こすことがあります。

予防法は手洗い、調理器具の洗浄と消毒、食品の十分な加熱です（**表8-4**）。

*1　病原性大腸菌
　大腸菌は人の腸内に存在する菌の1つですが、消化器症状などを引き起こす病原性のある菌を病原性大腸菌という。

表8-4 食中毒の主な原因物質の特徴と症状

病原体※	主な原因食品	特　徴
ノロウイルス （5,502）	十分に加熱されてない牡蠣、アサリ	熱に弱い。冬の食中毒に多い。 感染者の吐物、便から感染しやすい。
カンピロバクター菌 （2,089）	十分に加熱されてない鶏肉、鶏卵	乾燥に弱く、加熱で死滅する。 血便がある。
ウエルシュ菌 （1,097）	作り置かれたカレー、煮込み料理	加熱で死滅しない。 給食病ともいわれる。
サルモネラ菌 （655）	十分に加熱されてない鶏卵、肉	乾燥に強く、熱に弱い。 6月〜9月に多い。
アニサキス（寄生虫） （441）	十分に加熱されてない魚介類	激しい上腹部痛（胃痛）がある。 サバ、カツオ、サンマ、アジに多い。
黄色ブドウ球菌 （258）	おにぎり、調理パン	ヒトの皮膚や鼻にいる菌で、手で直接食材を扱うことが原因となる。

※（ ）内の数値は2023（令5）年の患者総数　　　　　　　（資料：厚生労働省「食中毒統計資料」より）

🌸 急性出血性結膜炎 🌸

☀登園の目安 医師により感染のおそれがないと認められてから

感染源は、エンテロウイルスです。主な感染経路は、飛沫感染及び接触感染です。症状として、強い目の痛み、目の結膜（白眼の部分）の充血、結膜下出血がみられます。また、目やに、角膜の混濁などもみられます。ワクチンは開発されていないため、手洗いの励行などの一般的な予防法を実施することや、目やに・分泌物に触れないようにすることが大切です。発症した場合、有効な治療薬はなく、症状を緩和させる薬を内服するなどの対症療法が行われます。

第8章●感染症

🌸 髄膜炎 🌸

☀登園の目安 医師により感染のおそれがないと認められてから

主な症状は発熱、頭痛、嘔吐で、けいれんもあります。ムンプス（流行性耳下腺炎の病原体）などによるウイルス性の**髄膜炎**[*1]の症状は軽いことが多く、頻度は少ないものの、細菌性の髄膜炎は重症で、後遺症が残りやすいです。細菌性髄膜炎を引き起こすものはいくつかありますが、大規模な流行を起こすのは髄膜炎菌で、主な感染経路は飛沫感染と接触感染になります。症状は発熱、頭痛、嘔吐で、急速に重症化する場合があり、難聴、まひ、てんかんなどの後遺症が残ることもあります。その他、インフルエンザ菌と肺炎球菌については、ワクチン接種によって予防することができます。

乳児が罹患した場合、大泉門の膨隆が見られることもあるため、発熱し嘔吐しているときには、髄膜炎の可能性を想定し、大泉門を確認することも必要です。

*1 髄膜は脳と頭蓋骨の間にあり、脳を包み込んで保護している（図8-3）。

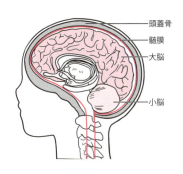

図8-3 髄膜

3▶ 医師の診断を受け、保護者が登園届を記入することが考えられる感染症

🌸 溶連菌感染症 🌸

☀登園の目安 抗菌薬内服後24〜48時間経過してから

溶連菌による咽頭と扁桃の炎症であり、幼児から学童に多く、潜伏期間は2〜3日間、突然38〜39℃の高熱を出して発症します。

咽頭痛、頭痛があり、咽頭と扁桃は発赤して腫脹します。舌は苺のように赤くなり、全身に痒みを伴う小さな赤い発疹[*2]が出ることがあります（図8-4）。

治療が不十分だと症状の再発や腎炎などの合併症をきたすことがあるため、解熱した後も処方されたペニシリン系抗生剤の内服を中断することなく、すべて飲みきります。2週間後に検尿を行い、腎炎を発症していないか確認します。

溶連菌感染症は飛沫感染・接触感染によって起こるため、こまめな手洗いと消毒が重要です。ときどき皮膚に感染し、とびひ[*3]になることもあるので要注意です。

*2 発疹とは皮膚にできた赤いぶつぶつ（紅斑）や水疱など病的変化の総称。

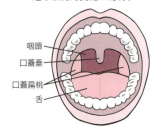

健康な口腔

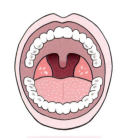

炎症を起こした口腔

図8-4 健康な口腔と炎症を起こした口腔の様子

*3 p.101参照

🌸 マイコプラズマ肺炎 🌸

☀登園の目安　発熱や激しい咳がおさまってから

　マイコプラズマという細菌の一種に感染して起きる肺炎です。主な感染経路は飛沫感染で、夏から秋にかけて流行することが多く、再感染も多くみられます。子どもと若い成人がかかりやすく、痰のからんだ咳が長く続くことが特徴です。有効な抗菌薬はありますが、中耳炎、発疹などを伴うこともあり、重症化することがあるため注意が必要です。

🌸 手足口病 🌸

☀登園の目安　発熱や口腔内の影響がなく、普段の食事がとれるようになってから

手足口病

　エンテロウイルスまたはコクサッキーウイルスによって引き起こされる感染症で、夏に流行します。手足に出現する紅い発疹、水疱が特徴的で、臀部や膝、肘に現れることもあります。水疱は破れず、微熱のあることがあり、まれに髄膜炎、脳炎、心筋炎が起こります。

　口内炎による咽頭痛があれば、刺激の少ないものを食べるようにします。ウイルスの排出は1か月以上続き、保育所などでその期間中の隔離は難しいため、発熱がなく普段の食事がとれれば登園可能です。

🌸 伝染性紅斑（りんご病）🌸

☀登園の目安　全身状態がよくなってから

*2　頬部に蝶形の紅斑が現れてりんごのように赤くなり、四肢にレース状の紅斑が広がるのでりんご病ともいう。

りんご病

　パルボウイルス感染症[*2]であり、幼児・学童に流行します。潜伏期は1〜2週間で、微熱、頭痛、関節痛があり、数日後に発疹が出現します。紅斑は1〜3週間かけて徐々に消えますが、日光浴や運動により再び赤くなります。発疹のある時期はウイルスが排出されず、感染しないため、保育園・幼稚園への登園は可能です。まれですが、妊婦が感染すると胎児死亡の危険があります。

🌸 ウイルス性胃腸炎（嘔吐下痢症）🌸

☀登園の目安　嘔吐、下痢等の症状がおさまり、普段の食事がとれるようになってから

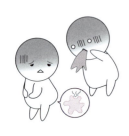

　嘔吐下痢症の病原体は様々で、冬はロタウイルス、ノロウイルスによるものが流行し、アデノウイルスによるものは季節を問わず発生します。主な症状は嘔吐と下痢、発熱です。脱水にもなりやすいので注意します。ロタウイルスによる嘔吐下痢症の下痢便は白っぽい水様便で、酸性臭（すっぱいにおい）がします。嘔吐物や便にはウイルスが含まれて

おり、アルコール消毒には効果が無く、嘔吐物や便を介して他者へ感染しやすいので要注意です[*1]。石鹸による十分な手洗いを行い、塩素系洗剤による汚染区域の消毒を徹底します。

＊1　嘔吐物の処理方法については p.138 参照

🌸 ヘルパンギーナ 🌸

登園の目安　発熱や口腔内の水疱（水ぶくれ）・潰瘍（ただれ）の影響がなく、普段の食事がとれるようになってから

コクサッキーウイルス感染症であり、乳幼児に流行する夏かぜの1つです。高熱が3～4日あり、軟口蓋に口内炎ができるため痛みが強く、食事摂取不良となるので、脱水にならないよう、こまめに水分を摂取します。咳・鼻水・下痢もみられます。

🌸 RSウイルス感染症 🌸

登園の目安　呼吸器症状が消失し、全身状態がよくなってから

RSウイルスによる呼吸器感染症で、乳幼児期に初感染した場合の症状が重く、特に生後6か月未満の乳児は重篤な呼吸器症状を起こして入院が必要となる場合も少なくありません。一度かかっても十分な免疫が得られず、何度も罹患する可能性がありますが、再感染・再々感染した場合には徐々に症状が軽くなります。毎年、主に秋から冬にかけて流行します。しかし、最近では夏季にも小流行があり、注意が必要です。

🌸 帯状疱疹 🌸

登園の目安　すべての発疹が痂皮（かさぶた）化してから

水痘・帯状疱疹ウイルスに初めて感染した場合は水痘となりますが、このウイルスは神経節（脊髄後根神経節や脳神経節）に潜伏します。潜伏しているウイルスは、ストレスや免疫力の低下した時に、神経の走行に沿った形で身体の片側にピリピリするような痛みや違和感、ひどいときは多数の水疱を形成します。水痘ワクチンを未接種で水痘に未罹患の者が帯状疱疹の患者に接触すると、水痘にかかる可能性があります。

🌸 突発性発疹（とっぱつせいほっしん） 🌸

登園の目安　解熱し機嫌がよく、全身状態がよくなってから

ヒトヘルペスウイルス6型または7型によって引き起こされる感染症です。乳幼児期、特に生後6～18か月の間に家族から感染することが

突発性発疹

多いです。高熱が3日間続きますが、咳・鼻水はあまりなく、全身状態は悪くはありません。解熱後に淡紅色の発疹が全身に出現すれば突発性発疹と診断できます。

4 ▷ その他の感染症

❋ かぜ（感冒、上気道炎）❋

かぜの病原体の9割はウイルス（**図8-5**）であり、かぜウイルスは200種類以上あります。季節により流行するウイルスが異なり、冬に流行するかぜはインフルエンザウイルスなど、低い湿度を好むウイルスが原因です。夏はアデノウイルスなどの高い湿度を好むウイルスが原因のかぜが流行します。プール熱、アデノウイルス感染症、ヘルパンギーナなどの夏かぜは高熱が続くことが多く、冬のかぜよりも咳は少なめです。また、ヘルパンギーナ、手足口病は口内炎ができます。

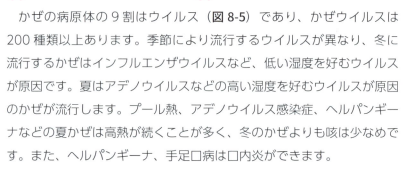

図8-5 ウイルスの感染

ウイルス感染によって気道粘膜の防御機構が障害をきたし、細菌に二次的に感染することがあり、その場合は細菌感染症に殺菌効果のある**抗生物質**[*1]が処方されます。子どもの薬用量には、年齢ごとの目安があります（**表8-5**）。

*1 抗生物質は溶連菌などの細菌に有効な抗菌薬であり、ウイルスには効果がない。

表8-5 子どもの薬容量の目安

成人量1に対して	3歳	7歳	12歳
1/1量	1/3量	1/2量	2/3量

アタマジラミ症

アタマジラミ症

アタマジラミの卵は頭髪の根元近くにあり、毛に固く付着して白くみえます。フケのようにもみえますが、フケと違い、卵の場合は指でつまんでも容易には動きません。成虫は頭髪の根元近くで活動しています。雌雄の成虫及び幼虫が1日2回以上頭皮から吸血します。毎日の吸血によって3～4週間後に頭皮にかゆみがでてきます。引っかくことによって二次感染が起きる場合があります。

保育所で感染が確認された場合は、昼寝の際子どもの頭と頭が接しないよう布団を離したり、頭を交互にしたりするなど配慮しましょう。プールでは水泳帽、クシ、タオルなどを共用しないようにしましょう。

伝染性軟属腫（水いぼ）

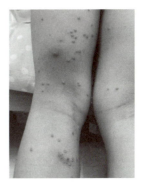
水いぼの症状

水いぼ

プールで感染しやすいウイルス感染症です。中央がへこんだ、米粒大の盛り上がった発疹がみられます（図8-6）。

半年から1年で自然治癒しますが、ピンセットでつまんで取る場合もあります。感染した子どももプールに参加することは可能ですが、他児への感染予防のため、ビート板などは共有しない方がよいといわれています。

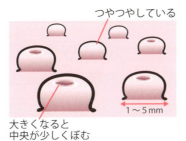

図8-6 水いぼの特徴

とびひ（伝染性膿痂疹）

虫刺され、あせも、引っかき傷、湿疹などに黄色ブドウ球菌やレンサ球菌が感染して起こります。水疱、びらん[*1]があり、じくじくしています。抗生物質の内服と外用で治療します。

*1 びらん
皮膚や粘膜の表面がただれた状態のことをいう。

とびひ

🌸 肝 炎 🌸

　主な肝炎はA型、B型、C型の3種類です。A型肝炎は冬から春にかけて、井戸水を飲んだり牡蠣などの生貝を食べたりすることで感染します。B型肝炎・C型肝炎は感染者の血液や体液に直接触れたり、皮膚や粘膜にできた傷から体内に入ったりすることで感染します。また、B型肝炎・C型肝炎は出生時にキャリア[1]の母親の血液に接触することで感染することもあります。これを**母子感染**といいます。母子感染によるB型肝炎は防止対策の徹底により減少しています。すべての肝炎に共通する症状は食欲不振、嘔吐、黄疸[2]、倦怠感です。B型肝炎ワクチンの接種は2016（平28）年10月より定期接種として実施されています（**表8-6**）。

　保育者は、子どもがけがをしたとき、その傷口に直接触れないように留意します。また、子どものワクチン接種歴や自分自身の接種歴を確認することも大切です。

＊1　キャリア
　感染中で、まだ何も症状が出ていないが、その病気のウイルスを体内に保有している人。

＊2　黄疸
　肝臓の病気のため血液中のビリルビンが増加して、皮膚や目の結膜が黄色く見える状態。

表8-6　肝炎の種類と特徴

肝炎の型	A型	B型	C型
感染経路	水や食べ物 （井戸水、生牡蠣など）	血液や体液	血液や体液
母子感染	なし	あり	まれにあり
経　過	一過性	慢性化することが多い	慢性化しやすい
潜伏期間	2週間〜6週間	1か月〜6か月	1か月〜3か月
予防接種	任意接種	乳児に定期接種	なし

第9章
子どもの主な病気

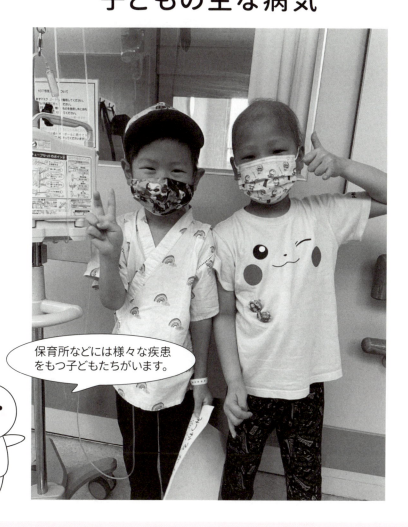

「保育所などには様々な疾患をもつ子どもたちがいます。」

扉画像⑤

この章で学ぶこと

　発達状態については、子どもの日常の言動や生活等の状態の丁寧な観察を通して把握する。
　(中略)長期の観察によって、疾病や障害の疑いが生じた時には、保護者に伝えるとともに、嘱託医や専門機関と連携しつつ、対応について話し合い、それを支援していくことが必要である。
　　　　　　　　　　　　　　　（厚生労働省「保育所保育指針解説」、2018（平30）年より）

1▷ 新生児・先天性の疾患

早産児・低出生体重児

妊娠して子宮内にいる赤ちゃんを胎児、出生して4週間を**新生児**といいます。新生児は妊娠40週頃に生まれますが、出産予定日より早く、小さく生まれた未熟な赤ちゃんを一般的には**未熟児**といいます。医学的には、妊娠37週未満で出生した新生児を**早産児**、出生体重2500g未満を**低出生体重児**といいます。

新生児仮死

胎児は母親から胎盤・臍帯経由で酸素と栄養をもらって成長します。出生すれば新生児は肺呼吸を始めますが、うまく呼吸ができなくて泣き声が弱い、顔色がよくない状態を**新生児仮死**といいます。生後1分と5分のとき、皮膚色、心拍数、刺激への反応、筋緊張、呼吸状態の5つの観点別に0～2点で評価し、その合計で重症度を測ります（**アプガースコア**）。7～10点が正常で、点数が低いほど重症です。口腔内吸引、酸素投与、心肺蘇生などの処置を行いますが、重症の時は低酸素性脳症となって知的障害、脳性まひなどの後遺症が起こります。

先天性代謝異常症

生まれて4～6日目の新生児に、**新生児マス・スクリーニング検査**が行われます。この検査は、生まれてすぐに治療を始めることで、知的障害などの症状を予防することを目的とした母子保健事業の1つです。子どもの小さな足のかかとから1滴の血液を採って検査が行われます[1]。

先天性代謝異常の病気は、早期治療により発症や病気の進行を防ぐことはできますが、生涯を通じて治療していく必要があります。食事制限や服薬など、治療は子どもにとって辛いものであり、他の子どもたちとの違いを感じてしまうこともあります。保育者は、頑張って治療を続けている子どもの気持ちを受け止め、治療を自ら継続する意欲が湧くよう、励まし、支えましょう。それと同時に、保護者・養育者もまた一生涯続けなければならない治療に対し、子どもに対する自責の念や不安、負担を感じています。保護者・養育者をねぎらう気持ちをもち、保護者・養育者を支援することが大切です。また、保育所においても食事管理、服

*1　日本では1977（昭52）年から開始され、現在、20種類以上の病気の検査が可能となり、その受診率はほぼ100％で、世界でもトッププレベルのスクリーニングが実施されている（**表9-1**）

薬の確認が必要になるため、保護者・養育者から情報を得るとともに、十分に話し合い、常に連携するように心がけましょう。もし、保育中に元気がない、食欲がないなど「いつもと違う」様子が見られた場合は、早急に保護者・養育者、主治医へ連絡しましょう。多くの場合、治療以外の生活は他の子どもたちと同じようにできます。このことを理解し、保護者・養育者や多職種と連携して、子どもがよりよい保育所生活を送ることができるように努めましょう。

表9-1 主な新生児マス・スクリーニング対象疾患

疾患名	詳細	保育で注意すること
フェニルケトン尿症	アミノ酸代謝異常。症状は知的障害、けいれんなどの神経症状と赤毛・色白などの皮膚症状。食事療法が重要であり、生涯にわたり継続する。	食事管理
メープルシロップ尿症	アミノ酸代謝異常。症状は知的障害、けいれん、嘔吐など。食事療法が重要であり、生涯にわたり継続する。	食事管理
ホモシスチン尿症	アミノ酸代謝異常。症状はてんかん・精神症状などの中枢神経系の異常、骨粗鬆症や高身長・クモ状指・側彎症などの骨格異常など。	食事管理 服薬の確認
ガラクトース血症	糖質代謝異常。症状は知的障害、白内障など。乳糖・ガラクトース除去食を生涯にわたって継続する。	食事管理
先天性甲状腺機能低下症	甲状腺ホルモン不足。症状は哺乳不良、体重増加不良、便秘など。甲状腺ホルモン内服で発症を予防できる。	服薬の確認
先天性副腎皮質過形成	副腎皮質ホルモン不足。症状は低血糖、嘔吐、哺乳低下、脱水症など。ホルモン補充療法を生涯にわたって行う。	服薬の確認

先天性心疾患

先天性心疾患は約100人に1人の割合で発症し、多いのは**心室中隔欠損症**（左心室と右心室の隔壁に数mmの穴があいている病気）です（図9-1）。生後早期に心雑音で発覚しますが、生後1か月を過ぎると頻脈、多呼吸、哺乳力低下、体重増加不良などの心不全症状が現れます。

心不全の治療は安静、酸素投与、薬物（強心薬、利尿薬）です。ファロー四徴症では爪、口唇のチアノーゼがあります。外科治療は人工心肺を使用した開心術による心奇形の修復です。症状の管理のために運動制限、感染予防、学校生活指導などが行われます。

子どもが退院した後も様々なことに目を向ける必要があります。食事や運動を制限することもあります。日常生活で気をつけることや配慮することなどは、保護者・養育者を通じて主治医に確認してもらいましょう。また、衣服の着脱の際に手術の痕が見えることもありますので、他の子どもから見えないように工夫することも大切です。

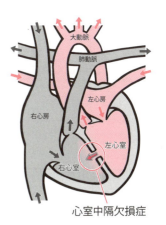

図9-1 心室中隔欠損症

1 ▷ 新生児・先天性の疾患

🌸 ダウン症候群（21トリソミー）🌸

　21番染色体が3本あること（トリソミー）によって起こる先天奇形で、約800人に1人の頻度で生まれます。症状は特異的な顔貌（眼の内側のしわ、吊り上がった目、平坦な鼻、耳の位置が低い）、手掌の猿線、筋緊張低下、知的障害で、約50％に心疾患を合併します。他にてんかん、白内障、難聴、白血病などの合併症があります。

　筋緊張が弱いこと、舌が口の中に収まりづらいことなどが原因となり、吸う力が弱く、離乳食の進行に時間を要することが多いです。そのため、それぞれの子どもに合った乳首やスプーンの選択、食材の大きさや固さ、哺乳時・食事のときの子どもの体勢を調整するなどの工夫が必要です。また、食事の際には、誤嚥にも注意しましょう。偏食や過食も起こりやすいので、保護者・養育者と継続的に食生活に関しての連携が必要です。ダウン症候群の子どもの発達支援には早期療育が効果的です。運動・認知・言語・社会性など、全領域にわたる発達への働きかけを他の専門職と連携して行いましょう。

保護者からのメッセージ

　Aはダウン症候群です。
　Aが3歳の時、担任の先生から、「運動会のかけっこ、Aくんはどうしましょうか？」という相談がありました。A以外の子どもたちは走ったりしている中、Aはまだひとりで歩けず、手押し車を使って歩いている状態でした。私がどう答えようかと悩んでいるとき、先生が「運動会もそれ（手押し車）でやってみましょう！可愛いかも！」と言ってくださり、運動会のかけっこは手押し車で参加することになりました。最後までゴール出来るか不安でしたが、運動会当日は先にゴールしたお友達みんなが、Aの所まで戻って来て、応援しながら一緒にゴールしてくれて、Aもニコニコ楽しそうにゴールできました。保護者の方たちも応援して下さって…胸が熱くなり、子どもたちの優しさにも心を打たれ、涙が出ました。
　Aは今、年長クラスに所属しています。先日、保育所で最後の運動会がありました。登り棒や、鉄棒、竹馬、鼓笛隊など、かなり難易度が高く、Aはなかなかやる気がでないようで、竹馬に乗せるのに加配の先生がかなり苦労されていて、親としては申し訳ない気持ちでいっぱいでした。その運動会が終わった後、担任の先生はAの姿を見て号泣していました。何とか最後までやり切らなきゃというプレッシャーや様々な思いがあったんだろうなと思いました。毎日大変な思いをしながら、運動会の練習を支えてくださっていたのだと思います。
　親として悩むこと、不安になることがたくさんありましたが、先生方が色々と相談に乗ってくださったり、何気ない話を聞いてくださったり、本当に心の支えでした。また、Aのために、療育施設とも綿密にやりとりをし、施設見学にも行ってくださり、感謝しかありません。Aも親である私自身も本当に幸せな園生活を送ることができました。ありがとうございました。

長野県在住Aの保護者より

2▷ アレルギー疾患

からだに侵入した細菌やウイルスなどの異物を排除するために抗体を作ってからだをまもることを**免疫**といいます。免疫の作用が過剰に働く反応のことを**アレルギー**といいます。ある特定の抗原（アレルギー物質、アレルゲン）と抗体（おもに **IgE 抗体**）が反応して化学物質が放出され、様々なアレルギー症状が起きます。

🌸 食物アレルギー 🌸

食物によって引き起こされるアレルギー性疾患です。食べたり、触れたり、吸い込んだりした食物に対してからだが過敏に反応して皮膚、呼吸器、消化器などに様々な症状が出現します（図9-2）。主な原因は鶏卵、乳製品、小麦、そば、ピーナッツなどです（図9-3）。

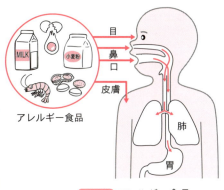

図9-2 アレルギー食品の吸収

【発症数が多い、または症状が重いため必ず原材料表示しなければいけない食品】

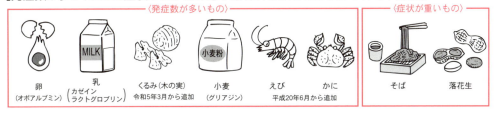

【発症例が少ないもので原材料表示の義務はないが、推奨されている食品】

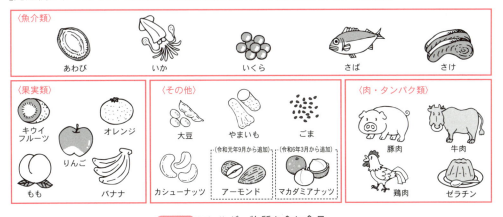

図9-3 アレルギー物質を含む食品

症状の程度は人それぞれですが、皮膚の痒みや口唇周囲の発赤、蕁麻疹、下痢、嘔吐、咳などが生じます。乳幼児の 5 〜 10％に発症しますが、成長に伴って改善します。アレルギー食物の代替食品が市販さ

*1 アナフィラキシーとは、アレルゲンなどの侵入により全身性にアレルギー症状が惹起され、生命に危機を与えうる過敏反応のこと。

*2 使用方法などは巻末資料2「エピペン®の使い方」p.222 参照

*3 厚生労働科学研究班「食物アレルギーの栄養食事指導の手引き2022」より引用

*4 保育所では生活管理指導表（巻末資料4「生活管理指導票」p.225）などの提出を原則とし、学校などでは学校生活管理指導表の提出を必須とする。

れており、発症予防には必要最小限の原因食物の除去が効果的です。

アレルギー食品を摂取したことで血圧低下や意識障害を起こすことを**アナフィラキシーショック**[*1] といいます。アナフィラキシーショックを起こすリスクの高い子どもの場合、アドレナリン自己注射薬「エピペン®」[*2] を医師から処方されていることがあります。

「食物アレルギーの栄養食事指導の手引き2022」（厚生労働省、2022年）では「食物アレルギー対応の原則」として下記のように示しています（巻末資料3「食物アレルギー症状への対応の手順」p.223 参照）。

●食物アレルギー対応の原則 [*3]

❶ 食物アレルギーがあっても原則的には給食を提供する。
❷ 安全性を最優先に対応する。
❸ 食物アレルギー対応委員会などで組織的に対応する。
❹ ガイドライン[*4] に基づき、医師の診断による書類を提出する。
❺ 完全除去対応を原則とし、過度に複雑な対応は行わない。

入園面接時に、子どもに食物アレルギーがある場合は、特別な配慮や管理が必要ないか保護者・養育者に確認します。もし、除去食などの対応が必要な場合は、主治医による診断書を提出してもらいましょう。また、アナフィラキシーが起こったときに備え、緊急対応の体制を整えるとともに、保護者・養育者と緊急時の対応について協議しておくことが重要です。

🌸 アトピー性皮膚炎 🌸

アトピー性皮膚炎は皮脂が出なくなる生後3か月頃から発症する、痒みの強い、慢性・反復性の湿疹で、肘・膝関節の屈側によくできます（図9-4）。

多くは2歳までに発症し、年齢とともに改善していきます。皮膚が乾燥しやすく、そのためバリア機能が低下し、とびひになりやすくなります。治療は抗アレルギー薬や抗ヒスタミン薬（痒み止め）を内服するとともに、乾燥肌には保湿剤を、赤みが強い湿疹には副腎皮質ステロイドや免疫抑制剤を外用します。重症の場合は除去食でアレルゲンを取り除きます。アトピー性皮膚炎の子どもの皮膚は刺激に敏感であり、皮膚の状態が悪い場合には、皮膚への負担を少なくする配慮が必要です。そのため、日頃から皮膚の状態を清潔にすることが大切です。

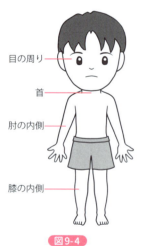

図9-4
アトピー性皮膚炎の好発部位

気管支喘息

気管支喘息は1～2歳で発症することが多く、患者数が増加しています。アレルギー物質に反応して気管支粘膜が腫れて狭くなり、呼吸をするのが困難になります。アレルギー物質にはハウスダスト（家のほこり）、ダニが多く、咳、喘鳴*1、多呼吸、呼吸困難感などの症状があります。

喘息発作はアレルゲンを吸い込んだ時だけでなく、無理な運動やストレス、天候の崩れなどによっても起きることがあります。気管支喘息症状の予防には、アレルゲンを減らすための環境整備が極めて重要です。そのため、保育所などでは室内清掃を徹底するだけでなく、特に寝具の使用に関して留意しましょう。また、保護者・養育者と連携し、治療状況を把握するとともに運動などの園での生活について事前に相談しておきましょう。

*1 喘鳴
気管支内が狭くなって息を吐くときにヒューヒューまたはゼイゼイと音が聞こえる状態。

アレルギー性鼻炎（花粉症）

くしゃみ、鼻水、鼻づまりが主な症状で、原因はダニ、花粉などの**吸入性抗原**です。アレルギー性鼻炎のうち、花粉が原因で季節性に症状があるときは**花粉症**といいます。2～4月はスギ、ヒノキ、5～7月はカモガヤなどのイネ科植物、8～10月はキク科植物（ヨモギ、ブタクサ）などが原因となります。

花粉情報に注意して外出時にマスクを着用し、外出から帰宅時に顔や手を洗います。抗アレルギー薬内服や点鼻薬で治療します。

蕁麻疹

蕁麻疹はかぜなどに伴って出現することもあれば、抗生剤などの薬によって起きることもあり、原因が何なのか分からないこともあります。

アレルギー細胞のヒスタミンにより血管が拡張し、皮膚が急に赤みを帯びて盛り上がり、痒みが強くなります（図9-5）。発疹の形や大きさは様々で、時間の単位で変化し、ほとんどが1週間以内に改善します。疑わしい食物について血液検査や皮膚テストを行い、抗原を確認することができます。主な原因としては、乳児期は卵、牛乳、小麦などが多く、幼児期は魚介類（えび、かに、さば）、そば、落花生などがあります（図9-3参照）。

痒みが強いところは冷やし、入浴はシャワー程度にします。原因食物を食べないようにし、抗ヒスタミン剤、抗アレルギー薬を内服したり、外用薬を使用したりして治療します*2。

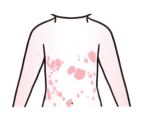

図9-5 蕁麻疹

蕁麻疹

*2 新陳代謝が盛んな子どもは、汗をよくかき、汗をかくと痒みが増加することもある。外遊びなどでたくさん汗をかいた際は、タオルできれいに汗を拭きとり、皮膚の状態を清潔に保つことも必要である。

3 ▷ 血液・内臓の疾患

糖尿病

　幼児期に発症する1型糖尿病は、インスリン不足により高血糖になり、口渇、多飲多尿、倦怠感などの症状が起きる病気です。治療として、インスリン皮下注射による血糖コントロールと食事療法を行いますが、食事や運動、インスリン皮下注射の影響で吐き気や冷や汗、手の震え、動悸などの低血糖状態に陥ることがあります。低血糖症状が起こった際の対応を保護者・養育者と事前に話し合っておきましょう。長時間の運動や遊びで低血糖が予想される場合には、あらかじめジュースや炭水化物を運動前に摂取します。

　食事制限は特にありません。昼食やおやつは子どもにとって楽しい時間です。他の子どもたちと同じように食事を楽しむことができるようにしましょう。

小児がん

　小児がんとは、一般的に15歳未満の子どもに発生するがんの総称です。年間で子ども10万人に対して約4人発症しています。白血病がその約4割を占めており、次いで多いのが、脳腫瘍、リンパ腫です。白血病の症状には発熱、出血傾向などあり、治療方法は抗がん剤の内服、注射であるため、長期の入院が必要です。抗がん剤の副作用として脱毛もあるので、発達や精神面にも配慮する必要があります。また、免疫力が低下するため、感染予防も重要です。

　治療によってがんが縮小・消失（これを寛解といいます）しても、再発することがあります。発熱、元気がない、食欲がないなどの「いつもと違う」様子が見られた場合は、すぐに保護者・養育者・主治医へ連絡しましょう。

腸重積症

　腸重積は何らかの原因で小腸が大腸に入り込んで戻らなくなり、腸閉塞をきたす病気です。生後4か月から3歳にかけてよく起こり、緊急治療が必要な病気の1つです。15～20分ごとに激しく泣いては泣き止むことを繰り返し、顔色が悪くなる、嘔吐する、イチゴジャム様の血

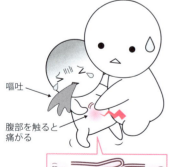

便が出る、腹部に触ると激しく痛がるなどの症状があります。早期に治療すれば1泊入院するだけで特に問題ありませんが、診断が遅れると開腹手術となり、腸管を切除しなければならなくなることがあります。突然激しく泣いては泣き止む状態が続く場合はすぐに保護者・養育者へ連絡し、迎えと医療機関の受診を勧めましょう。

🌸 尿路感染症 🌸

尿の出口である尿道口から細菌が膀胱内に入って発症します。男児に比べて尿道の短い女児の方が尿路感染は起きやすいため、排便後、便が尿道口に付かないよう前から後ろへと丁寧に紙で拭くことが大切です。尿路感染症には、**膀胱炎**と細菌が腎臓まで侵入して発症する**腎盂腎炎**があります。

膀胱炎には排尿困難、頻尿、下腹部痛、尿が臭いなどの症状があり、腎盂腎炎には発熱、腹痛、嘔吐、下痢などの症状があります。尿路感染症を繰り返すときは、先天的な膀胱の形態異常が原因であることがあります。

🌸 ネフローゼ症候群 🌸

原因不明の腎臓の病気で、様々な原因により尿にたんぱくが大量に出てしまい、その結果で血液中のたんぱくが減少した状態をいいます。顔面や下肢の浮腫[1]、たんぱく尿、低たんぱく血症、高脂血症があり、入院して**ステロイド**[2]や**免疫抑制剤**[3]を内服します。

入院中はステロイドの長期内服により筋力が低下したり、骨が弱っていたりする可能性があります。そのため、子どもが転んで骨折しないよう、環境の整備が必要です。また、薬の影響により感染しやすくなっており、感染予防のために子どもはもちろん、保育者もうがい、手洗い、マスクの着用といった感染予防対策を徹底するように心がけましょう。

薬の副作用でからだの見た目に変化が生じることがあります。そのことによって子どもが悲しい気持ちにならないよう、子どもの気持ちを受け止め、適切に対応しましょう。

＊1　浮腫
「むくみ」のことで、腫れた部位を指で押さえるとしばらく凹んだ状態になる。

＊2　ステロイド
副腎という臓器で作られる副腎皮質ホルモンの1つ。正式名称は「副腎皮質ステロイド」で、略して「ステロイド」と呼ばれる。ステロイドを薬として使用すると、炎症や免疫力を抑える作用がある。

＊3　免疫抑制剤
副腎皮質ステロイド内服で改善しないときは免疫抑制剤を内服する。

4 ▷ 神経・精神疾患

🌸 熱性けいれん 🌸

　乳幼児期の子どもが発熱した時に起こるけいれんのことを「熱性けいれん」といいます。熱のあがりはじめに起こりやすいという特徴があります。熱性けいれんは、ほとんどが2〜3分、長くても5分以内におさまります。頻度は小児のおおよそ8％で、再発率が30％ですが、6歳頃にほとんど起こさなくなります。けいれんが続けば、けいれん止めの座薬を使用します。

🌸 てんかん 🌸

　脳の神経細胞が電気的に過剰興奮し、けいれん発作を反復して起こす慢性の脳疾患です。頻度は100〜150人に1人です。様々な発作のタイプがあり、四肢をガクガクさせたり固くなったり、一瞬からだの動きが止まって意識がなくなったりするタイプなどがあります。発作の型に応じた抗てんかん薬を3年以上内服します[*1]。

🌸 筋ジストロフィー 🌸

　筋肉の萎縮、筋力低下による運動機能障害が進行していく遺伝性疾患です。いくつかの型に分類されますが、もっとも多いデュシェンヌ（Duchenne）型筋ジストロフィーは男児のみ発症し、5歳頃に運動能力のピークをむかえ、10歳頃に車いす生活になります。その後、呼吸障害のため人工呼吸器が必要になっていきます。

　筋症状の進行により、10代では歩くことができなくなり、うまく呼吸ができなくなったり、心臓の働きが低下したりしていきます。根本的な治療はないため、機能低下を少しでも遅らせ、別の病気が起こらないように管理し、子どもとその家族の生活の質を高めることがとても重要です。成長・発達の過程において、最も運動機能が発達し、できることが増える楽しさを経験していく時期に、機能低下により「できなくなる」経験をしなければならない疾患です。子どもが「できる」体験を味わい達成感をもつことができるような活動を取り入れることが大切です。

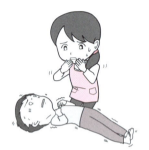

落ちついて対応しましょう

＊1　保育者が気をつけること
　第6章「けいれん」の対応（p.77参照）

第9章●子どもの主な病気

🌸 二分脊椎 🌸

　出生児の約3,000人に1人の割合で発症する脊椎の先天性疾患で、脊髄や髄膜が背中の皮膚から外に出ているので脊椎の中に戻す手術を行います。両下肢の歩行障害や排泄障害に対してハビリテーション[*1]、排尿・排便管理を行います。

　車いすなどに長時間座ることによる臀部（おしり）周辺の床ずれや装具による損傷などの皮膚トラブル・感染を起こす可能性があります。そのため、日頃からの皮膚状態の観察や皮膚の清潔を保つためのスキンケアが重要です。また、排泄管理のため医療的なケアが必要なことがあります。保護者・養育者や保育所看護師などと相談し、子どもの生活リズムが整うよう配慮します。また、運動不足になりやすいため、上半身を使った活動を取り入れ、子どもが運動を楽しむことができるよう工夫しましょう。上半身を鍛えて車いすバスケなどのスポーツ[*2]を楽しむことができます。

*1　ハビリテーション
　生まれつきまたは幼少時の障害を対象として持っている機能をさらに発達させる働きかけのこと。
　リハビリテーションは元の状態に回復させる働きかけである。

*2　車いすスポーツにはバスケット、テニス、マラソンなどがあり、競技専用の車いすも作られている（図9-6）。

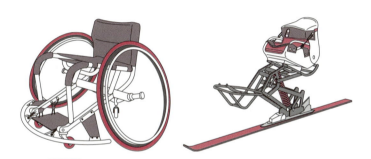

図9-6 競技用車いす（バスケットボール）とチェアスキー
（引用：植木章三他「イラストアダプテッド・スポーツ概論」、東京教学社、2022より）

🌸 脳性まひ 🌸

　周産期に脳の病変で生じた半永久的、非進行性の運動障害であり、四肢、特に下肢のまひがあります。

　筋緊張が亢進しており、**不随意運動**[*3]を伴うことがあります。約1,000人に2人の割合で発症し、知的障害を約3分の2、てんかんを約3分の1の割合で合併します。運動発達促進、運動障害改善のため、理学療法、作業療法、言語療法などの療育（リハビリテーション）を行います（**図9-7**）。療育で大切なのは、成功体験を通して自主性を促すことであり、興味の糸口を大切にしたかかわりをします。

　脳性まひの子どもをもつ保護者・養育者は、子育てそのものに加え、

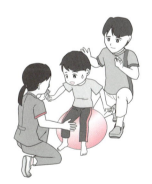

関節の拘縮：四肢を動かさないと関節が動かしにくくなるので、関節を動かすリハビリテーションを行う。

図9-7 バランスボールを使用したリハビリテーション

*3　不随意運動
　自分の意思と無関係に身体に起きる異常な運動。

療育とその送迎、家庭での介助まですべて行います。そのストレスは計り知れません。保育者は、保護者・養育者の気持ちに寄り添い、子どもの日々の成長にともに喜び、共有するようにしましょう。

🌸 神経発達症群 🌸

生まれつきの脳の特性により、日常生活やコミュニケーション、学習などに困難をきたすものを総称して**神経発達症群（発達障害）**といいます。人口の約10％近くが何らかの神経発達症的な特性をもつといわれています。

注意欠如・多動症（ADHD）、**自閉スペクトラム症**[*1]、**限局性学習症（学習障害）**、**知的発達症（知的障害）**などがあり、それぞれの境界はあいまいで、重複することも少なくありません（図9-8）。

*1　自閉スペクトラム症には知的障害のある自閉症と知的障害のないアスペルガー症候群が含まれる。
　注意欠陥多動性障害は注意欠如・多動症に、学習障害は限局性学習症に名称が変わった。

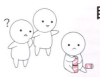

図9-8　神経発達症群

精神機能を理解、記憶、注意力、コミュニケーションなどに分けて評価すると、定型発達の子どもは発達レベル100％前後の機能をもっています。普通にできることと苦手なことの差が大きいのが神経発達症群であり、発達に凸凹（でこぼこ）があると表現されます（図9-9）。

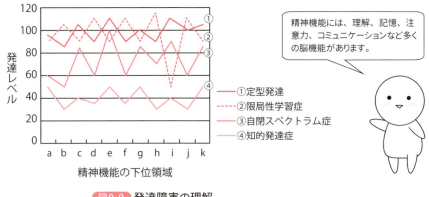

図9-9 発達障害の理解

　知的発達症は、言葉の理解や話す力、状況を理解する力などの知的能力が、年齢に比べて全般的に低いレベルにあり、社会生活をしていく上で理解と支援が必要な障がいです。知能検査によって軽度（IQ 50〜70）、中等度（IQ 25〜50）、重度（IQ 25 未満）に分類します。染色体異常（ダウン症候群など）や脳奇形による生まれつきの原因と、**低酸素脳症**[*1]（**新生児仮死**[*2]）や脳炎などによる後天的なものがあります。運動障害、てんかん、心身症などを合併することが多いので、心身全般にわたる対応が必要です。知的な学習面だけでなく、子どもの自立の力を育てて社会の中でうまく適応して生きていけるように支援します。

　自閉スペクトラム症は、社会的なコミュニケーションが苦手で、視線があわない、一緒に遊ばないなどの特性があります。また、強いこだわりがあり、興味をもつものや遊びが限定的であったり、感覚の過敏さから、特定の音を嫌がったりします。逆に、痛みに鈍感なこともあり、自分の頭を自分でたたくなどの行動がみられることもあります。行動上の問題（自分の頭を自分でたたくなど）が生じたときは、「どのような場面で、どのような刺激で起こるのか」、「その行動が、その子どもにとってどんな意味をもっているのか」、「過去に同じようなことがあったとき、どんな対処方法が有効だったか」などの観点で観察し、複数の保育者や保護者、他の専門職を含めて話し合いを行うことが大切です。

　自閉スペクトラム症が疑わしいとき、チェックリストを使用して他の保育者、そして保護者・養育者と話し合うことが出来ます。乳幼児期自閉症チェックリスト修正版 M-CHAT は、23項目の質問に「はい・いいえ」で答える質問紙です。「他の子どもに興味がありますか？」、「何かに興

*1　低酸素脳症
　長時間酸素が脳へ供給されなかったことによって起こる脳の障害。昏睡状態から、言葉をはじめとした認知機能の障害、四肢の麻痺、けいれんなど、具体的な症状は様々。

*2　新生児仮死
　生まれたときにうまく呼吸ができないための低酸素状態であり、重症のときは脳細胞の障害が生じる。

味をもった時、指をさして伝えようとしますか？」など、2歳前後の自閉症児ではあまりみられない行動に関する質問があります。

🌸 心身症 🌸

心身症とは、その発症と経過に心理社会的因子が密接に関与する身体疾患です。心理社会的ストレスを受けると、大脳皮質から視床下部にある自律神経系に情報が伝わり、各臓器の身体症状が出現します。例えば、緊張して困ったときに交感神経からアドレナリンが放出されて心臓の鼓動が速くなり、副交感神経が制御する胃腸の機能はその逆に抑制されます（図9-10）。自律神経はすべての内臓、全身の血管や分泌腺を支配しているため、様々な症状が生じます。

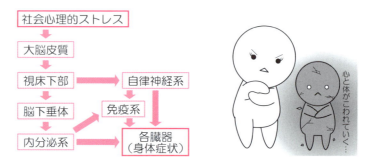

図9-10 ストレスは身体機能に影響を及ぼす

子どもは怒りや悲しみなど様々な感情を十分に言語化することが難しく、表情や行動などの非言語的な表現で気持ちを伝えます。試行錯誤の結果、悩みが解決すれば子どもの心は成長しますが、不満・不安が解消されない場合は暴力に訴えたり、心身症が発現したり、うつ状態になったりします。乳幼児期に多い症状（表9-2）として、**チック**、**吃音**、**かみつき**、**自慰行為**、**自傷行為**、**緘黙**[*1] などがあります。

心身症への基本的な対応は、身体症状で伝えてくる子どもの心のメッセージを読み取ること、園や家庭で心身のストレスがないか生活全般を見直すこと、子どもの発言を待つこと・受容すること、そして子どもの行動を励まして褒めることで意欲を支えることです。

---

*1 緘黙
　生活全般で全く話せない**全緘黙**と、家庭などの安心できる場所では普通に話すことができるにもかかわらず保育所などでは話せない**選択性緘黙**がある。

表9-2 乳幼児期に多い心身症の症状

症　状	特性など
チック	突発的、反復的、常同的な運動あるいは発声で、まばたき、首を振る、咳払いなどがあります。幼児期後半から学童期、男児に多く発現します。自然に消失することが多いので、その子どもの特徴として受け入れて心理、身体両面で過度の負担がないか見直します。
吃音	言葉が出ないので何とか話そうとして言葉を連発してしまう現象です。ストレスが誘因となって生じることが多いので、心身症と考えて家庭や園での生活環境を話し合います。
人にかみつく	思い通りにいかない苛立ちで興奮してパニックの状態です。子どもの興奮が鎮まるまで抱きしめて待ち、やってよいことを具体的に示し、他人にされて嫌な行為はしないように教えていきます。
自慰行為	偶然陰部に刺激が伝わって始まることが多いです。直接的に禁止するのではなくさりげなく他の遊びに誘います。年長児では不安・緊張感の反映であることもあります。
自傷行為	自身にかみついたり、引っ掻いたり、頭を壁に打ちつけたりします。思い通りに行かないことに対する苛立ちと考えます。
緘黙	言語能力がありながらも家族以外とは話さない状態です。集団場面での不安・緊張がきっかけで発症することがあるので、心理的な配慮が必要です。遊びながら他人との関係づくりを学んでいくのがよいでしょう。

5▷ その他の疾患

虫刺症（ちゅうししょう）

虫刺されは、皮膚だけの症状（腫れ、痛み、かゆみ）であれば市販薬を使用します。ハチは**アナフィラキシー症状**[*1]を起こすことがあり、腫れや痛みが強いとき、皮膚色が悪いとき、喘鳴などの呼吸困難、全身の発疹、意識障害などの症状があれば直ちに受診します。

*1 アナフィラキシー症状を起こしやすいハチはスズメバチでアシナガバチなどのミツバチよりも大きなハチである（図9-11）。

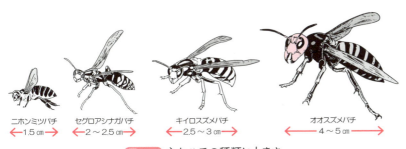

図9-11 主なハチの種類と大きさ

> **column**
>
> ## ハチについて
>
> ハチは、7～9月頃に最も攻撃性が増すといわれています。保育上の留意点は、保育計画を立案する際に「山登り」、「森の探検」などの活動は危険な時期を避けることと、ハチは黒い服と甘い香りを好んでやってきますので山や森での活動では服装に気をつけ、柔軟剤・整髪料などを使用しないよう、これらの活動前に保護者にも通知し、協力を得るとよいでしょう。ハチに遭遇したら姿勢を低くし、静かにその場を離れます。決して追い払ってはいけません。

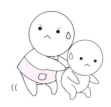

川崎病

　日本の乳幼児に多い原因不明の病気で、以前は心臓冠動脈瘤の破裂や閉塞で突然死に至ることがありました。現在は、入院治療で行う免疫グロブリン大量療法により、冠動脈障害の発生率は低くなりました。

　症状は5日以上続く発熱、眼球結膜充血、口唇・口腔の発赤、苺舌、不定形発疹、手足の浮腫、指先の皮膚落屑、頚部リンパ節腫脹、BCG接種部位の発赤、冠動脈瘤です（図9-12）。退院後も定期的に心合併症の検査を行います。

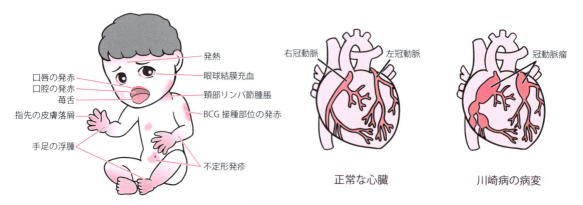

図9-12 川崎病の症状

低身長

　子どもの低身長の原因には、治療が可能な成長ホルモン分泌不全や甲状腺機能低下症と、染色体異常（ダウン症候群、ターナー症候群）や軟骨無形成症などがあります。不足しているホルモンを注射して補充し、治療します。治療の効果が現れても、他の子どもと自分を比べて、身長が低いことに引け目を感じることもあります。低身長は本人の責任ではないことや治療を頑張っていることを褒め、子どもが前向きになれるようかかわりましょう。

むし歯

　むし歯の原因はミュータンス菌であり、保護者などの唾液から感染します。食べた後は水やお茶を飲み、食べ物を残さないようにします。砂糖摂取制限、歯みがき、フッ化物塗布がむし歯の発症予防に有効です。

　保育所などでの歯科健診の結果を知らせたり、歯の日（6月4日）などを活用したりして、子どもへ歯の大切さを伝えていきます。また、2歳頃までは保育者が仕上げ磨きをしましょう。

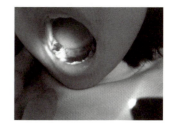

むし歯

5 ▷ その他の疾患

column

保護者の願い

　Bが入院していた時、保育士さんには大変お世話になりました。保育士さんは、私が食事や入浴などの間にBによく絵本を読んでくれていました。保育士さんがかかわりはじめた頃のBは無表情で読み聞かせされているような状況でした。しかし、保育士さんも色んな工夫を凝らしてBに絵本の読み聞かせを続けてくれました。保育士さんとのかかわりを重ねるうちに、Bは絵本の読み聞かせで声を出して笑ったり、お気に入りの絵本を何度も読んで欲しいと、周囲が驚く反応を示し、保育士さんとも会話をするなど心を開くようになりました。Bは少しこだわりが強いなどの特性があるのですが、ここまでBの心を開くのはさすが専門職だなと感じました。

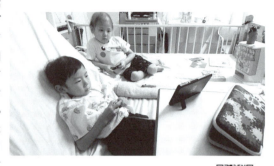

入院生活

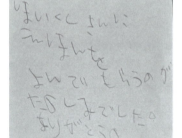

お手紙

　また、保育士さん達は、病棟内でBや他の子どもたちが院内の生活に飽きないように、他の職種の方と一緒にイベントを開催してくれたり、スタンプラリー形式の遊びや体操の時間を設けたりなど、様々な活動をしてくれました。いろんな子どもたちがいるにもかかわらず、1人ひとりが飽きない工夫がされていて、やはり専門職だからこそできることだなと感じました。

　これから保育者を目指す学生さんたちには、そのような専門職になってほしいと思います。いろんな子どもがいることが当たり前で、それに対して「専門職として知識をもってどのような言葉を使い、遊び（創作や塗り絵、折り紙など）を提供するか」で子どもたちも変化すると思います。ただ単に「遊びを提供する」ことを保護者は望んでいません。

　保育者は子どものことを1番に理解してくれる専門職だと私は思います。どうか、今の学びを忘れずに、現場でも子どものすべてを受け止め、1番の理解者になってください。

Bの保護者より

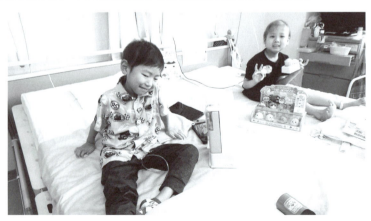

BくんとCくん

第2部　子どもの健康と安全

第10章
心地よい保育環境をつくる

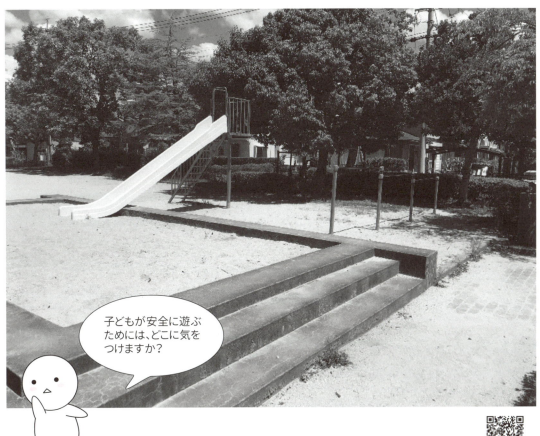

子どもが安全に遊ぶためには、どこに気をつけますか？

扉画像⑥

この章で学ぶこと

　保育の環境は、設備や遊具などの物的環境、自然や社会の事象だけでなく、保育士等や子どもなどの人的環境も含んでおり、こうした人、物、場が相互に関連し合ってつくり出されていくものである。

　保育に当たっては、子どもの心身の健康と情緒の安定を図るために、室内の温度や湿度を調節し、換気を行い、さらに、部屋の明るさ、音や声の大きさなどにも配慮して、心地よく過ごすことができるよう環境を整えることが大切である。

（厚生労働省「保育所保育指針解説」、2018（平30）年より）

1 ▷ 子どもの健康と保育の環境

保育における環境には、物的環境、人的環境、自然環境、地域社会環境などがあります（**図10-1**）。これらの環境が相互に関連し合って、保育の環境をつくり出します。保育の質は環境に左右されるといっても過言ではなく、子どもの健康にとっても環境は大きな意味をもちます。

保育所などは多くの子どもたちがともに生活する場です。1人ひとりの健康をまもることだけではなく、集団生活の場であることを踏まえ、それにふさわしい衛生的な環境を整えることが大切です。子どもたちの健康がまもられ、安全で安心でき、安定した時間を過ごすことができるよう、適切な環境の維持・管理に努めましょう。

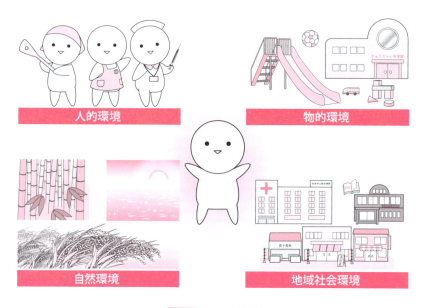

図10-1 保育の環境

🌸 保育室の環境への配慮 🌸

「保育所保育指針」には、保育室内の温度、湿度、空気の清浄さ、照度、音などの環境を常に適切に維持するよう記されています。これらについては「学校環境衛生基準」を参考にします。

保育室は子どもの園生活の中心となる場所です。整理整頓に努めるとともに、清掃を徹底し、温湿度などにも配慮します（**表10-1**）。

第 10 章 ● 心地よい保育環境をつくる

表10-1 子どもの保育室の環境基準

環　境	基　準
温度	夏は 26 ～ 28 ℃、冬は 20 ～ 23 ℃が目安。エアコンなどで室温調整を行う。床面は室温よりも 2 ～ 3 ℃低いため要注意。
湿度	60 ％程度が望ましい。冬場は加湿器などで湿度を保てるようにする。湿度の高い梅雨の時期は除湿器などを使用する。
空気の清浄さ	常時換気することが望ましいが、寒い季節や暑い季節はその季節に合わせ、可能な限り換気する。換気は 30 分に 1 回以上、数分間程度 2 方向の窓や扉を同時に開けて空気を入れ替える。もし窓を全開にできない場合は、こぶし大程度開き、空気の出入り口をつくる。
照度	一般に室内の照度は 300 ルクス程度が理想。ホワイトボードや黒板などを使って子どもたちと活動するときには 500 ルクス以上が望ましい。日差しが強いときにはカーテンやよしずなどで遮光し、曇りや雨の日は照明で調整する。
音	WHO は保育室内の音レベルを 35 デシベル以下と定めている。窓を開けているときでも 55 デシベル以下が望ましい。保育者は大きな声を出さないよう留意し、子どもたちにも「ありさんの声」や「ひよこさんの声」などのたとえを用いて望ましい音の大きさを伝える。

冬は換気により、室温が低い状態になることも考えられます。保護者・養育者へ 1 枚多めに上着を準備してもらうなどの対応を依頼することも必要です。また、子どもたちが集合する場所や風通しの悪い場所は、密集時の二酸化炭素濃度を測定し、必要に応じて換気を行います。定期的に温湿度や照度、音レベルを測定し、子どもにとって心地よい環境かどうか確認することも大切です。室内でも温湿度が高ければ熱中症になります。また、

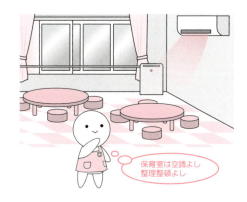

絵本の読み聞かせなどの活動の際は、一定基準の照度が必要です。それとは逆に、午睡のときは 30 ルクス以下が望ましく、照明や太陽の光が直接目に入らないように配慮することが必要です。さらに、大人はざわざわした音環境の中でも自分に必要な情報を聞き分けることができますが（これをカクテル・パーティ効果といいます）、乳幼児はそれが難しいといわれています。加えて、大きな音が鳴り響く環境にいると、聴覚の発達に影響することが分かっています。温湿度の測定や照度、音レベルの測定は義務化されてはいませんが、保育所などは子どもたちにとって「最もふさわしい生活の場」であることを常に忘れず、室内環境の維持・管理に努めましょう。

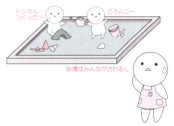

🌸 室外の環境 🌸

子どもがのびのびと外遊びを楽しむためには、園庭や砂場といった室外の環境が清潔に保たれていることが欠かせません。害虫や汚水などへの対策を徹底するとともに、紫外線や日差しなどにも注意します（**表10-2**）。

表10-2 各場所の環境整備の方法

場　所	方　法
園庭	花壇の手入れを行う。定期的にゴミや落ち葉などを清掃する。ツバキやさざんかなど、樹木に発生するチャドクガの駆除、蜂の巣の撤去、皮膚炎をおこす草木の除草も行う（表10-3）。蚊の発生予防のため、水溜まりを作らないよう、おもちゃなどを片づける。遊具がある場合は、破損などがないか定期的にチェックする。夏期は遮光ネットなどで日陰をつくり、子どもたちが休憩できるスペースを準備する。
砂場	動物の排泄物などの異物が混入し、感染源となることがある。定期的に砂を掘り起こし、日光に当てて乾燥させる。夜間や休日はシートをかけて動物の侵入を防ぐ。排泄物などの異物がある場合は除去する。子どもたちが遊んだあとはおもちゃなどが埋まっていないかチェックする。
飼育施設	定期的に清掃する。鳥を飼育している場合、冬期は野鳥との接触を防ぐために目の細かな網やカバーなどで鳥小屋を覆う。その他、ミドリガメ、ウサギ、ハムスターなど、鳥と同様に人獣共通感染症の媒介動物となる生き物を飼育している場合は、ふれあい後の手洗いを徹底する。
プール	安全対策のため、使用しないときは水を張らない。プールを使用するときは「学校環境衛生基準」の「遊泳用プールの衛生管理基準」に従い、遊離残留塩素濃度を 0.4 mg/L ～ 1.0 mg/L に保つ。咽頭結膜熱（プール熱）[*1] の原因であるアデノウイルスは 0.41 mg/L の塩素濃度で不活化するため、プールの塩素濃度はその基準に合わせる。

*1 p.95 参照

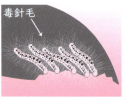
チャドクガの幼虫

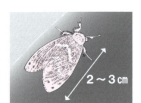
チャドクガの成虫

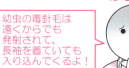

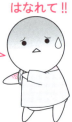

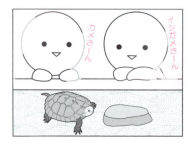

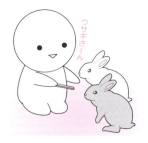

第 10 章 ● 心地よい保育環境をつくる

表10-3 園庭で注意が必要な主な草木

科	主な草木
ウルシ科	ウルシ、ヤマウルシ、ヌルデ、ハゼノキ、ツタウルシ
ケシ科	クサノオウ
セリ科	ハナウド
ウコギ科	カクレミノ
サトイモ科	マムシグサ、ザゼンソウ、ミズバショウ
ヒガンバナ科	ヒガンバナ、キツネノカミソリ
イラクサ科	イラクサ
キンポウゲ科	センニンソウ、ミヤマオダマキ、オキナグサ、キツネノボタン、ウマノアシガタ
トウダイグサ科	トウダイグサ、ノウルシ
クルミ科	クルミ、オニグルミ
イチョウ科	イチョウ
キョウチクトウ科	テイカカズラ
ナス科	イヌホオズキ

2▷ 人的環境としての保育者の役割

　子どもが安心して保育所などで生活するためには、保育者の身なりや身だしなみが衛生的であることも重要です。

　服装は清潔かつ機能的なものを着用します。自身のサイズに合った、からだを動かすのに適した伸縮性のある素材の衣服を着用しましょう。衣類は毎日洗濯し、清潔を保ちます。特にエプロンは洗濯の後アイロンを掛けましょう。アイロンを掛けることでしわが取れ、見た目が美しくなるだけでなく、高温の熱で細菌などを死滅させて消毒することができます。

　腕時計や指輪やネックレス、ピアスなどのアクセサリー類は着用しません。誤ってぶつけた場合に子どもの皮膚を傷つけるおそれがあるだけでなく、落とした場合、子どもが誤飲する可能性があります。

　頭髪は長い場合はまとめます。子どもを抱っこしたりおんぶしたりする際、髪の毛が子どもの顔にかかったり、目に入って眼球を傷つけたりするおそれがあるためです。また、髪の毛には汚れや細菌、ウイルスなどが付着しやすいため、保育中はなるべく髪に触れないよう注意し、も

しも触れた場合は手を洗いましょう。

爪は短く切るとともに、切った部分を滑らかにするためにやすりをかけます。長い爪は汚れなどがたまりやすいことと、とがった爪は子どもの皮膚を傷付ける危険性があります。

子どもにとって保育者は重要な人的環境です。保育者が衛生的な身なり・身だしなみであること、そして正しい衛生観念を身につけていることは、子どもの健康をまもるだけでなく、子どもたちが衛生観念を身につけていくことにもつながります。子どもは保育者などの周りの大人を模倣することで様々なことを獲得していくためです。

🌸 職員の健康管理 🌸

労働衛生の観点からも保育所などで働く職員の心身の健康の維持・増進を図らなければなりません。

保育所などでは、「動作の反動・無理な動作」、「転倒」などの労働災害が多く発生していることが報告されています。

子どもが常に動き回り、小さな机や椅子がある保育所などでは、保育者が前かがみの姿勢を取りがちです。また、子どもが突発的に保育者に飛びついてくることもあります。その他、段差や濡れた床などによって、つまずいたり、滑ったりして転ぶこともありますし、子どもを注視しながら移動するため、自身が机などに激突するなどの労働災害も発生しやすくなります。

保育者の仕事は力仕事が多く重労働です。子どもを抱っこしたりおんぶしたりはもちろん、子どもの目線に合わせるために無理な姿勢になることも少なくありません。屋外での活動も多く、寒い場所での作業もあります。結果、腰や肩、腕などの筋肉への負担が大きくなり、腰痛や肩こりなどが起きやすくなります。長く保育の現場で働くためには、身体の使い方を知っておくことで予防できることもあります。

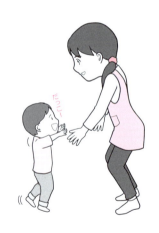

* 1 パワーポジション
「動作の準備姿勢」のこと。パワーポジションを作り、動く前に意識することで「体幹」が安定し、腰への負担が軽くなる。
　また、姿勢が安定するので、子どもが転倒しそうなときなど危険な行動をとっている場合でも素早く対応ができるようになる。

🌸 パワーポジション 🌸

姿勢についてはパワーポジション*1をとることが重要です。

基本姿勢としてのパワーポジションを身につけるには、常に姿勢を意識して、猫背にならないようにすることがポイントです。普段から背筋を伸ばすように「良い姿勢」を心掛けることも大切です（**図 10-2**）。

- つま先を外側に向けて、足を肩幅ぐらいまで開きます。
- 股関節と膝を曲げて、中腰になります。
- 背筋を伸ばし、体を起こします。

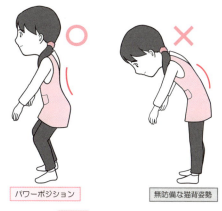

図10-2 パワーポジション

ボディメカニクス

ボディメカニクス*1 を活用して、腰痛を予防することもできます。介護や看護では、生活援助の技術として学びます。障害をもつ子どもたちも対象となる保育においても有効な技術です。

ボディメカニクスには、7つの原則があります。この7つの原則を意識することで、保育者自身の身体に負担をかけずに子どもたちにとって安全な動作を行うことができます。

*1 ボディメカニクス
　骨格・筋肉・内臓などを中心とした身体のメカニズム（身体力学）を活用する技術。

- 足幅を前後左右に広げて立ちます。床と接している足もとの面積を支持基底面積といい、この面積が大きい方が姿勢が安定します。足を閉じて立つと、支持基底面積が小さくなり、足を開いて立つと、支持基底面積が大きくなります。足を左右に広げるだけでなく、前後にも開くことで支持基底面積はさらに大きくなります。
- 腰を落として身体の重心を低くすると、身体はより安定し、よろめきにくくなります（図10-3）。

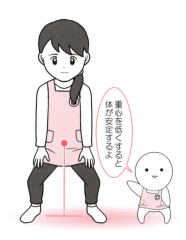

図10-3 ボディメカニクス

子どもを抱っこするときや重たいものを動かすときなどは、できるだけ足を開いて立ち、腰を落として重心を低くし、身体を安定させてから行いましょう。

- 子どもと自分の重心を近づけると、重心が離れているときよりも、少ない力で動くことができます。自身の立位を安定させたあとに、子どもと自分の重心を近づけましょう
- 子どもの手足を中央に寄せると、床との接地面積が小さくなります。そのため、摩擦抵抗が減少して少ない力で抱き上げることができます。子どもに腕を組んでもらい、ひざを立ててから抱き上げましょう（図 10-4）。

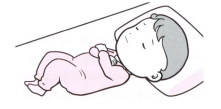

図10-4 子どもを抱き上げる際のポイント

- 子どもを抱っこしたり、バギーなどを使ったりして移動するときは大きな筋肉を使うようにしましょう。指や手など使う筋肉を限定してしまうと、負担がその筋肉に集中してしまい、すぐに疲れてしまいます。子どもを移動させるときは、腹筋、背筋、大胸筋、おしりの筋肉、太ももの前側の筋肉など、全身を使う意識をすると良いでしょう（図 10-5）。

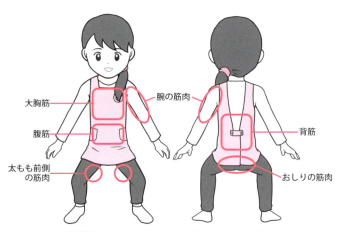

図10-5 腹筋や背筋などの大きな筋肉を使う

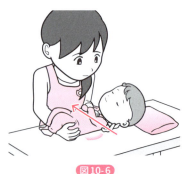

図10-6 子どもを上向きに抱きあげずに、水平移動する

- 子どもを寝ている状態から抱くときは、まず自分に水平に引き寄せるようにすると力を入れやすくなります（図 10-6）。
- 抱き上げる際は、つま先を移動する方向に向け、身体をねじらず正面から子どもと向き合い、抱き上げましょう。身体をねじると、腰と肩の平行を崩してしまい、腰痛の原因になります。さらに重心が不安定になり、移動がしづらくなります（図 10-7）。

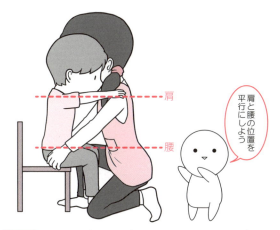

図10-7 つま先を移動する方向に向け、腰と肩を平行にする

保育現場からの声

職員の健康・衛生管理

● 職員1人ひとりの健康チェック表を作成し、自己管理の習慣づけと、感染兆候を見逃さずに園内に感染症を持ち込まない対策を行っている。
● 職員自身が感染症に感染しないためにも使い捨てのエプロンやグローブ、マスクの着用を行う。
● 短時間でも保育から離れる休憩時間（ノンコンタクトタイムといいます）をとり、リフレッシュをすることで、心身共に健康で保育にも従事できるようにする。

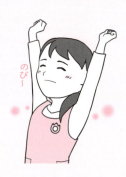

第11章
感染症から子どもたちをまもる

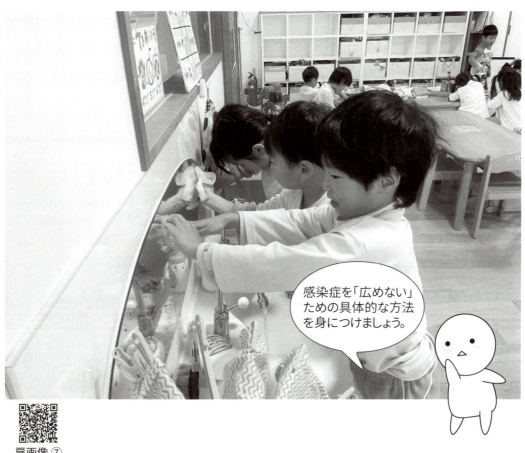

扉画像 ⑦

> 感染症を「広めない」ための具体的な方法を身につけましょう。

この章で学ぶこと

　保育所では、感染症の疑いのある子どもについて、嘱託医の指示を受けるとともに、保護者との連絡を密にし、医務室等にて他の子どもと接触することのないように配慮したり、消毒を行ったりするなど、適切な処置をすることが求められる。

　保護者に対しては、かかりつけ医等の診察、治療や指導を受けるように助言し、感染症に罹患していることが確定した時には、嘱託医やかかりつけ医の指示に従うよう協力を求める。また、嘱託医の指導の下に、他の保護者にも情報を提供し、感染の有無、経過観察等について理解を求めることが重要である。

（厚生労働省「保育所保育指針解説」、2018（平30）年より）

1 ▷ 保育施設・設備の衛生管理

　保育所などの衛生管理については「児童福祉施設の設備及び運営に関する基準」や「保育所における感染症対策ガイドライン」に示されています。保育所などの中で特に衛生管理に配慮すべき場所として、保育室、トイレ、手洗い場、調理室・調乳室、園庭、砂場、小動物の飼育場所などがあります。また、子どもたちが遊ぶ玩具や寝具・タオル類などもこまめな洗浄・消毒などを徹底し、衛生管理に努めます（**表 11-1**）。

表11-1 消毒液の種類と用途

薬品名	塩素系消毒液		アルコール類（消毒用エタノール等）
	次亜塩素酸ナトリウム	亜塩素酸水	
消毒をする場所・もの	・調理及び食事に関する用具（調理器具、歯ブラシ、哺乳瓶等） ・室内環境（便座、ドアノブ等）、衣類、シーツ類、遊具等 ・嘔吐物や排泄物が付着した箇所		・手指 ・遊具 ・室内環境、家具等（便座、トイレのドアノブ等）
消毒の濃度	・0.02％液での拭きとりや浸け置き ・嘔吐物や排泄物が付着した箇所には0.1％液での拭きとりや浸け置き	・遊離塩素濃度 25 ppm 液での拭きとりや浸け置き ・嘔吐物や排泄物が付着した箇所には遊離塩素濃度 100 ppm 液での拭きとりや浸け置き	・原液（製品濃度 70 ～ 80 ％の場合）
留意点	・酸性物質（トイレ用洗剤等）と混合すると有毒な塩素ガスが発生するので注意する ・吸引、目や皮膚に付着すると有害であり噴霧は行わない ・金属腐食性が強く、金属には使えない ・嘔吐物等を十分拭きとった後に消毒する ・哺乳瓶は十分な洗浄後に消毒を行う ・脱色（漂白）作用がある ・直射日光の当たらない、涼しいところに保管	・酸性物質（トイレ用洗剤等）と混合すると有毒な塩素ガスが発生するので注意する ・吸引、目や皮膚に付着すると有害であり噴霧は行わない ・ステンレス以外の金属に対して腐食性があるので注意する ・嘔吐物等を十分拭きとった後に消毒する ・哺乳瓶は十分な洗浄後に消毒を行う ・衣類の脱色、変色に注意 ・直射日光の当たらない、涼しいところに保管	・刺激性があるので、傷や手荒れがある手指には用いない ・引火性に注意する。 ・ゴム製品、合成樹脂等は、変質するので長時間浸さない ・手洗い後、アルコールを含ませたウエットティッシュ等で拭き自然乾燥させる
新型コロナウイルス	有効（ただし手指には使用不可）	有効（ただし手指への使用上の効果は確認されていない）	有効
効きにくい病原体	結核菌、一部の真菌		ノロウイルス、ロタウイルス、B 型肝炎ウイルス

（資料：こども家庭庁「保育所における感染症対策ガイドライン（2018 年改訂版）」より）

保育室

　床・壁、ドア、手すり、照明のスイッチなど、絶えず複数の人が触る箇所は特に念入りに掃除します。拭き掃除でちりやほこり、汚れをきれいに取り除き、消毒を徹底しましょう。

トイレ

毎日掃除し、水滴を拭きとり、消毒も行います。床、壁、ドア、ドアノブ、照明のスイッチ、トイレ用サンダル、蛇口、水回りなど多くの人が触れる箇所は特に念入りに消毒します。使用後の手拭き用タオルは共用を避け、必ず個別のものかペーパータオルを使うようにします。

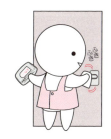

手洗い場

手洗い用の石けんや個人用の手拭きタオル、ペーパータオルが用意されているか、不足しているものはないか、毎日確認します。水で濡れているところは細菌が繁殖しやすいため、隅々まで清掃し、ぬめりや汚れを取ります。また、1日の終わりには水滴をきれいに拭きとり、乾燥させます。

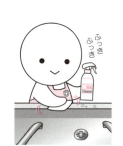

調理室・調乳室

食中毒を防ぐため、調理室・調乳室は、特に清潔にしなくてはならない区域であるという意識を職員全員が共有することが重要です。「大量調理施設衛生管理マニュアル」や「HACCP[*1]入門のための手引書」などを参考に、天井・床面・壁面や備品が清潔に保たれているか、害虫が入り込んでいないか、食器・食具などや食材が適切に保管されているかなどの確認を徹底します。

*1 HACCP
p.138 参照

寝具、タオル類

布団は定期的に日光消毒し、布団カバーも洗濯します。排泄物などで汚れた場合には消毒（熱消毒など）します。タオルは子どもごとに持参してもらい、共用は避けます。個人持参のタオルをタオル掛けに掛ける際には、タオル同士が密着しないように間隔を空けましょう。

玩具等

玩具は多くの子どもが共用するため、唾液などを通じてウイルスや細菌が付着しやすくなります。また、長期間の使用によって表面に細かな傷がつくと、そこに病原体が入り込み、除去しにくくなります。科学的根拠に基づく方法で、洗浄・消毒をする必要があります（**表11-2**）。特に乳児は口に入れたり、なめたりすることも多いため、その点をふまえて洗浄と消毒ができる素材のものを選びましょう。

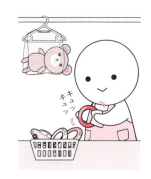

表11-2 玩具の消毒

	清潔方法	消毒方法
ぬいぐるみ 布類	定期的に洗濯する。 週1回程度、日光消毒する。 汚れときは随時洗濯する。	糞便、嘔吐物で汚れたら汚れを落とし、次亜塩素酸ナトリウムの希釈液に十分浸し、水洗いする（汚れがひどい場合には処分する）
洗えるもの	定期的に流水で洗い、日光消毒する。 （なめたり、口に入れたりするものは毎日洗う） 乳児クラスは週1回程度の頻度で拭く。 幼児クラスは3か月に1回程度の頻度で拭く。	嘔吐物で汚れたものは次亜塩素酸ナトリウムの希釈液に浸し、日光消毒する。
洗えないもの	定期的に湯拭き、または日光消毒する。 （なめたり、口に入れたりするものは毎日拭く） 乳児クラスは週1回程度の頻度で拭く。 幼児クラスは3か月に1回程度の頻度で拭く。	嘔吐物で汚れたらよく拭きとり、次亜塩素酸ナトリウムの希釈液で拭き（結膜炎の流行時には消毒用アルコールで拭き）、日光消毒する（塩素分やアルコール分は揮発する）

（資料：こども家庭庁「保育所における感染症対策ガイドライン（2018年改訂版）」より）

column

500 mLのペットボトルを活用した次亜塩素酸ナトリウム希釈液の作り方

　次亜塩素酸ナトリウム消毒液は塩素系漂白剤などを希釈して作ります。希釈濃度を間違えると、十分な消毒効果が得られなくなるので、用途に応じて適切な塩素濃度になるように希釈します。希釈の際は500 mLのペットボトルを活用するとよいでしょう。

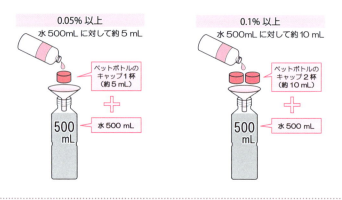

2 ▷ 職員の衛生管理

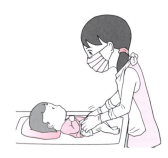

　保育所などでは、職員である保育者が感染源となることがあります。大人の免疫力と子どもの免疫力は異なるため、子どもが感染した場合は重篤な状態となる感染症でも、大人が感染した場合は軽い症状しか出ないことがあります。保育者が感染したことに気づかないまま子どもや他

の職員とかかわると、園内で感染が拡大します。保育者は「子どものいのちと健康をまもる」立場であることをしっかりと自覚し、衛生的な観念を養うことが大切です。

🌸 手洗いの徹底 🌸

保育者自身が感染源や媒介者とならないよう、こまめに手を洗いましょう。手洗いは正しい手洗いの方法でなければ効果がありません（**図11-1**）。指の間や指先、親指などは洗い残しをしやすい部分ですので、そのことを意識して洗いましょう。また、石けんを使い30秒程度の時間をかけて洗うことも大切です。手を洗ったあと、アルコール消毒をするとさらに消毒効果が高まります。子どもの食事（調乳・授乳）やおやつの前、子どものトイレに付き添ったあと、子どものけがの処置をしたあとや動物の世話をしたときなど、必ず手を石けんと流水で洗ったあと、アルコール消毒をしましょう。

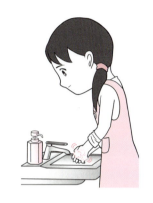

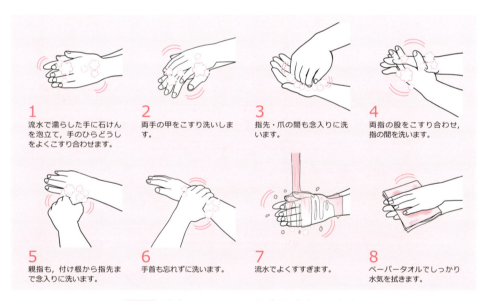

図11-1 流水と石けんによる衛生的手洗いの方法

🌸 腸内細菌検査 🌸

児童福祉施設などでは、「大量調理施設衛生管理マニュアル」に基づく衛生管理を徹底するよう定められています。抵抗力の弱い子どもたちが食中毒を起こさないよう、保育者は腸内細菌検査を受けます。特に乳児を担当する保育者は通常は毎月、食中毒多発時期（6月～9月）は月2回検査を行います。

3 ▷ 感染症発生時の対応

子どもの病気の早期発見と迅速な対応は、感染拡大を予防する上で極めて重要です。保育者は子どもの異変を見逃さないよう、登園時から保育中、退園時まで注意深く子どもの様子を観察し、必要に応じて適切に対処しなければなりません。

感染症の疑いがある場合の対応

保育中にいつもと違う子どもの様子に気づいたときは、子どもに声をかけ、全身を観察し、体調を確認します。医務室などの別室に移動させ、ゆっくり休める環境を整え、体温などを測定し、体調の変化の記録を行います。吐き気や発熱などの症状があれば、その症状の緩和に努めます。その後、保護者・養育者へ連絡を行い、お迎えと病院受診を依頼します。もし地域や園内で流行している感染症がある場合は、それを保護者・養育者に伝えます。また、医療機関を受診した後はその結果を速やかに園に伝えてもらいましょう。

感染症発生時の対応

園で感染症が発生した場合、嘱託医や保育所看護師などへ相談し、必要に応じて関係機関へ報告するとともに、保護者・養育者に発生状況や症状などに関する情報提供を行います（図11-2）。

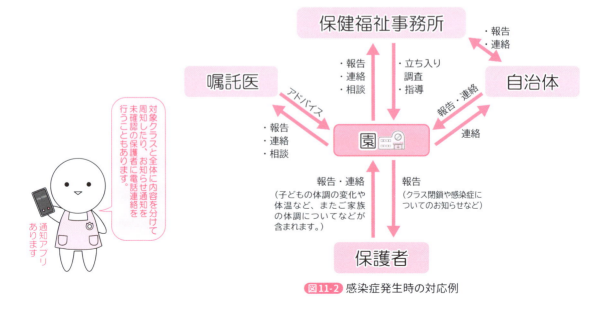

図11-2 感染症発生時の対応例

感染拡大防止のため、手洗いや排泄物・嘔吐物の適切な処理を徹底するとともに、感染症の発生状況に応じて消毒の頻度を増やすなど、さらなる対策を講じることも重要です。

🌸 感染症罹患後の対応 🌸

　子どもが感染症に罹患した場合、症状軽快後に登園を再開することとなりますが、その子どもが安心して再び園に通えるように、また、周囲への感染拡大を防止するためにも、保育所などでは「学校保健安全法施行規則」に規定する出席停止の期間の基準に準じた登園再開時期の目安を確認しておく必要があります。登園再開に際し、医師の意見書あるいは登園届[*1]の作成・提出が必要となる場合は、保護者に事前に十分周知することが大切です。

*1　意見書、登園届とは、いずれも感染症罹患後、症状が軽快して登園が可能な状態となったことを園へ届け出る書類である。意見書は医師が記入し、登園届は保護者・養育者が記入する。

> 保育現場からの声

感染症予防の取り組み

　園では園児、保護者・養育者、保育者共通の感染症予防策を徹底しています。日常的には、各出入り口での手指のアルコール消毒や検温、手洗い後のペーパータオルの使用、人が多く触れる部分の消毒などを日常的に行っています。また、下痢便や嘔吐物などで汚染された衣類などは園で洗わず、保育室以外の指定の場所で保管し、保護者・養育者による持ち帰りに協力していただくことで感染拡大を予防しています。衣類の消毒方法などは、あらかじめ保護者に情報を提供しています。

　感染症予防は園生活に関わるすべての人の協力が必要であるため、日頃からの健康管理だけでなく、嘱託医などとの情報共有や連携が欠かせません。

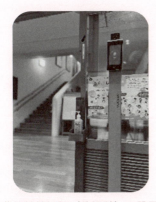
非接触検知器（体温計）の設置

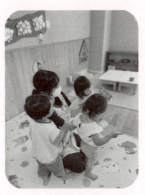
保育者のマスク着用

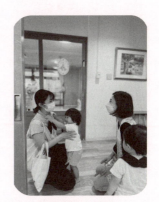
園児のお迎え時

4▷ 食中毒及び感染症拡大の防止

食中毒の発生を防止するためには、提供する食材や食事などを適切に管理することが大切です。2021年6月1日から、原則として、すべての食品等事業者はHACCP[*1]に沿った衛生管理に取り組むことが制度化されました。保育所や学校などの集団給食施設もHACCPに沿った衛生管理を実施しなければなりません。「一般的な衛生管理」及び「HACCPに沿った衛生管理」に関する基準に基づき衛生管理計画書を作成し、その効果を定期的に振り返り、食中毒発生の予防に努めます。

*1 HACCP
　もとは宇宙食の安全性を確保するために発案された衛生管理手法であり、いまでは衛生管理の国際的な手法となっている。

🌸 感染を疑う下痢便や嘔吐物の処理 🌸

子どもが体調不良で下痢をしたり吐いたりした場合、感染症を疑い処理します。その時、下痢便や嘔吐物に保育者の手が直接触れないように使い捨ての手袋、マスク、エプロンを着用します。処理が終わったら、使用した手袋、マスク、エプロンを外して、ビニール袋に入れて口を閉じます。すべてを汚物入れに捨てて、手洗いとうがいをします。

下痢便や嘔吐物の処理だけでなく、血液、唾液、尿などあらゆる体液に触れるときも手袋を着用するようにしましょう。下痢便や嘔吐物を処理するときに使用する使い捨て手袋、マスク、エプロンは、全職員がわかるところに置いておきましょう。

嘔吐物処理セット

汚物（下痢便や嘔吐物など）処理の手順

❶ 窓を開け、換気をする
❷ 使い捨ての手袋、マスク、エプロンを着用する
❸ 汚物に使い捨ての雑巾などをかぶせる
❹ 雑巾で中央に向かって汚物を拭きとり、ポリ袋に回収する
❺ 床に新しい雑巾を敷き、消毒液（希釈した次亜塩素酸ナトリウム液など）をまく
　（できるだけ広い範囲にまき、10～15分放置する）
❻ 雑巾を回収し、新しい雑巾で残った消毒液を中央に向かって拭きとる
❼ さらに新しい雑巾で拭きとるか、流水で洗い流す
❽ 使用した雑巾、手袋、マスク、エプロンはすべてポリ袋に回収し、ポリ袋の口を縛る
　（汚物が飛散する可能性があるため、空気は抜かない）
❾ 処理後は速やかに手洗いとうがいを十分に行う

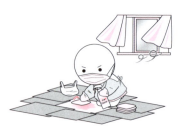

第12章
事故から子どもたちをまもる

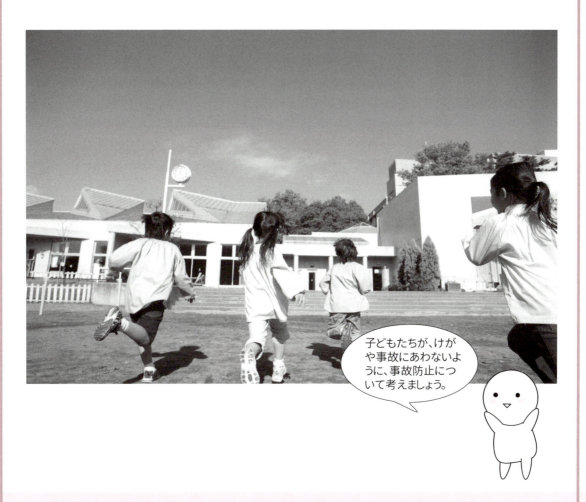

子どもたちが、けがや事故にあわないように、事故防止について考えましょう。

> **この章で学ぶこと**
>
> 　保育中の安全管理には、保育所の環境整備が不可欠であり、随時確認し、環境の維持及び改善に取り組む。(中略)重大事故の発生防止のため、あと一歩で事故になるところであったという、ヒヤリ・ハット事例の収集及び要因の分析を行い、必要な対策を講じるなど、組織的に取組を行う。重大事故や不審者の侵入など、子どもに大きな影響を及ぼすおそれのある事態に至った際の危機管理についても、緊急時の対応マニュアルを作成するとともに、実践的な訓練、園内研修の充実などを通じて、全職員が把握しておくことが必要である。
>
> （厚生労働省「保育所保育指針解説」、2018（平成30）年より）

1 ▷ 子どもの事故の特徴と現状

事故は保護者・養育者の不注意、保育者の監視不足などが原因と考えられ、子どもから目を離さなければ予防できると思われていました。しかし事故が起こる時間は一瞬であり、いかに注意して子どもを「みて」いても、間に合わないことが分かりました。また、事故は環境や子どもの性格・行動特質・体質にも影響されるといわれています。ここでは事故の発生状況「性別・年齢・時間帯」、「種類とけが」、「背景（遊具・機器・備品）」を知ることで、未然に事故を予防できる可能性があると考えます。

🌸 事故の発生状況「性別・年齢・時間帯」🌸

性別に関しては、保育園児に性差はありませんでしたが、幼稚園児では男児が多い傾向にあります[*1]。

年齢に関しては、保育所では1歳からほぼ一定で、幼稚園児は5歳児に多く発生しています（**図 12-1**）。

時間帯に関しては、保育所で午前10時と午後4時頃に多くみられ、幼稚園では、在園時間中にほぼ一定の割合で発生しています（**図 12-2**）。曜日別では、特に多い曜日はありませんでした。

[*1] 保育園・幼稚園における事故発生の性差[*2]

	保育園	幼稚園	合計
男児	48	67	115
女児	47	36	83
計	95	103	198

$p < 0.05$

[*2] 松浦信夫他「子どもの事故（傷害）の実態に関する調査研究」、小児保健研究、第76巻第3号、2017年、日本小児保健協会より作成

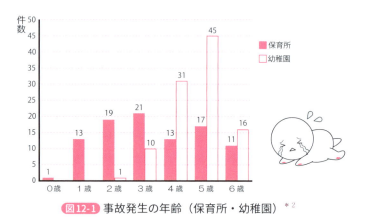

図 12-1 事故発生の年齢（保育所・幼稚園）[*2]

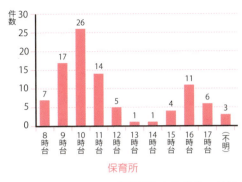
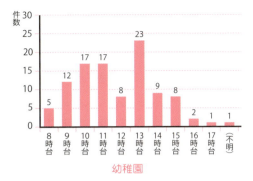

図12-2 事故発生の時間帯（保育所・幼稚園）*1

*1 松浦信夫他「子どもの事故（傷害）の実態に関する調査研究」、小児保健研究、第76巻第3号、2017年、日本小児保健協会より作成

🌸 事故の発生状況「種類とけが」🌸

　事故の種類としては、ぶつかった・転んだなど、子ども同士の接触により起こる事故が最も多くみられます（**図12-3**）。けがに関して、切り傷、打撲・打ち身、骨折の順で発生しています。保育所では脱臼、すり傷、目の外傷などが多く、幼稚園では骨折、歯の外傷などが多く発生しています（**図12-4**）。

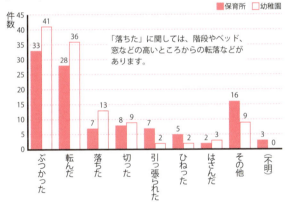

図12-3 事故の種類（保育所・幼稚園）*1

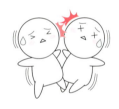

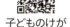
子どものけが

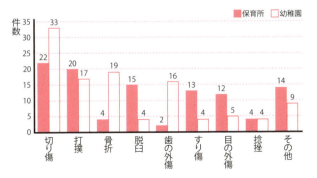

図12-4 事故によるけがの種類 *1

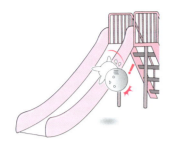

🌸 事故の発生状況「背景（遊具・機器・備品）」

遊具・機器・備品に関する事故は、保育所や幼稚園生活で使用するほぼすべてのものが要因となっています（**表 12-1**）。

中でも、うんてい、すべり台、はしご、肋木からの落下や支柱への衝突により、骨折や脱臼など大きな傷害につながるケースがみられます。これらは、環境設定や人員配置を工夫することで、未然に事故を予防できる可能性があると考えます。

表 12-1 事故発生の背景（遊具・備品・器具）

遊具などの分類	品　名
文具・玩具	はさみ、セロハンカッター、積み木、ガラス容器、ままごとコーナーのはしご、けん玉、ビービー玉、紙飛行機など
固定遊具	鉄棒、すべり台、ブランコ、トランポリン、はしご、うんてい、ジャングルジム、たいこ橋、らせん階段、巧技台、肋木、アドベンチャージムなど
備品など	積み木、机、ほうき、木の棚、砂場の囲い、ベンチ、箸、大縄、園章、煮立った鍋、木の枝、空き箱、積み上げたタイヤなど
その他の遊具	自転車、ベッド、シャベル、空き箱、大型積み木、砂、缶、ラップの芯、おもちゃ用棚、机、箸、製作干しなど

（資料：松浦信夫他「子どもの事故（傷害）の実態に関する調査研究」、小児保健研究、第 76 巻第 3 号、2017 年、日本小児保健協会より 作成）

2 ▷ 危機管理（リスクマネジメント）

子どもにとって、身の回りのあらゆるものは興味をそそる対象物です。そのため、保育の場では思いがけない事故が起きる危険があります。子どもの主体的な活動を尊重し、子どもが事故に遭わず安心して生活ができ、思いきり遊ぶことができる保育環境を整えることは保育の基本です。そのためには、全職員が「養護」の理念を十分に理解し、事故防止に取り組むことが必要です[*1]。

危機管理（リスクマネジメント）とは、「事故は、どこでも起こり得る」ものとして、危険な状況を予測し、それが起きないように常日頃から管理をすることです。危機管理を日々実践することで、重大事故が起きるのを防ぐことができます。なお、「危機」には「リスク」と「ハザード」の 2 つがあります（**図 12-5**）。

[*1] 保育所などでは「**教育・保育施設などにおける事故防止及び事故発生時の対応のためのガイドライン**」（平成 28 年 3 月、厚生労働省）や「**保育所保育指針解説**」（平成 30 年 2 月、厚生労働省）、「**保育所、幼稚園、認定こども園及び特別支援学校幼稚部における安全管理の徹底**」（令和 3 年 8 月、厚生労働省、文部科学省、内閣府 事務連絡）などの規定や通知を参考に防止策を徹底している。

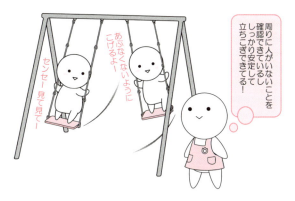
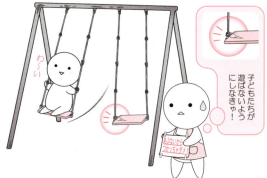

リスク
子どもが自ら危険性があることを予見、予測し、どのように対処すればよいかを判断できる状況。子ども自身が「危ない」と感じる力（危険予知能力）を育てるためには、保育環境として必要なものもある。

ハザード
子どもにとってはその危険性を予測できず、対処できないもの。保育環境から排除すべきもの。

図12-5「リスク」と「ハザード」の違いをふまえた保育環境の整備

🌸 事故の原因究明と事故要因の把握 🌸

事故防止でよく用いられる**ハインリッヒの法則**[*1]によると、「1件の重大事故の背景には29件の軽微な事故があり、さらにその背景には300件のけがに至らない事故が存在する」といわれています。事故に至る可能性があった出来事（ヒヤリハット事例）の情報を収集し、事故の要因を把握することによって事故防止の策を講じる必要があります。

保育における事故の要因には人的要因、環境要因、社会的要因の3つがあります（**図12-6**）。

*1　ハインリッヒの法則
　ハーバート・ウィリアム・ハインリッヒが1931年に「災害防止の科学的研究」内にて発表した法則。

人的要因
・乳幼児にかかわる要因
・保育者にかかわる要因

環境要因
・保育施設内の設備等
・保育施設周辺の自然等

社会的要因（物的要因）
・新しい生活様式や便利な道具等

図12-6 保育における事故の3要因

ヒヤリハット事例

　ヒヤリハットとは、危険な状況に直面した時の感覚である「ヒヤリ」としたことや「ハッ」としたという言葉を合わせたものです。事故に至らないまでも一歩間違えば大きなけがなどにつながった事例のことを指します。

　保育所などで報告されるヒヤリハットは、転倒、衝突、遊具からの転落など軽微なけがで済んだものの、大きなけがになったかもしれない事例や、玩具や異物の誤嚥・誤飲につながりそうなものの発見、小麦アレルギーの子どもの遊びに小麦粘土を使いそうになったなど、もしも気がつかなかったら子どもの命にかかわる事態に発展しかねない事例などがあります。子どもの目線で環境を確認し、園全体で情報を共有し、他園の状況などにも関心をもちつつ、事故予防のための対策を立てておくことが大切です。

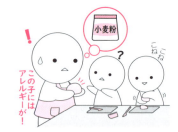

再発防止のための組織的な取り組み

　事故は様々な要因が重なり合って発生します。事故発生という結果は、いくつかのミスが重なり、安全策がうまく作用しなかったことを意味します（図12-7）。

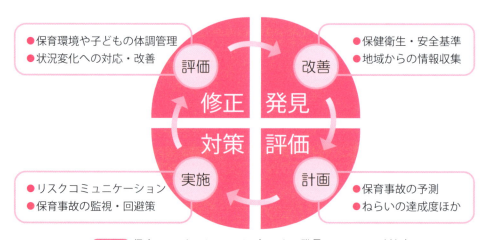

図12-7 保育のリスクアセスメント（リスクの発見とハザードの対処）

（資料：内閣府HPより）

🌸 安全計画の策定 🌸

厚生労働省は 2023（令 5）年度より全国の保育所に「保育所等における安全計画の策定」を義務づけることを制定しました。

子どもの安全がまもられるように、保育所の安全計画と取り組みについて、全職員、保護者・養育者、地域の関係機関と連携することが重要です。

安全点検について

- 保育所などの設備（備品、遊具、防火設備、避難の経路など）について定期的に記録し、改善すべき点は改善しましょう
- 点検項目は園外活動する散歩コースや公園なども含みます

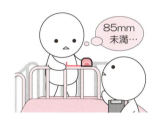

マニュアルの策定と共有

- 子どもたちの動きを常に把握できるように職員間で役割分担を決めましょう
- リスクが高い場所（午睡、食事、水遊び、園外活動、バスの送迎）での職員が気をつけるべき点、役割分担を明確にしましょう
- 緊急時の対応（災害、不審者の侵入、火災など）を想定した役割分担の整理と掲示、保護者・養育者への連絡手段や地域の関係機関との連携と協力体制を構築します
- マニュアルにして可視化し、全職員で共有しましょう

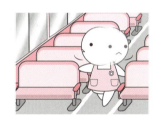

子ども、保護者への説明と共有

- 子どもは周りの大人の様子をみながら成長していくことから、保護者・養育者にも子どもの安全にかかわるルールやマナーを守ってもらうよう説明します
- 保育所の安全計画の取り組み内容を保護者・養育者に説明して共有します

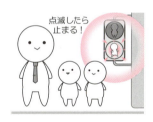

実践的な訓練と研修の実施

- 地震や火災時の避難訓練だけではなく、様々な事例を想定した訓練を行います（他に不審者侵入や 119 番通報訓練など）
- 自治体などが行う救急時の対応（心肺蘇生法、気道内異物除去、AED、エピペン® の使用方法など）の実技講習や事故防止講習の受講、訓練を定期的に行いましょう

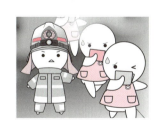

再発防止の徹底

- ヒヤリハット事例の収集や要因の分析を行い、再発防止するように改善していきます

🌸 事故の要因を分析する 🌸 ・・・・・・・・・・・・・・・・・

　大きな事故を未然に防ぐためには、ヒヤリハット事例を分析し、具体的な事故防止策を検討することが大切です。分析には、人の行動と環境の影響を踏まえたミスの要因分析に用いられる SHELL モデル（**表12-2**）や、保育現場に特化した KSHEL（**表12-3**）などを活用します。

表12-2 SHELL モデル

項　目	内　容	再発防止のための改善策の検討方法
S （software）	マニュアル、研修、勤務体制、人員配置、子どもに合わない保育計画、人間関係など	安全な保育について協議し、マニュアルを定め、研修などで共有する
H （hardware）	施設の立地、広さ、設備、使われている建材、アレルギー物質、滑りやすい床、設備備品の点検、整備、定期検査の体制など	ハザードといえるものは改善する。しかしリスクがあるからといって、排除できないものもある
E （Environment） 環境面	保育の状況、ストレス、気象条件・室内環境（温度・湿度）、普段とは異なる物の配置、落ち着かない雰囲気など	保育環境における事故リスクを把握し、必要な保育環境の改善に取り組む
L （Liveware） 当事者	子ども、保育者の事故に対する予見、健康状態、精神状態、マニュアルに沿った行動の有無など	保育者のヒューマンエラー[1]が繰り返されないようにするためには、どうしたらよいか、子どもの行動や気持ちが原因となる事故を繰り返さないためにはどうしたらよいか検討し、対策を取る
L （Liveware） 当事者以外	当事者への協力体制、職員の健康状態、子どもの健康状態、精神状態、家族の影響など	

（資料：厚生労働省「平成 28 年度保育所等事故予防研修・事故の再発防止のための事後的な検証」より一部改変）

＊1　ヒューマンエラー
　人間が原因で起こるミスや事故のこと。

表12-3 KSHEL

項　目	内　容
S （ソフトウエア）	マニュアル（保育カリキュラム、保育手順）、業務の打ち合わせ、申し送り、保育室の使い方、玩具の整理・整頓、新人教育、研修など
H （ハードウエア	園舎・園庭の構造、固定遊具の構造、机・いす・遊具の構造、食器のサイズ・かたち、備品の配置・固定方法など
E （環　境）	勤務時間などの労働条件、採光・換気・温度などの職場環境など
L （保育者）	心身状態、経験、保育知識・技術、性格、規則の厳守など
K （園　児）	年齢、発育・発達の程度、性格、心理状態、家族の要因・生活状況など

（出典：田中哲郎「保育園における事故防止と安全保育」日本小児医事出版社、2019 より作成）

> 保育現場からの声

事故防止対策の実際

　園内では、子どもたちがけがをしないように、また、危険な目に遭わないように設備などに細心の注意を払っています。食事の場面では、ブドウやプチトマトなどは4等分に切って提供するなど、食品の大きさにも留意し、誤嚥や窒息予防に努めています。食物アレルギーのある子どもの食事は、保護者、ドクター、看護師、栄養士、担任の保育者で除去や除去解除について協議・確認をしながらすすめます。午睡については、午睡チェック表を作成し、個人記録を作成しています。0歳児は5分ごと、1歳児は10分ごと、2歳児は15分ごとに記録します。

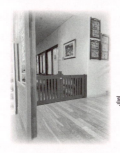
事故防止 ①
飛び出し防止の柵

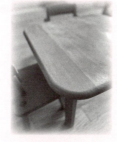
事故防止 ②
角が丸いテーブル

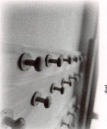
事故防止 ③
帽子掛けのフック

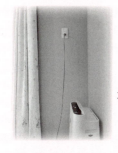
事故防止 ④
高い位置のコンセント

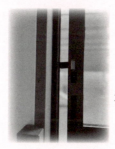
事故防止 ⑤

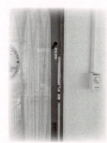
事故防止 ⑥
指はさみ防止のフック付き窓と切れ込み入りのドア

第13章
犯罪から子どもたちをまもる

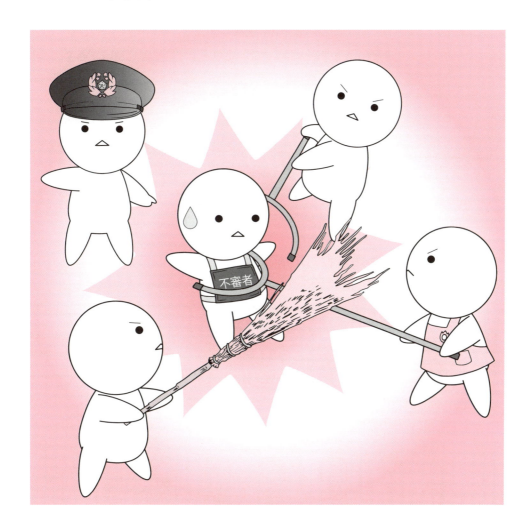

> **この章で学ぶこと**
>
> 　不審者との遭遇など様々な犯罪から身を守る対処の仕方を身に付けさせるためには、子どもの発達の実情に応じて、基本的な対処の方法を確実に伝える必要がある。
> 　不審者の侵入など不測の事態に関しても、その防止措置を含め、対応の具体的内容や手順、指示の流れなどを職員間で確認しておくことが求められる。
>
> 　　　　　　　　　　　（厚生労働省「保育所保育指針解説」、2018（平成30）年より）

1 ▷ 防犯対策

子どもにとって安全が保障された場であるべき保育所などに、刃物を持った不審者が侵入するなどの事件が起きたことを受け、2021（令和3）年に内閣府から認定こども園、幼稚園、保育所、小学校等における危機管理（不審者侵入時の対応）の徹底について事務連絡が通達されました。

保育者は不審者侵入時に適切に対処できるよう、日頃から防犯の意識を高くもち、対策をしておくことが必要です。

防犯スプレーや、先がU字になっている「さすまた[*1]」など、防犯用具の園内設置、門のオートロックや防犯カメラの設置などの防犯体制をとっているところも多くなっています。園ごとに防犯マニュアルを整備し、それを全職員が共有し、緊急時でも適切に対応できるよう日頃から訓練が大切です。

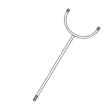

*1 さすまた
相手の動きを封じ込める道具。U字形の金具に長い柄がついており、U字部分で相手の首や腕などを壁や地面に押し付けて捕らえる。

🌸 不審者対応訓練 🌸

実際に不審者が現れた場合の対応方法や園内に侵入した場合の避難方法を確認するため、定期的に不審者対応訓練を行います。外遊び中やお昼寝中、園外活動中など、様々なシチュエーションを想定した実践的な避難訓練を行うことが大切です。緊急時に備えた連絡体制や協力体制を保護者や、地域の消防、警察などの関係機関との間で整えておきます。また、地域とのコミュニケーションを積極的にとり、あらかじめ緊急時の協力や援助を依頼しておくことも重要です（**図13-1**）。

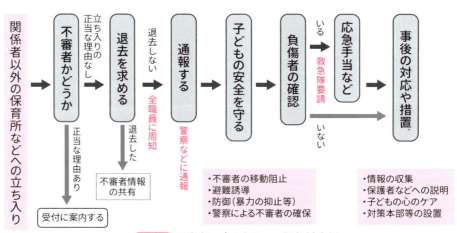

図13-1 不審者の立ち入りへの緊急対応例
（参考：文部科学省「学校の危機管理マニュアル作成の手引き（平成30年2月初版）」より）

🌸 防犯教育 🌸

　連れ去り、暴力など、子どもが犠牲になる犯罪は後を絶ちません。子どもの安全を守るためには、大人が子どもを保護するための対策だけではなく、子どもたちの防犯意識を高め、「いざ」というときに適切に行動できるようにすることも大切です。子どもの身体発育や精神的機能の発達は1人ひとり異なりますので、子どもの成長・発達の実情に応じて、子どもが緊急時の対処の仕方を身につけられるよう防犯教育に取り組みます。

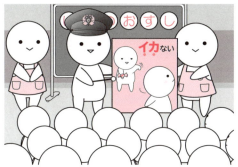

　子どもたちに防犯について伝える合言葉に、「イカのおすし（**図 13-2**）」、「つみきおに（**図 13-3**）」などがあります。

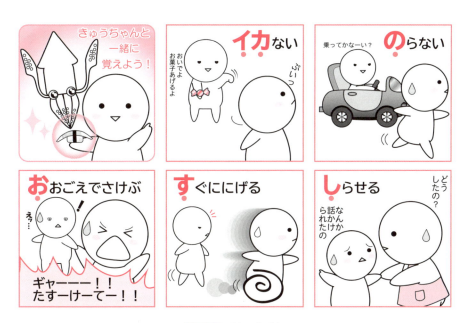

図13-2 イカのおすし

1 ▷ 防犯対策

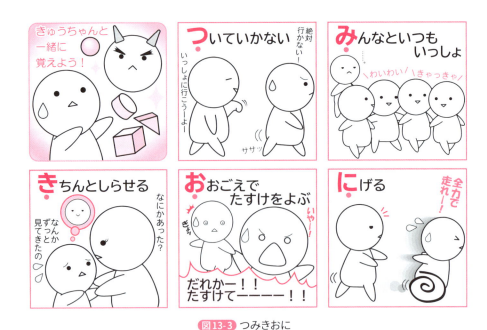

図13-3 つみきおに

> 保育現場からの声

不審者侵入、その時のために

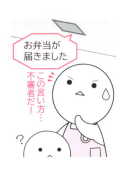

職員が不審者役となり、園外から侵入してきたという想定で不審者訓練を行います。

不審者情報が入るとすぐに、不審者が侵入したときの全職員共通の合言葉「お弁当が届きました！」の放送を合図に、訓練が開始されます。「不審者が侵入しました」と直接言わず、合言葉を使うのは、子どもたちに緊張や動揺、恐怖が広がり、パニック状態にならないようにするための配慮です。また、放送によって不審者を刺激しないようにするというねらいもあります。

子どもたちは保育者の話を真剣に聞き、保育者の指示のもとに死角に隠れるなど、安全を確保する行動をとります。訓練終了後は、子どもたちが防犯意識や自分をまもる意識を持てるように、①単独行動をせず、②保育者の指示に従い、③できるだけ落ち着いて行動することなどを絵本やイラストを使って各クラスで説明します。門扉の施錠や防犯カメラ、インターホンなどの施設のセキュリティーを整え、出入りの制限や監視などを日常的な防犯対策として行っています。また、保護者・養育者には登降園システムを利用した送迎者や送迎時間の事前登録などへの協力を依頼することで、関係者以外の侵入がないよう徹底しています。

犯罪被害は、子どもの心身に長期にわたり重大な悪影響を及ぼします。特に、潜在化しやすい性犯罪・性暴力については、子どもたちが犯罪被害者にならないよう、その対策が強化されています。文部科学省は「生命（いのち）の安全教育」のモデル教材を作成し、学校などでの活用を推進しています。

0歳児からの性教育

　諸外国と比べると「性教育」は日本では敷居が高く、まして乳幼児には早いと敬遠される保育者や保護者がいらっしゃいます。それは、「"性"教育」という言葉のせいかもしれません。しかし「性教育」の根底にあるのは、人権尊重です。人間は生まれた時から人権を有します。その視点から「性」をみると、自分のからだのことは自分で決める権利、自分の意思を表明する権利、自分の安全が守られる権利などがあり、それは0歳児でも同じです。

　近年、SNSでアップされた赤ちゃんのおむつ姿の写真が悪用され、赤ちゃんの人権が侵害されるという問題が起こっています。保護者・養育者は自分の子どもをかわいいと思ってそのような写真をSNSでアップするのでしょうが、赤ちゃんの体は保護者・養育者の所有物ではありません。同意を得られ難い赤ちゃんは圧倒的弱者といえ、そのような赤ちゃんに対し、保護者・養育者は保護する立場にあります。

　同様に保育現場においても保育者は、おむつ交換の時、お着替えの時、子どもの人権を尊重した言葉がけ、プライバシーの保護に配慮が必要です。子どもは自分が大切に扱われることで、自己や他者への関わり方を学んでいきます。周りの大人が子どもを大切に思う心が、「性教育」のスタートだと思います。

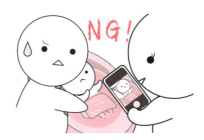

第14章
災害から子どもたちをまもる

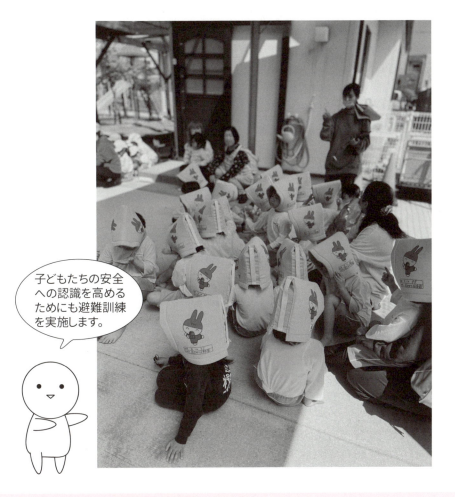

子どもたちの安全への認識を高めるためにも避難訓練を実施します。

扉画像⑧

この章で学ぶこと

　保育所の避難訓練の実施については、消防法で義務付けられ、設備運営基準第6条第2項において、少なくとも月1回は行わなくてはならないと規定されている。

　避難訓練は、災害発生時に子どもの安全を確保するために、職員同士の役割分担や子どもの年齢及び集団規模に応じた避難誘導等について、全職員が実践的な対応能力を養うとともに、子ども自身が発達過程に応じて、災害発生時に取るべき行動や態度を身に付けていくことを目指して行われることが重要である。

（厚生労働省「保育所保育指針解説」、2018（平成30）年より）

1▷ 災害の分類と特性

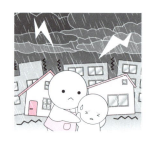

災害とは、地域の対応能力を超えるような外的な脅威が及んだ結果、様々な問題が生じる状態を指します。

災害対策基本法では、多くの災害の種類が述べられていますが、災害は、大きく3つに分類されます（**表14-1**）。

近年日本では、地震、竜巻、台風によらない豪雨などの大規模災害がみられ、テロや新型コロナウイルス感染症をはじめとする感染症も多くの人に影響を与えています。2018（平30）年、気象庁では、7月の連日の猛暑を受けて、「40℃前後の暑さはこれまで経験したことのない、命に危険があるような暑さ」、「1つの災害と認識している」と伝えました。これからの時代は、かつて経験したことのない災害や、他国でしか見られなかった災害も視野に入れて対策していかなければなりません。

表14-1　災害の分類

自然災害	地震や台風など自然現象によって生じる
人為災害	労働者の業務上または通勤途上の負傷・疾病・障害・死亡のこと
特殊災害	化学物質の漏洩など自然現象以外が要因となって発生する

その他、人為的な要因でおきる、殺人・暴力・誘拐・放火などの事件、大型交通機関（列車・航空機）の事故などもあります。このような災害を特殊災害（NBC[*1]災害）といいますが、特殊災害（NBC災害）は、CBRNE（シーバーン）とも呼ばれており、それぞれ以下のように分類されています。

*1 NBC
Nuclear（核）、Biological（生物）、Chemical（化学）の頭文字が由来。

【Chemical（化学）】化学兵器や有害物質の漏洩などの災害
【Biological（生物）】病原体や生物兵器による災害
【Radiological（放射性物質）】放射性物質の漏洩や原子力事故など
【Nuclear（核）】核兵器を使ったテロ
【Explosive（爆発）】テロや事故による爆発

災害への備えにおいては、自然災害のみならず、大規模火災やテロ、原発事故などによる放射性物質漏えい、新型感染症のパンデミックなどまで幅広く災害ととらえ、それぞれの対策を講じる必要があるということです。

2▷ 災害への備え（防災・減災対策）

🌸 平常時の備え 🌸

　災害への備えとして、何を準備するべきか確認するとともに、地域の災害発生時の対応を把握しておくことは、子どもたちの命をまもるためにも重要なことです。

　保育者は自園が所在する地域の自治会などと連携し、防災対策を立てておく必要があります。日頃から地域住民との情報共有を図り、いざという時に協力してもらえる関係性を築いておくことが大切です。

　各地域には、自主防災組織が管理している**防災資機材**[*1]があります。防災資機材とは、災害救助活動を行う際に用いられる装備機材のことです。地域の自治会館や公園の倉庫などで保管されていることが多いですが、保管場所は地域によって異なるため、あらかじめ把握しておく必要があります。また、地域の防災訓練にも参加し、使い方を理解しておきましょう。

*1　防災資機材
備蓄する防災資機材の例
　携帯用ラジオ・消化器・ヘルメット・救命ボート・土のう袋・はしご・のこぎり・スコップ・救急セット・テント・AED・ハンドマイク・発電機・給水タンク・ろ水装置・炊飯装置・鍋・コンロ・ガスボンベ・防煙、防塵マスク

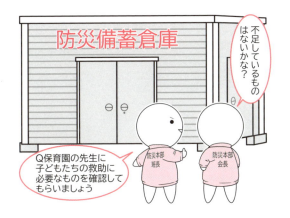

🌸 防災計画 🌸

　わが国の防災対策は、「**災害対策基本法**[*2]」によって定められています。法律制定後も度重なる大規模災害の教訓を踏まえ、災害対策の強化を図るための改正が行われています。

　保育の場においては、「子どもの命をまもる」という目的が何よりも大切です。どのような災害があっても子どもの命がまもれるよう、実効性の高い防災計画を立て、定期的に防災訓練を行うことが重要です。

*2　災害対策基本法
　1961（昭36）年11月15日法律第223号。災害対策全体を体系化し、総合的かつ計画的な防災行政の整備及び推進を図ることを目的に制定。

災害発生時の子どもの安全確保の具体的な方法、避難場所、避難ルート、保護者・養育者への引き渡しの場所や方法などについて保護者・養育者へ周知し、協力依頼をします。保護者や地域住民・地域の防災関係機関と共同で防災訓練をすることも有効でしょう（**図14-1**）。

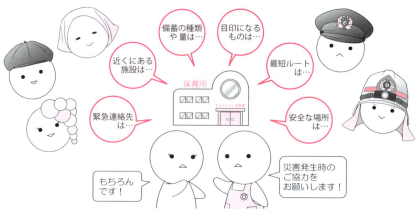

図14-1 災害時に備える地域との連携

都道府県・市町村が策定している地域防災計画、ハザードマップなどを活用することも大切です（**図14-2**）。また、市町村の居住者や事業者で策定する地区防災計画などの取り組みについて積極的に参画することにより、地域全体で連携強化を図ることができます。

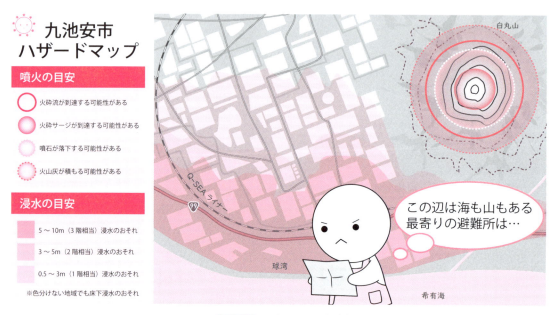

図14-2 ハザードマップの活用

避難訓練計画

避難訓練を毎月実施することで、子どもたちの安全への認識が高まり、いざという時に的確に行動がとれるようになります（**表14-2**）。避難訓練の具体的なねらいとしては、「自宅などで被災したときでも、落ち着いて避難できるようになる」、「どんな状況でも、保育者の話を聞き安全に避難できるようになる」などです。また、保育者も避難訓練を通して、災害発生時に冷静な判断や行動ができるようになります。さらに、避難訓練後に園全体で振り返りを行うことで、問題点を把握したり、より安全な避難方法などを考えたりすることができます。

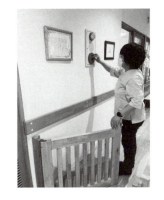

表14-2 年間避難訓練計画例

	設　定	訓練内容
4月	火災　**水平避難**[*1] （近隣の民家）	非常ベルからの避難・集合 避難経路、役割分担の確認 避難靴の確認
5月	地震（震度4）	慌てず頭部を守る・部屋から靴を履く
6月	不審者訓練	不審者放送・「イカのおすし」[*2]の確認
7月	火災（給食室）	まず裸足で逃げる 外で二次避難のために靴を履く
8月	火災（隣のマンション）	自分の靴を取り、駐車場へ避難
9月	水害（台風）**垂直避難**[*3]	災害時の連絡方法の確認
10月	火災（近隣の民家）	消防署との連携訓練
11月	地震（停電）	地震で停電の場合の連絡方法確認
12月	火災（近隣の民家）	自分の靴を取り、外で二次避難のために靴を履く・誘導の連携
1月	火災（給食室）	まず裸足で逃げる 外で二次避難のために靴を履く
2月	地震（停電）	地震で停電の場合の連絡方法確認
3月	火災（給食室）	避難経路、役割分担の確認

＊1　水平避難
　　今いる危険な場所から可能な限り遠くにある安全な場所に向かう避難方法のこと。被災までに十分な時間がある場合は、水平避難を選ぶ。

＊2　p.151 参照

＊3　垂直避難
　　水害や土砂災害などの発生時に今いる建物やすぐ目の前にある2階以上の建物のなるべく高層階に移動する避難方法のこと。

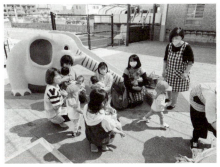
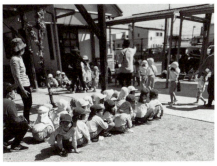
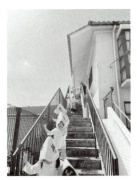

つらい体験をした子どものこころのケア

　日本はとても災害の多い国です。災害が起きた時、子どもたちの心にもたらす影響を和らげるためにはどうすればよいでしょうか。

　子どもは、怖さや不安を感じる体験をしたとき、体験や感情を言語化するということがまだ十分にはできません。

　つらい体験をした子どもは、遊びを使って体験や気持ちを表現することで、つらさを少しずつ軽減させ、乗り越えようとします。例えば、津波からの避難が怖い体験として残っている子どもが、人形や車を使って追われているものから逃げる遊びをし、追いつかれて逃げ切れない、という遊びをすることがあります。「怖かった！逃げ切れないかもしれないと思って恐ろしかったんだ！」という気持ちを遊びで表現しているのだと考えられます。そして、何度もこの遊びをするうちに、逃げ切れないというときに消防車が助けにきてくれる、みんなが安全な建物の中に逃げ切る、といった変化が遊びに現れてきます。こういった遊びを通し、子どもは自分の安全を自分の力で創り出したという達成感や、怖かった気持ちを表現しきったことによる解放感を得ることができるといわれています。

　つらい体験をし、ストレスを抱えた子どもたちにとって、「遊び」は、日常性を回復するために重要な役割を果たします。避難所という非日常的な、そして物が限られている空間の中でも、遊びを見つけ出す能力を彼らはもっています。周囲の大人はそのことを理解し、子どもの遊びが十分にできるように配慮し、子どもの「遊び」を妨げないことが大切です。

　2016年、熊本大分地震をきっかけにスタートした「ぬいぐるみプロジェクト」では、災害などで怖い思いをしたり、傷ついたり、不安な日々を過ごす子どもたちのもとへ届けて心身のリフレッシュとリラックスを促す取り組みです。専門的な心理療法ではなく、ぬいぐるみやクッションなど心地よい肌触りのものを抱えながらのんびりした時間を過ごすことで、子どもの心の安定を図ることができます。

　つらい体験をした子どものこころのケアにおいては、身近な大人の支えが欠かせません。子どもたちが普段の生活の中で、安心できる大人に囲まれ、つながっていることもまた、子どもにとって大切な「災害の備え」といえるのではないでしょうか。

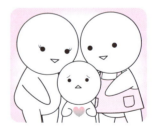

第 15 章
子どもの体調不良に気づき対応する

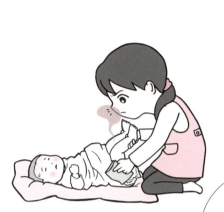
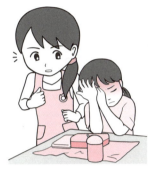
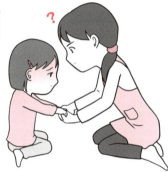

> 子どもは体調不良をうまく伝えることができません。子どもの体調不良は「みて・きいて・ふれて」把握することが重要です。

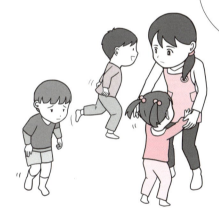
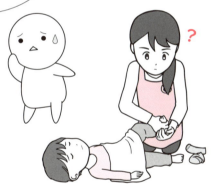

この章で学ぶこと

　保護者に子どもの状況等を連絡するとともに、適宜、嘱託医やかかりつけ医と相談するなどの対応が必要である。特に、高熱、脱水症、呼吸困難、痙攣（けいれん）といった子どもの症状の急変や、事故など救急対応が必要な場合には、嘱託医やかかりつけ医又は適切な医療機関に指示を求めたり、受診したりする。また、必要な場合は救急車の出動を要請するなど、状況に応じて迅速に対応する。そのために、子どもの症状に対して、全職員が正しい理解をもち、基本的な対応等について熟知することが求められる。

（厚生労働省「保育所保育指針解説」、2018（平成30）年より）

*1 コモンディジーズ
（commom disease）
日頃よくみられる病気を意味しています。かぜ症候群や下痢症や脱水症、小児にみられる感染性疾患などが含まれる。

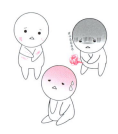

*2 2015（平27）年に児童福祉法の一部改正により、小児期から成人期への移行を円滑に進めるための移行期医療支援体制が進められている。大学病院や専門病院では、小児科外来に移行期支援外来が開設されている。

*3 小畑文也「子ども・病気・身体2」、小児看護 22(8)、p.1009-1012(1999) より

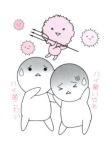

1 ▷ 子どもと病気

子どもは生理機能が未発達であるため、病気の経過や治療効果も大人とは異なります。

子どもの病気には、**コモンディジーズ**[*1]や急性で治りやすいものも多いのが特徴です。その一方で、大人ではみられない遺伝性や先天性の病気も多数あり、大人と同じ病気でもその病態（病気のありさま）や予後（病気の経過とその見通し）が異なり、大人とは異なる治療や対応が必要な場合があります。

また、年齢によっても病気の種類や経過に特徴があり、子どもの病気が大人になるまで持ち越す事も少なからずあるため、小児医療から成人医療への移行期医療支援体制の整備[*2]が進められています。

🌸 子どもの病気に対する理解と反応 🌸

子ども自身の病気に対する理解には、認知機能の発達が大きく関与しています（図15-1）。「子どもの『病気』の概念が発達するには、なぜ病気になったのかという、子どもの『病因』の認知が大きく関係している」[*3]といわれています。

幼児期の子どもは、認知発達上、病気そのものに対する理解や、病気から生じる痛みや不快感に対する理解が難しいため、病気になると不安や恐怖心をつのらせ、病気の症状やその治療を親からの罰や拒絶ととらえて「悪いことをしたから病気になったのだ」「病気になったから捨てられるのだ」などの誤った考えを抱くことがあります。

🌸 子どもの病気と子どもの権利 🌸

子どもは「情報を知る権利」、「意見を表す権利」を有しています。病気や治療などについても、本来子どもは知る権利があり、また、意見を表す権利があります。

子どもは病気になると、病気やその治療に伴う様々な苦痛に加え、入院が必要となった場合、日常とは異なる慣れない環境での生活や保護者・養育者との別離を体験することになります。

保育者や保護者・養育者といった周囲の大人は「子どもだから病気や治療のことは難しくて分からないだろう」と考えるのではなく、子ども自身が病気や治療について発達に応じた理解を得ることができるように

かかわり、支えることが大切です。

　幼児期は、年齢によって言葉への理解や語彙数が異なるため、大人の口頭だけの説明では理解することができません。保育所などにおいては、発熱時になぜ安静にするのか、なぜ他の子どもから離れるのか、けがをしたとき痛いのになぜ水で洗うのかなど、黙って行うのではなく、子どもが情報をとらえやすいようにわかりやすい表現で伝え、子どもの理解を助けることが必要となります。そしてこのようなかかわりが子ども自身の対応能力を育むことへと発展していきます。

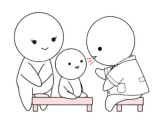

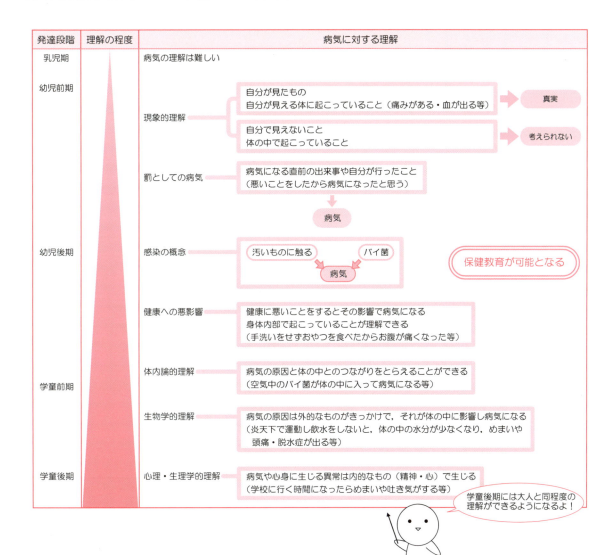

図15-1 子どもの病気の理解のプロセス

（資料：小畑文也「子ども・病気・身体2」小児看護22（8）、p.1009～1012、1999年、へるす出版を一部改変）

2▷ 子どもの体調不良に気づく

子どもは発達の途上にあるため、言葉で体調不良をうまく伝えることができない場合があります。しかし、子どもは表情や全身を使って、様々なサインを発信し、保育者にそれを伝えます。そのサインを見逃さずに、子どもの体調不良に気づき、現状を把握することが大切です。

🌸 迅速評価（キラーシンプトム）🌸

パッとみて「あれ、何か変？」、「いつもと違う？」と感じた思いを言語化する（他者に伝える）視点として**キラーシンプトム**[*1]という考え方があります（図 15-2）。「どことなくいつもと違う」（p.59 参照）と思う感覚について「呼吸」、「循環」、「外見・意識状態」の3点のどこに異常を感じているのか「みて・きいて・ふれて」把握していきます。

> *1 キラーシンプトム
> 「急変や死に結びつく可能性のある危険な徴候」のこと。

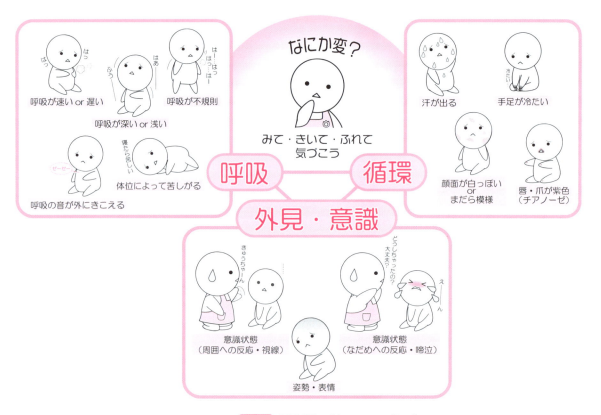

図15-2 迅速評価（キラーシンプトム）
（資料：村山有利子他「子どもの発達段階ごとにみられる「なにか変」「いつもと違う」」小児看護 43(3)」、2020年、へるす出版を一部改変）

「みる」のポイント

● 子どもの動き
　いつも元気に動き回ったり、走ったりすることができるのが走らない、足を引きずっている、前屈みで歩いている、抱っこをせがむなどいつもと違う動きをしていないかなどの動きに注目します。

● 子どもの表情
　「痛い」を表現できるのは2歳以降です。それまでは、いつもと違うことを感じたとき、不機嫌になったり、無表情になったりして表現します。
　痛みの強さを表す評価法としてフェイススケールがあります（図15-3）。子どもに今の「痛み」「つらさ」はどの顔の絵と同じ位か指さしてもらうことで、痛みやつらさの度合いを推し測りますが、このスケールを用いて自分の状態を伝えられるようになるのは5歳頃からです。

● 子どもの顔色
　急に青白くなった・唇の色が紫色になった・赤くなった・発疹が出てきたなどの変化がないか観察します。

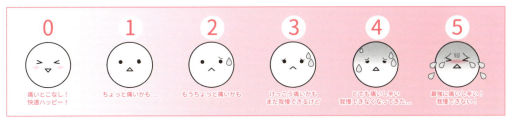

図15-3 フェイススケール

「きいて」のポイント

　会話ができる年齢の子どもには、いつもと違う様子があれば本人に直接聞いて確かめます。また、登園時の保護者・養育者との会話も重要です。自宅での「食べる・寝る・遊ぶ・出す」を尋ねます。「朝食を食べなかった」、「昨夜は泣いて、よく眠れていない」などの情報が寄せられた場合は、日中、体調に変化がないか注意して観察しましょう。

「ふれて」のポイント

　手足を触ろうとしたときに意識状態がわかりますので手足を触れる際に嫌がるか、怪訝な顔をしながらも触らせてくれるか、自分から手をさしだすかなどを観察します。痛がる様子があれば、何か病気やけがをしている可能性があります。また、手足が冷たく、顔色が優れないときは、その後発熱する可能性があります（発熱前の悪寒）。手足が冷たく湿っている場合は、意識障害や筋緊張の低下などあればショックを疑い、全身の観察と対応が必要です。逆に、手足が温かい場合は眠いときや、熱が下がりはじめているときなどが考えられます。

> 保育現場からの声

「どことなくいつもと違う」と感じた時の観察方法の具体例

普段と変わりなく登園してきた子に対して
登園時

保護者・養育者との会話で、登園までに普段と違う様子がなかったか確認する。

視診にてけがや発疹、鼻水などがないか観察する。

保育中

普段と違う様子がないか、食欲や体温、睡眠時間などを観察する。

登園時いつもより保護者・養育者から離れたがらない子どもに対して
【例1】

登園時

保護者・養育者との会話で、登園までの間に普段と違う様子（食欲や睡眠、機嫌など）がなかったか確認する。

保育中

普段と違う様子（普段より甘える、普段は自分でできることをやりたがらない、普段泣かない子が泣くなど）がないか、食欲や体温、睡眠時間など観察する。

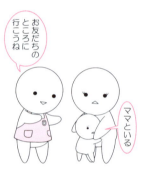

【例2】

登板前

引き継ぎメモなどで、前日気になる様子がなかったか確認する。連絡帳にて、保護者・養育者のコメントや、体温、睡眠時間などを確認する。

登板時

保護者・養育者との会話で、降園後〜今までの間の鼻水に関して（量・色などの変化など）や、いつもと違う（なかなか寝付けなかった・夜中に何度も起きた・朝なかなか起きなかった・朝ごはんを食べてない・いつもより体温が高かった・機嫌が悪いなど）様子がなかったか保護者・養育者から聞きとる。

保育中

鼻水の量や色などの変化を観察する。熱が上がっていないか、耳を触るしぐさをしていないか、目やにが出ていないか、眠れているかなどを観察する。

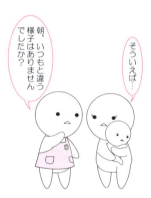

3 ▷ バイタルサインの測定

「何となくいつもと違う」、「元気がない」というサインを見逃さず、「みて」異常がある場合はすぐに他の職員へ応援を要請します。それ以外であれば「きいて」、「ふれて」確認し、異常がある場合は、バイタルサイン[*1]を測定します。

* 1　バイタルサイン
　p.38 参照

* 2　手首の橈骨動脈（図3-3 参照）で測定する場合が多い。

🌸 脈拍の測定 🌸

脈拍は、運動・食事・精神的緊張・興奮・啼泣などで変動するため、安静時に測定する必要があります。

脈拍は、動脈が体表近くを走り、その動脈を圧迫して容易に触れる場所で測定します[*2]。

腋窩用電子体温計

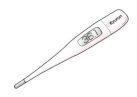

🌸 体温の測定 🌸

外気にさらされている体の表面や、手足の末梢部分などは環境に左右され、温度変化をおこしやすいため、発熱の有無を判断するためには深部温と呼ばれる体の中心部の温度を測定するのが理想的です。しかし、深部温は容易に測定できませんので、「わき・舌下・鼓膜」の温度を測定します。わき・舌下は体内と比べると温度変化しやすいのですが、わきを閉じる、口を閉じることにより深部温に近づきます。鼓膜の温度は、そばに脳につながる太い血管があるため深部温に近く、安定しています。体温計には、腋窩用電子体温計、耳式電子体温計、非接触型赤外線体温計、皮膚赤外線体温計などがあります。

乳幼児期は皮下脂肪や汗腺が未発達で、体表面積（全皮膚の面積）も体の割に大きく、環境温度に左右されやすい状態です（**図 15-4**）。

耳式電子体温計

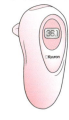

非接触型赤外線体温計

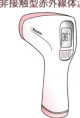

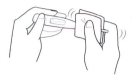

①体温計の消毒と動作確認

体温計、消毒用アルコール綿を準備しましょう。
このとき、体温計がきちんと作動するか確認しておきましょう。

↓

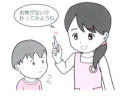

②子どもに説明する

いきなり無言で体温計を挿入するのではなく、
「なぜ、体温を測るのか」「どのように行うのか」「子どもはどのようにしておけばよいのか」「どちら側で測定するのか」を「選ばせる」など、子どもの視点で説明をしましょう。

↓

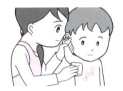

③汗を拭く

わき（腋窩）のくぼみの汗を拭きます。
汗をかいたまま測定すると測定値が変動します。

↓

④体温計を差し込む

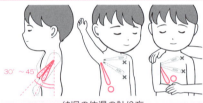

乳児の体温の計り方　　　幼児の体温の計り方

最も安定している部位はわきのくぼみの真ん中になりますので、目で見て確認して体温計を差し込みます。体温計の挿入は、上衣の下から差し込む方が、角度を保つことができます。襟口から差し込むと、わきのくぼみの中央にあたりにくくなります。

↓

⑤動かずに待つ ▶▶▶ 記録する

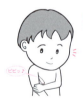
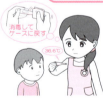

可能な限りわきをしっかり閉じ、体温計の尾部が下方に向いていることを確認し、動かないようにしましょう。

アラームが鳴ったら体温計を外し、測定値を読み記録しましょう。体温計はアルコール綿で消毒し、ケースに戻しましょう。

↓

⑥子どもへの声かけ

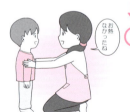

子どもにねぎらいの言葉をかけましょう。

図15-4 体温の測定手順

🌸 呼吸の測定 🌸

呼吸は自分で呼吸の回数や息の仕方をコントロールすることができるため、子どもに気づかれないように観察し、測定します。胸や腹部が上下するのを見て、そして子どもの胸や腹部に実際に触れて1分間の呼吸回数を数えます。また、呼吸のリズムやゼーゼー、ヒューヒューといった呼吸の音はしていないかなどもチェックします。

保育所などでは、**乳幼児突然死症候群（SIDS）**[*1]対策として、お昼寝中に呼吸を観察しますので、子どものいつもの呼吸を把握しておくことが大切です。

*1 p.202 参照

保育者を目指すみなさんへ

病気をしている時の子どもの手当ては、子どもにとっては特別です。具合が悪いときにおこなってくれる手当てが、子どもの対応能力につながります。

　　　熱が出たとき、少しずつお水を飲ませてくれた
　　　下痢しているとき、おかゆを食べた
　　　お熱があるとき、すりおろしリンゴがおいしかった
　　　お友達と一緒に遊べなくても熱が出ているとき、傍にいてくれた

このような手当てを子どもは成長しても覚えていて、それを今度は自身が他者へ実行するはずです。

看護は、看護師だけが行うことではありません。保育所などでの看護は保育者も行います。「看」という字は、手と目で成り立っています。保育者の目でしっかりと子どもみて、「いつもと違うなあ」を見つけ、保育者の手で子どものからだに触れ、手当てしてください。そして看護の「護」という字は「まもる」という意味をもっています。保護者・養育者がお迎えに来るまで子どもを「まもって」ください。

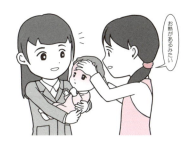

第 16 章
子どものけがへ適切に対応する

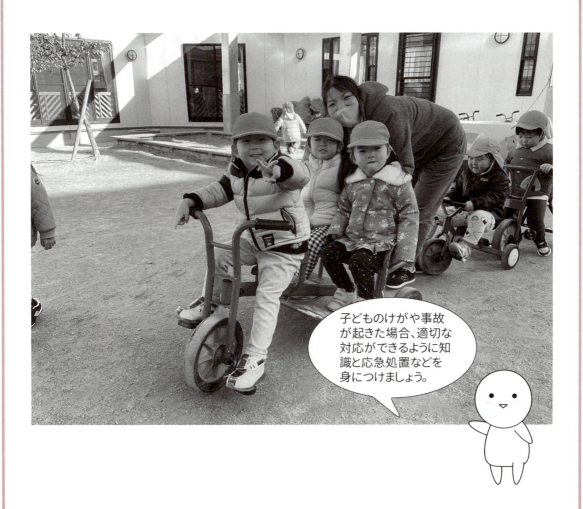

子どものけがや事故が起きた場合、適切な対応ができるように知識と応急処置などを身につけましょう。

この章で学ぶこと

　体調不良の子どもが、安静を保ち、安心して過ごすことができるよう、また他の子どもへの感染防止を図ることができるよう、医務室等の環境を整備することが必要である。また、救急用の薬品や、包帯など応急処置用品を常備し、全職員が適切な使用法を習熟しておく必要がある。

（厚生労働省「保育所保育指針解説」、2018（平30）年より）

1▷ 重症度と緊急度を見極める

子どもは大人よりもからだが小さく、身体機能も未発達です。また、大人であれば危険だとわかる状況でも、子どもにはそれがわからないことも少なくありません。保育者は、こういった子どもの特徴を理解し、けがや事故が起きない環境を整備します。

しかし、室内で転倒したり、園庭の遊具から転落したりといった事態が起きる可能性をすべて排除することは難しいため、保育者はけがや事故が起きることを想定し、適切に対応できるよう、知識と技術を身につけておく必要があります。

子どものけがや症状へ対応する際は、子どものいのちが危機的状況にあるのか、すぐに治療が必要なのかについて、「重症度」と「緊急度」に分けて考えます（**表 16-1**）。

表 16-1 重症度と緊急度の考え方

重症度 ＼ 緊急度	緊急度は高く早く治療が必要	緊急度は低いが検査が必要
命が危ない	すぐに診察し治療が必要な病気	病院で検査・治療を行う
命が危険な状況ではない		とくに病名をはっきりさせる必要がない程度

2▷ 転倒・転落によるけが

転倒とは、倒れること、つまり転ぶことであり、転落とは、物体（階段や坂道など）に接しながら落ちることです。

乳幼児の転倒・転落は 1 〜 2 歳児に多くみられ、5 〜 6 歳で急激に減少傾向になります（**図 16-1**）。転倒・転落で起こりやすいけがは、頭部外傷や骨折、すり傷などです。

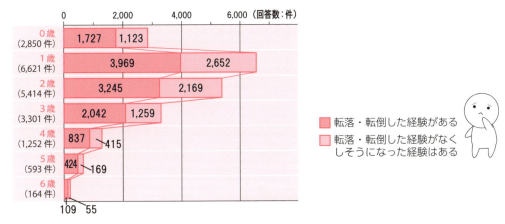

図16-1 転落・転倒した、しそうになったときの年齢
（資料：東京都「乳幼児の転落・転倒事故防止ガイドライン」より作成）

すり傷・切り傷

　転倒して体の一部分をすりむくと、表皮から真皮にかけてすり傷ができます。出血はにじむ程度ですが、ヒリヒリした痛みが伴います。切り傷とは、はさみなど鋭利なもので切れた傷のことです。

　傷ができたときに気を付けたいのは、感染です。菌やウイルスにとっては、血液などは栄養です。さらに、体温は活動しやすい温度環境です。傷口をきれいにして、感染を防ぐことが大切です。

観察のポイント

- 傷の範囲と深さ、出血量はどのくらいか
- 傷口に砂や泥などが付着していないか
- 痛みの程度
- （顔をけがした場合）目や口の中に傷がないか

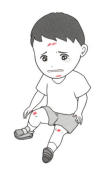

対　応

① 洗　う

　水道水などの流水で、傷口より少し上のほうから30秒を目安に傷を洗います。水道がない場合は、ペットボトルに水を入れて対応します。流水で洗う前にティッシュペーパーなどで傷口を押さえないようにしましょう。傷口に繊維が残って化膿するおそれがあります。

　もし傷口に泥や砂、土が入り込み汚れている場合は、石けんを泡立て

て綿花などを使い、傷口とその周囲を洗い流します。

② 圧迫止血

きれいなガーゼなどを当てて、傷口を押さえます。出血が多い場合には、出血部位が心臓より高くなるようにしましょう。傷口が小さく、浅い切り傷の場合は、絆創膏を貼ります。傷の範囲が広いすり傷の場合は、高機能絆創膏^{＊1}を使用するほうが傷は早くきれいに治ります。

＊1 高機能絆創膏
　かさぶたを作らずに傷口を潤った状態にして治癒する湿潤療法（モイストヒーリング）のための絆創膏

---

column

傷には消毒はいりません

　傷の治療の際は、原則的に消毒はせず、流水で洗い流します。消毒をするとばい菌を一時的に殺菌することは出来ますが、その効果は一時的なもので、すぐに効果がなくなります。むしろ正常な皮膚の細胞も痛めてしまい、不適切です。傷口から出てくるじゅくじゅくした液（これを滲出液といいます）には「細胞成長因子」がたくさん入っていて、傷を治す細胞が増えるのを助けてくれます。また、ガーゼを当てると滲出液が吸い取られ乾燥し、傷の修復が進まなくなってしまうこともあります。

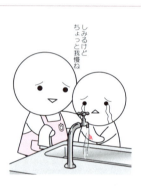

🌸 打撲・骨折 🌸

　打撲とは、皮下の組織を損傷することです。頭、胸、腹部の打撲は外から見て傷がなくても、内臓などが損傷していることもあるため注意が必要です。骨折は、鈍力の作用が強く働いて骨が折れたものや、骨にひびがはいったものをいいます。子どもに多い骨折は若木骨折^{＊2}です。また、子どもの骨は成長過程にありますので、転んで手をついた拍子に手首や前腕の骨を骨折することがあります。

　打撲・骨折が疑われるときには、けがをした部分の出血や腫れの状態を観察します。子どもは痛みの部位を正確に伝えることが難しい場合もあるので、全身を隈なく観察し、体の一部を動かそうとしない、動かすと痛がる、触れると大泣きするなどがあれば骨折を疑います。頭部打撲

＊2 若木骨折
　骨の一部に亀裂が入って完全に折れていない骨折のことで、弾力性のある子どもの骨にだけみられる。

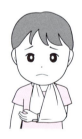

では意識があるか、吐き気や嘔吐がないかなども確認します（頭部外傷参照）。

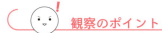
観察のポイント
- 痛み（p.69、p.165 参照）
- 腫れの程度
- 皮膚に傷はあるか
- 内出血の程度
- 腕や足の向き
- （頭を打った場合）意識はあるか

骨折①　　骨折②

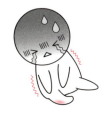

対 応

打撲・骨折の緊急処置の方法として RICE 法（**図 16-2**）があります。打撲した部分の出血や腫脹、疼痛を防ぐことを目的に、安静にして、けがの部位を冷やします。包帯やテーピングで圧迫し、けがしている部分を心臓よりも高い位置に上げるのが基本です。

Rest …安静
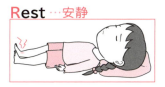
可能な限り動かさない

Icing …冷却

けがの部分は冷やし、全身は保温

Compression …圧迫

そのままの形で動かさないように圧迫*1 をする

*1 受傷部を動かすと血管や神経を傷つけるので、動かさずそのまま固定する。

Elevation …挙上

けがの部位を心臓より高い位置に上げる

図16-2 RICE 法

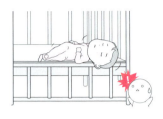

🌸 頭部外傷 🌸

　頭部外傷とは、頭を打つことで生じる損傷のことです。損傷が皮膚であれば傷やたんこぶ、頭蓋骨なら骨折、硬膜なら内外の出血、脳の損傷に及びます。出血の場合は部位により、硬膜外血腫、硬膜下血腫、外傷性くも膜下血腫に区別されます（図16-3）。

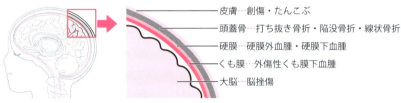

図16-3 頭部の構造と外傷の種類

　子どもが頭を打ったり、高いところから転落したりした場合、迅速評価に基づき、子どもの状態を把握します。意識状態、けいれんや嘔吐はあるかなどを観察し、意識がない、ぼんやりしている、手足に力が入らないなどの症状がみられたら、119番通報し救急車を要請します。

　転落であれば、どのくらいの高さから落ちたのか、ぶつけた物の硬さや形、けがをした時間などの状況把握をしっかりとして、記録に残しておきましょう。けがをした時には平気そうにしていても、頭蓋内でじわじわと出血していることがあります。そのため、受傷後24時間は経過をしっかりと観察する必要があります。保護者・養育者にも観察の必要性とけがをした状況を詳細に伝え、少しでも「おかしい」と感じたら受診をしてもらうように伝えましょう。

 観察のポイント

- 意識はあるか（すぐに泣いたか、普段と変わらない様子か、ぼーっとしていないか、目線は合うか、呼びかけに反応するかなど）
- 頭痛や嘔吐・吐き気はないか　● 腫れや内出血・傷はあるか
- 乳児の場合は大泉門が膨隆していないか
- 頭以外に傷や骨折などはないか　● 手足の動きはおかしくないか

対 応

① RICE 法

　基本的には打撲・骨折と同じように RICE 法で対応します。園庭などでけがをした場合、横になって安静にできる場所まで子どもを抱きかかえて移動させます。打ったところに大きな傷がない場合は、受傷直後からしっかりと冷やします。もし、打ったところに傷があり出血している場合にはガーゼなどで傷口を押さえて止血し、包帯で固定したあとに冷やします。

② すぐに 119 番要請

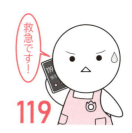

　頭を打った場所や強さによっては、頭蓋内の出血を起こし、脳を圧迫したり、血腫をつくったりして、その後に後遺症を残すことがあります。場合によっては死に至る事もありますので、異常を感じたらすぐに 119 番通報し、救急者を要請しましょう。

---

119 番通報で救急車を要請したほうがよい場合

- 受傷直後にぐったりして泣かない　● 意識がない
- けいれんを起こしている　● 呼びかけてもぼんやりしている
- 名前を呼んでも反応がない　● つじつまの合わないことをいう
- 意識はあるが手足の左右の動きが違う
- 手足に力が入らない、しびれがある
- 歩きが不安定（ふらふらしている・まっすぐ歩けない）
- 物がみえづらい、二重に見える　● 繰り返し吐く
- 不機嫌で激しくぐずる　● 眠気が強い、すぐ眠る
- 眠りから覚めない

3 ▷ その他のけが

🌸 かみつき 🌸

噛まれてできた傷をさします。子どもの歯は小さく細いため、思いのほか深い傷になることがあります。また、口の中は雑菌がいっぱいです。かみつきをそのままにしておくと、皮膚の奥で炎症を起こすことになります。また、噛まれた部位は血管や神経が損傷している状態です。そのため、もんだり、さすったり、温めると症状が悪化します。かみつきは流水で洗い流した後、冷やして痛みが治まるまで様子をみましょう。

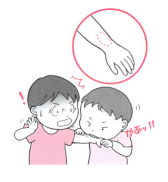

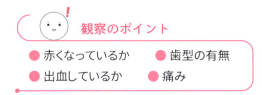

観察のポイント
- 赤くなっているか
- 歯型の有無
- 出血しているか
- 痛み

対 応

① 流水で洗い流す

唾液にはたくさんの雑菌が含まれていますので、必ず流水できれいにかみつかれた部位を洗いましょう。

② 止 血

出血している場合は、きれいなガーゼで傷口を押さえて止血します。

③ 必要であれば受診

子どものかみつく力は意外に強いものです。歯形が残り、出血している場合は受診したほうがよいでしょう。

🌸 熱傷（やけど） 🌸

熱により皮膚や皮膚の下の部分が損傷したものをいいます。熱傷の程度は皮膚の状態、痛みにより**表 16-2** のように分類されます。

熱傷の範囲が１円玉大以下で、程度がⅠ度の場合は流水や冷たいタオルで 20 分程度冷やして様子をみます。熱傷の範囲が受傷者（やけどをした子ども）の手のひら以上の場合やⅡ度以上の熱傷の場合はすぐに病

院で受診をしましょう。熱傷の範囲が受傷者の手のひら以上の大きさの場合の大きさ以上の場合やⅢ度以上の熱傷の場合は119番通報し、救急車を要請します。

　ホットカーペットやホッカイロなどによる低温熱傷は、軽度に見えても皮膚の深部までやけどが進行することがありますので、要注意です。

表16-2　熱傷の程度

深さ	皮膚の状態	痛み
Ⅰ度	皮膚が赤みを帯びたり、赤くなったりする	熱感をもち、ヒリヒリ痛い
浅めのⅡ度	赤くなり、水疱（水ぶくれ）ができる	強い痛み
深めのⅡ度	皮膚が桃色から白っぽくなり、水疱（みずぶくれ）ができる	痛みや皮膚の感覚を感じにくくなる
Ⅲ度	皮膚は乾いて硬く、白くなり、壊死状態	痛みを訴えない

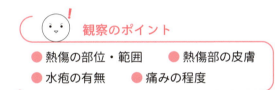

観察のポイント
- 熱傷の部位・範囲
- 熱傷部の皮膚
- 水疱の有無
- 痛みの程度

対　応

① すぐに流水で冷やす

　受傷部に直接蛇口からの水道水をあてる方法では長い時間冷やすことが難しいため、洗面器に水をためて冷やします。洗面器の中に蛇口からの水が注がれ続けるようにし、熱傷部にタオルなどを当ててその上から流水をかけ、15〜20分程度続けて冷やしましょう[*1]。冷やし続けることで寒気を感じるため、体に毛布などをかけて温めながら冷やします。

　服の上から受傷した場合、服の上から直接流水をかけて冷やしましょう。無理に服を脱がせると皮膚が剥がれることがあるため注意します。

　流水が当てられない目や耳などは氷や保冷剤を包んだ冷たいタオルで冷やします。

*1 市販の冷えるシートなどは熱傷時の冷却効果がなく、受傷部への刺激となるため使用しない。氷嚢（ビニール袋に入れた氷）や保冷剤を直接受傷部に当てると凍傷を起こすおそれがあるため、必ず濡れたタオルなどにくるんで当てる。

*2 水泡を破るとそこからばい菌が入り、感染して炎症を起こす場合がある。

② 水疱は破かない[*2]

　水疱ができた場合は破れないようガーゼなどを軽く当ててテープで留め、保護します。

③ 受診する

　子どもは大人に比べて皮膚が薄いため、成人よりやけどが深く、広くなりやすいという特徴があります。熱傷の範囲が狭くても、深さがあるかもしれません。大したことはないと思っても、熱傷は痕に残ることもありますので、受診しましょう。

第17章
子どもの危機的状況へ適切に対応する

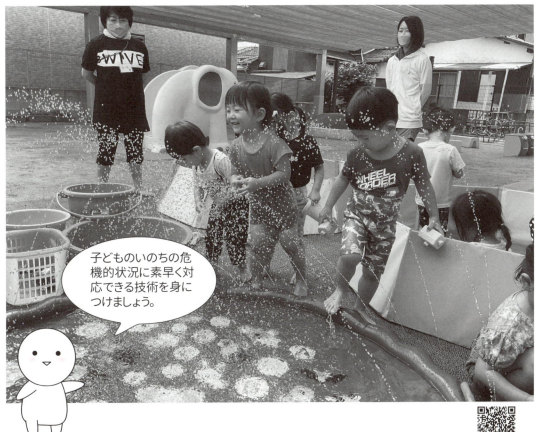

扉画像⑨

> この章で学ぶこと

　救急蘇生を効果的に行うためには、子どもの急変を早期に発見することが重要であり、日頃の健康状態の把握や保健管理のあり方が大きな意味をもつ。また、保育士等をはじめ全職員は、各種研修会等の機会を活用して、救急蘇生法や応急処置について熟知しておく必要がある。自動体外式除細動器（AED：Automated External Defibrillator）が設置してある場合は、その操作について習熟しておく。

（厚生労働省「保育所保育指針解説」、2018（平30）年より）

1▷緊急を要する状況への対応

日常生活には様々な危険が潜んでいます。保育所などにおいては、重篤な事故につながらないよう安全管理に努めるとともに、いざというときに適切に対応するために必要な知識・技術をすべての職員が身につけておくことが求められます。

溺水
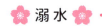

溺水とは、気道内に水が入ることで窒息した状態、つまり「溺れた」状態のことです。子どもはほんの数 cm の水でも溺れることがあり、溺れている際には、自分の状況がわからず、静かに溺れてしまうといわれています。水遊び中だけでなく、外遊び中の側溝や水たまり、トイレや手洗い場など、水のある場所では常に注意し、危険を予知して適切に対応することが重要です（**図 17-1**）。

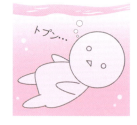

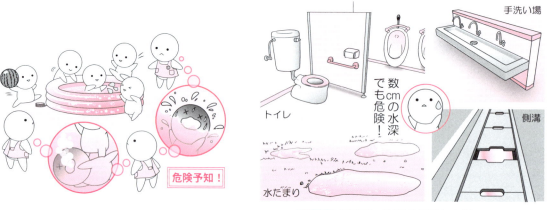

図 17-1 保育所で注意が必要な水場

子どもが溺れているのを発見した場合はすぐに水から出し、子どもの意識・反応と呼吸を確認します。意識・反応がある場合には、保温し、かかりつけの小児科を受診してください。意識・反応がない、呼吸をしていない場合には、すぐに救急車を呼ぶとともに、**心肺蘇生**（**図 17-6** 参照）を行います。

溺水の場合、心肺蘇生などにより生命が助かったとしても、長時間酸素が脳へ供給されなかったことで低酸素脳症[*1]などの後遺症が残ることもあります。水の近くでは常に溺水が起こる可能性があることを意識し、子どもから目を離さないようにすることが大切です。

＊1　p.115 参照

誤嚥・誤飲

誤嚥[*1]とは、異物や飲食物が誤って気道内に入ってしまうことをいいます。**誤飲**とは、異物を誤って飲み込んでしまうことをいいます。子どもは生後4〜5か月頃より、自分の手で何でも口に持っていくようになるため、それに伴い誤嚥・誤飲の事故が多くなります。

保育所などでは、玩具をはじめ、日常的に子どもが手にするものについてはすべて誤嚥・誤飲をしないサイズを選択し、環境を整えていますが、食事中の誤嚥事故（パンやお菓子、果物や豆類などの飲食物の誤嚥）は後を絶ちません。食べ物を誤嚥した場合は、食べ物が水分を含むことにより気管内で膨張して気管を塞いでしまうことがあるため、特に注意が必要です。

保育所などでの食事中の誤嚥事故の防止のため、「教育・保育施設などにおける事故防止及び事故発生時の対応のためのガイドライン【事故防止のための取組み】〜施設・事業者向け〜」[*2]では下記のような注意点が挙げられており、子どもの発達に即した毎日の援助が大切です。

*1 一般的に、直径39mm以内のものは全て、乳幼児の口に入ってしまう可能性があるため注意が必要だといわれている。

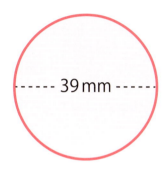

*2 平成28年3月、内閣府

食事中の誤嚥事故防止のポイント

- ゆっくり落ち着いて食べることができるよう、子どもの意思にあったタイミングで与える。
- 子どもの口に合った量で与える（1回で多くの量を詰めすぎない）。
- 食べ物を飲み込んだことを確認する（口の中に残っていないか注意する）。
- 汁物などの水分を適切に与える。

（資料：内閣府「教育・保育施設等における事故防止及び事故発生時の対応のためのガイドライン」より抜粋）

子どもが誤嚥し、異物が咽頭部や気管内に詰まってしまった場合には、息苦しさやチアノーゼといった症状が起こります。意識がなく、呼吸が止まっている場合には心肺蘇生が必要となりますが、意識がある場合には、**異物除去**を行います。気道内の異物除去の方法には、**背部叩打法**と**腹部（乳児の場合は胸部）突き上げ法**があります（図17-2）。乳児と幼児では方法が異なるので注意が必要です[*3]。

異物除去の方法は知識として知っていても、いざという時には動けないことが少なくありません。日頃から実際に起こり得る状況を想定し、定期的に練習することが大切です。

*3 乳児の場合、腹部突き上げ法を行うと、腹部の圧迫により内臓の損傷が起こる可能性があるため危険である。

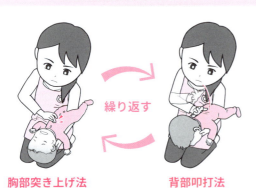
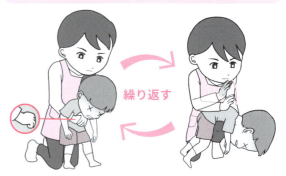

図17-2 気道異物除去の方法

乳児の胸部突き上げ法
①子どもを仰向けにします。
②片方の腕で身体を、手のひらで後頭部をしっかりと支え、頭を低くします。
③もう片方の手の指2本で、胸の中心を強く5回程圧迫します。

乳児の背部叩打法
①子どもを太ももの上にうつぶせにします。
②首と頭を片手で固定し、頭を低くします。
③もう片方の手の平の付け根で、背中を強く5回程叩きます。

幼児の腹部突き上げ法
①子どもを後ろからかかえ、両脇の下から両腕を通します。
②子どものみぞおちの下で片手を握り、その上にもう片方の手を重ねます。
③重ねた手を引き上げるように手前上方に強く突き上げ、それを5回程繰り返します。

幼児の背部叩打法
①片ひざ立ちになり、子どもを太ももまたは腕の上でうつぶせにします。
②前胸部をしっかりと支え、頭を低くします。
③片方の手の平の付け根で、背部の肩甲骨の間を強く5回程叩きます。

　子どもが誤飲してしまった場合は、まず、何を、いつ、どれくらい飲み込み、子どもの様子はどのような状態なのかを確認します。その際、飲み込んだものと同じものや残っているものがある場合には保管し、病院に持参します。

　異物には吐かせてよいものと、吐かせてはいけない（吐かせると口腔内を傷付けてしまうなどの危険がある）ものがあるため、注意が必要です（**表17-1**）。対応に悩む場合には、（財）日本中毒情報センターの「中毒110番」への相談も有効です。また、意識がない場合やけいれんを起こしている場合、呼吸困難を起こしている場合などは、吐かせずにすぐに救急車を呼ぶ必要があります。

子どもが自ら吐き出すことができた場合でも、食道や胃などからだの中が傷ついていることがあるため、病院受診は必要です。

表17-1 よくある誤飲事故の原因と特徴

異物の種類	特　徴
ボタン電池	短時間でも化学熱傷を起こしたり、消化管の粘膜に潰瘍をつくったりするため、食道や胃に穴をあける危険性がある。
磁　石	単体ではそのままにしておくこともある。しかし、複数個飲み込むと磁石同士がくっつき、腸管に穴があいてしまったという報告もある。
たばこ	ニコチンによる中毒症状を起こす。特に、たばこが浸かっていた液体を飲むとすぐにからだに吸収されるため危険。
医薬品	中毒症状を起こすことがある。近年、医薬品の誤飲を防ぐために、チャイルドレジスタンス容器（子どもが開けにくい容器）の導入などが検討されている。
洗　剤	中毒症状や化学熱傷を起こすことがある。洗剤の種類により吐かせてはいけないものなどがあり、対応方法が異なる。

保育所などでは、誤飲を予防するためにも清掃用の薬品や消毒薬などは鍵のかかる場所に保管し、電池などの小さいものなどは子どもの手の届かない場所に片づけ、安全管理に努めることが大切です（**図17-3**）。

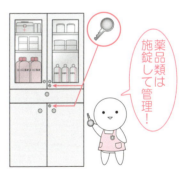

薬品類は施錠して管理！

図17-3

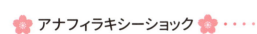　アナフィラキシーショック

人間のからだには、細菌やウイルスなどからからだをまもるための免疫という機能があります。その免疫が、本来無害である物質に対し、過剰に反応し、症状を引き起こしてしまうことを**アレルギー**といいます。

アナフィラキシーとは、皮膚のかゆみや蕁麻疹などの皮膚症状をはじめ、嘔吐や腹痛などの消化器症状、息苦しさなどの呼吸器症状などのアレルギー症状が、複数出現した状態をいいます。また、それらが悪化すると、血圧低下や呼吸困難、意識を失うなどのアナフィラキシーショックを引き起こします[*1]（**表17-2**）。

＊1　食物によるアナフィラキシー発現から心停止までの時間はわずか30分であるという報告もあり、対応は一刻を争う。

1 ▷緊急を要する状況への対応

表17-2 アレルギー症状とアナフィラキシー

グレード		1 軽症	2 中等症	3 重症
皮膚症状	赤み・蕁麻疹	部分的、散在的	全身性	←
	かゆみ	軽度のかゆみ	強いかゆみ	←
粘膜症状	口唇、目、顔の腫れ	口唇、まぶたの腫れ	顔全体の腫れ	←
	口、喉の違和感	口、喉のかゆみ、違和感	飲み込みづらい	←
消化器症状	腹痛	弱い腹痛 （がまんできる）	強い腹痛 （がまんできる）	強い腹痛 （がまんできない）
	嘔吐、下痢	嘔気、1回の嘔吐、下痢	2回以上の嘔吐、下痢	繰り返す嘔吐、便失禁
呼吸器症状	鼻みず、鼻づまり、くしゃみ	あり	←	←
	咳	弱く連続しない咳	時々連続する咳、咳込み	強い咳込み、犬が吠えるような咳
	喘鳴、呼吸困難	─	聴診器で聞こえる弱い喘鳴	明らかな喘鳴、呼吸困難、チアノーゼ
全身症状	血圧低下	─	軽度	あり
	意識状態	やや元気がない	明らかに元気がない、横になりたがる	ぐったり、意識低下〜消失、失禁
対応	抗ヒスタミン薬	○	○	○
	ステロイド	△	△	△
	気管支拡張薬吸入	△	△	△
	エピペン®	×	△	○
	医療機関受診	△	○（応じて救急車）	◎（救急車）

※上記対応は基本原則で最小限の方法である。状況に合わせて現場で臨機応変に対応することが求められる。
※症状は一例であり、その他の症状で判断に迷う場合は中等症以上の対応をおこなう。

（資料：一般社団法人日本アレルギー学会「アナフィラキシーガイドライン 2022」より改変）

＊1 エピペン®
アナフィラキシーの治療に有効なアドレナリンという成分が充填された注射薬であり、子ども自身または保護者・養育者が注射できるように作られている。「エピペン®」を投与しても、再びショック状態に陥ることがあるため、投与後も速やかに医療機関を受診する必要がある。

アナフィラキシーショックを起こすリスクの高い子どもの場合、アドレナリン自己注射薬「エピペン®」＊1 を医師から処方されていることがあります。緊急性の高い症状（**表17-3**）が1つでも見られたらエピペン®を使用し、119番して救急車を要請します。

表17-3 緊急性の高い症状

消化器の症状	●繰り返し吐き続ける	●持続する強い（がまんできない）おなかの痛み	
呼吸器の症状	●のどや胸が締め付けられる ●持続する強い咳込み	●声がかすれる ●ゼーゼーする呼吸	●犬が吠えるような咳 ●息がしにくい
全身の症状	●唇や爪が青白い ●意識がもうろうとしている	●脈を触れにくい・不規則 ●ぐったりしている	●尿や便を漏らす

（資料：厚生労働省「保育所におけるアレルギー対応ガイドライン（2019年改訂版）」より作成）

エピペン®を保育所などで預かる場合には、保護者・養育者と緊急時の対応などについて十分に相談・確認し、緊急時個別対応票などを作成します。また、保育所の職員全員が緊急時に落ち着いて対応[*1]できるよう、エピペン®練習用トレーナーを使用して練習する、実際の状況を想定してマニュアルの作成やシミュレーションを行うなど、日頃からの準備が大切になります（**巻末資料3**「食物アレルギー症状への対応の手順」p.223 参照）。

[*1] 近年、アレルギー疾患をもつ子どもは増加しており、厚生労働省は「保育所におけるアレルギー対応ガイドライン」を策定し、保育所におけるアレルギー対応方法について具体的に示した。

🌸 熱中症 🌸

熱中症とは、高温の環境下で汗をかき、体内の水分や塩分（ナトリウムなど）のバランスが崩れ、からだの調整機能が働かなくなることにより起こります。子どもは、大人に比べると体温調整機能が未熟であること、大人に比べて体重に対する体表面積が広く、周囲の気温の影響を受けやすいことなどから熱中症を起こしやすいとされています。

熱中症は最悪の場合には死に至ることもありますが、予防法を知ることで防ぐことができます。また、起きてしまった場合も早期発見・対応により救命可能な症状でもあります。

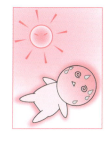

熱中症の予防には、熱中症になりやすい環境を回避することが重要です。その際、気温、湿度、日射・輻射、気流を加味した暑さ指数（WBGT[*2]、**巻末資料5**「暑さ指数（WBGT）に応じた注意事項等」p.227 参照）が参考になります。最近では簡単に暑さ指数を把握することができる熱中症計などもあるため、保育活動の前に子どもの身長に合わせた高さで熱中症計などを使用し、暑さ指数を把握して適正な数値であることを確認した上で活動しましょう。

[*2] WBGT（Wet Bulb Globe Temperature）湿球黒球温度

熱中症の救急処置は、**表17-4**、**図17-4**の重症度分類に基づき対応します。Ⅰ度（軽傷）であれば、これらの対応で徐々に少々が改善します。意識がおかしい、自分で水分を摂ることができない、症状の改善が見られないときはⅡ度（中等症）以上であると判断し、救急車を要請します。

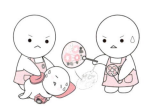

表17-4 熱中症の症状と重症度分類

	Ⅰ度 （応急処置と見守り）	Ⅱ度 （医療機関へ）	Ⅲ度 （入院加療）	Ⅳ度 （入院・早急な対応）
症状	めまい、立ちくらみ、生あくび、大量の発汗、筋肉痛、筋肉の硬直（こむら返り）、意識障害をみとめない	頭痛、嘔吐、倦怠感、虚脱感、集中力や判断力の低下（JCS ≦ 1）	下記のいずれかを含む ●中枢神経症状（意識障害、小脳症状、けいれん発作） ●肝・腎機能障害（入院加療が必要な程度の肝または腎障害） ●血液凝固異常	深部体温 40 ℃以上かつ GCS ≦ 8

軽症 ←――――――――――――――――→ 重症

※ JCS（Japan coma scale）、GCS（Glasgow coma scale）：意識レベルの指標

（資料：日本救急医学会「熱中症診療ガイドライン 2024」をもとに作成）

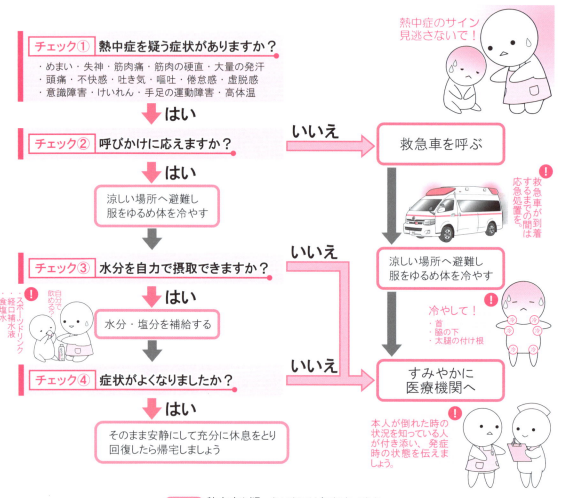

図17-4 熱中症を疑ったときには何をすべきか

（資料：環境省「熱中症環境保健マニュアル 2022」より）

2 ▷ 救急救命処置

保育所などでも、けがや窒息、SIDS[*1]のような心停止に遭遇することがあります。日頃から救急処置や救急蘇生法について定期的に訓練を受け、いざというときに救急救命処置を実施できるようにしましょう。

*1 p.202 参照

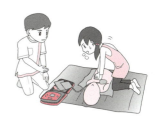

救命の連鎖

傷病者の命を救うための一連の流れを**救命の連鎖**といい、救命の連鎖は「心停止の予防」、「早期認識と通報」、「一次救命処置（心肺蘇生とAED）」、「二次救命処置（心拍再開後の集中治療）」の4輪で成立しています。この4輪が切れることなく迅速につながることが大切です（図17-5）。保育所などでは、このうち「心停止の予防」、「早期認識と通報」、「一次救命処置」の実施が求められます。

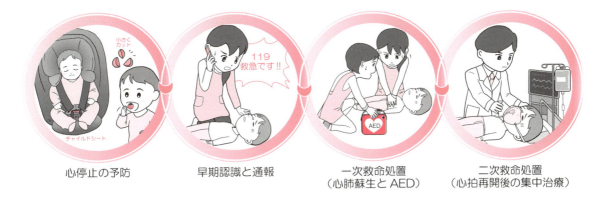

図17-5 救命の連鎖

心停止の予防

1つ目の輪は心停止になるような状況を予防することです。保育所などでは、窒息や溺水の予防のための環境整備や、通園バスでのシートベルトの装着徹底など、日常の保育活動のなかで心停止につながるような事故を防ぐ取り組みが大切です。

早期認識と通報

2つ目の輪は心停止している（心停止しているかもしれない）人、また、反応のない人を発見したら、大声で助けを呼び、119番通報を行うことです[*2]。119番通報は「あなたは119番をお願いします」というふうに個人を指名し、はっきりと役割と行動を指示することが重要です。

*2 近年では、スマートフォンからの119番通報が有効とされており、スマートフォンの機能の1つであるスピーカーフォンで救急指令室からの指示を仰ぎながら、胸骨圧迫などの処置を行うとよいとされている。

*1 AED（Automated External Defibrillator）自然体外式除細動器。

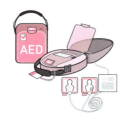

一次救命処置（心肺蘇生とAED）

3つ目の輪は一次救命処置といい、**心肺蘇生法**や**AED**[*1]の処置を行い、停止した心臓の動きを取り戻すことをさします。脳は心停止から数十秒で意識がなくなるといわれ、そのまま放置すれば3〜4分程度で脳機能の回復が難しくなります。

二次救命処置（心拍再開後の集中治療）

4つ目の輪は二次救命処置といい、心拍再開後の集中治療のことを指します。多くは搬送先の医療機関で行う処置です。保育所などからの救急搬送の際は、その後の医療がスムーズに行えるよう、その子の搬送までの正確な情報を医療機関へ伝えることが重要です。特に最終の飲水や食事、いつも使用している薬、園で飲ませた薬の情報などは漏れのないよう伝えます（**表 17-5**）。

表 17-5 病院で質問される基本的な項目

S	Sign	症状
A	Allergy	アレルギーの有無
M	Medication	飲んでいる薬はあるか
P	Past medical history	通院の有無、今までかかった病気や手術した経験の有無、むし歯の治療、ワクチン接種歴
L	Last meal	最後にいつ何を飲食したのか（母乳・ミルクも）
E	Event	何時に、どこで、なにが起きたのか（時間・場所・量など）、その他関連情報（園で流行っている感染症など）

救命処置の流れ（図 17-6）

心停止となった子どもの命が助かるかどうかは、いかに短時間で救命処置を開始できるかによって大きく左右します。

安全確認

倒れている子どもを発見した場合、周囲に危険がないか確認します。もし安全が確保できないときは、子どもを抱きかかえて安全な場所に移動します。

第 17 章 ● 子どもの危機的状況へ適切に対応する

```
傷病者の発見
    ↓
安全の確認
    ↓
反応の確認
    ↓
大声で助けを呼ぶ
119番通報・AED 持参の指示
```

乳児	幼児	成人
左右の乳頭間を結ぶ線の中央、指1本分足側を大人の指2本で胸壁の1/3が沈むように圧迫する	胸の真ん中の骨（胸骨）を体格に応じて両手または片手の付け根部分で胸壁の1/3が沈むように圧迫する	胸の真ん中の骨（胸骨）を重ねた両手の付け根部分で約5cm沈むように圧迫する

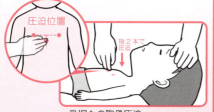

乳児への胸骨圧迫

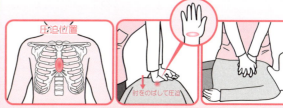

幼児・成人への胸骨圧迫

リズムは1分間に100～120回/分のテンポで圧迫する

人工呼吸の準備ができたら実施する（胸骨圧迫30回：人工呼吸2回）

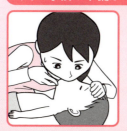

乳児の口と鼻の両方を口で覆い
空気を送り込む
（口対口鼻人工呼吸）

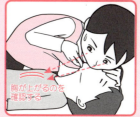

気道確保（頭部後屈あご先挙上法）をしながら
鼻をつまみ、口から空気を吹き込む

【AED の装着】
AED が到着したら電源を入れ音声ガイダンスに従って操作する

心電図の解析後、電気ショックが必要な場合には電気ショックの入電ボタンを押す
不必要な場合には胸骨圧迫を再開する

救急隊が到着し引き継ぐまで行う
または普段通りの呼吸や目的のある動きがあるまで続ける

図17-6 救命処置の流れ（心肺蘇生法とAEDの使用）

反応の確認

　乳児の場合は足の裏を軽くたたきながら名前を呼び、その反応を確認します。幼児の場合は肩を軽くたたきながら名前を呼び、その反応を確かめます。何も反応がなければ「反応なし」とみなします。

　反応がない場合は周囲に助けを求め、119番通報を要請します。そしてAEDを持ってくるよう依頼します。

呼吸の確認と心停止の判断

　10秒以内で胸部と腹部のふくらみを観察し、呼吸の有無を判断します。動きがなければ「呼吸なし」と判断し、ただちに胸骨圧迫を開始します。

胸骨圧迫

　胸骨圧迫は、胸の真ん中にある骨（胸骨）の下半分を、大人の場合は重ねた両手（手の付け根部分）で、子どもの場合は体格に応じて両手または片手で圧迫します。乳児の場合は左右の乳頭を結ぶ線の中央から指1本分足側の部分を大人の指2本（中指と薬指）で圧迫します。

　胸の真ん中を強く・速く・絶え間なく圧迫します。速さは1分間に100〜120回のテンポで行います。

気道確保と人工呼吸

　子どもの心停止は、呼吸停止が先に起こっていることが多いため、胸骨圧迫に加え、人工呼吸を行うことが望ましいとされています。30回の胸骨圧迫ののちに、気道を確保[*1]し、**人工呼吸**を行います。傷病者の額に当てた手のまま、親指と人差し指で鼻をつまみます。

　口を大きく開けて、傷病者の口を覆い、空気を吹き込みます。その際、目線は傷病者の胸のあたりを見ましょう。空気が肺に送り込まれていれば、胸の膨らみによってそれがわかります。乳児の場合は口と鼻の両方を覆い、空気を吹き込みます。空気を吹き込む時間は1秒程度です。吹き込んだらいったん口を離して子どもの息が出るのを待ち、もう1回息を吹き込みます。胸骨圧迫30回につき人工呼吸2回を行います。

---

*1　頭部後屈あご先挙上法
　片手を傷病者の額に当て、もう一方の手であごの先を引き上げ、空気の通り道を確保する。

AED（自動体外式除細動器）

心停止になる直前に、心臓が細かく震えて血液を全身に送る機能を果たさなくなる状態（心室細動）になることが多く、この細かい震えを取り除く装置を AED（自動体外式除細動器）といいます。

胸骨圧迫を続けながら AED の準備を行います。AED は電源を入れると音声メッセージが流れるようになっていますので、慌てずに音声の通りに手順を進めていきます。

AED パッドを貼る位置

AED パッドは心臓を挟むように前胸部に 2 枚のパッドを装着します。子どもはからだが小さいため、パッド同士がふれあう場合には、胸部と背部から心臓を挟むようにパッドを装着します。

未就学児用パッド（旧：小児用パッド）がない場合は、小学生〜大人用パッド（旧：成人用パッド）を代用して構いません。しかし未就学児用パッドを小学生〜大人には使用できません。また、パッドだけではなく、AED 本体にモード切替ボタン『未就学児／小学生〜大人』が付いている機種があります。この切り替えを行うことで適切な電気ショックのエネルギー量が流れるようになりますので、忘れずに切り替えを行いましょう。なお、AED から「ショックは不要です」とアナウンスがあった場合は「電気ショック」が不要なのであって、「胸骨圧迫」は引き続き必要なため、直ちに胸骨圧迫を再開しましょう。

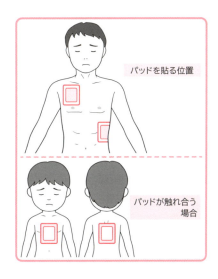

パッドを貼る位置

パッドが触れ合う場合

AVPUスケール〜子どもの意識状態を的確に判断するために〜

　食事中の誤嚥、プール遊びでの溺水、遊具からの落下など、保育においてはあらゆる場面で重大事故が発生するおそれがあります。緊急を要する状況へ素早く対応するため、子どもの意識状態を的確に判断することが重要です。
　子どもの意識レベルを判定する基準に「AVPUスケール」というものがあります。

> AVPUスケール
>
> A：Alert　　　　　　　意識がはっきりしている
> V：Voice　　　　　　　声を掛けると反応するが、意識はもうろうとしている
> P：Pain　　　　　　　 痛み刺激には反応するが、声を掛けても反応がない
> U：Unresponsive　　どんな刺激にも反応しない

※痛み刺激を行う際の例・・・肩をたたく。踵をたたく。
　　　　　　　　　　　　　胸骨の真ん中を、手をグーにして指の関節で押す。
　　　　　　　　　　　　　爪の生え際（半月があるあたり）を2本の指で挟む、など。
　　　　　　　　　　　　　2つの手技を組み合わせて判断するとよい。

内閣府（2023）『教育・保育施設等における重大事故防止策を考える有識者会議 年次報告（令和4年度）』
より引用

　AVPUスケールで「U」と判定された場合は、ただちに救急車を要請し、心停止の判断を行ってください。「V」や「P」と判定されても、誤嚥や溺水が要因のときにはその後急変するおそれがあります。子どもの容態を注視し、必要時は救急要請を行うなど、適切に対応しましょう。

第18章
保育における保健的対応

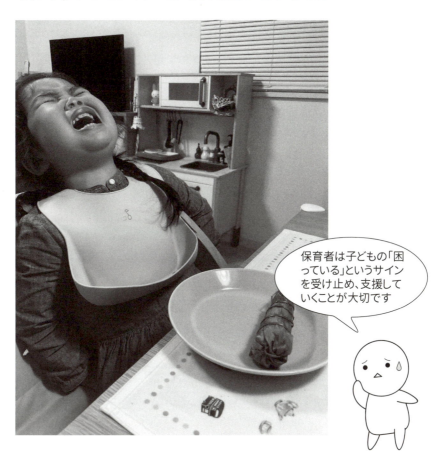

保育者は子どもの「困っている」というサインを受け止め、支援していくことが大切です

扉画像⑩

> **この章で学ぶこと**
>
> 保育所は、全ての子どもが、日々の生活や遊びを通して共に育ち合う場である。そのため、一人一人の子どもが安心して生活できる保育環境となるよう、障害や様々な発達上の課題など、状況に応じて適切に配慮する必要がある。
> 慢性疾患を有する子どもの保育に当たっては、かかりつけ医及び保護者との連絡を密にし、予想しうる病状の変化や必要とされる保育の制限等について、全職員が共通理解をもつ必要がある。
> 児童発達支援が求められる子どもに対しては、保護者及び児童発達支援を行う医療機関や児童発達支援センター等と密接に連携し、支援及び配慮の内容や子どもの状況等について情報を共有することなどを通じて、保育所においても児童発達支援の課題に留意した保育を行うことが大切である。
>
> （厚生労働省「保育所保育指針解説」、2018（平成30）年より）

1 ▷ 生命の保持と情緒の安定

保育所における保健的対応には、**生命の保持**にかかわる対応と**情緒の安定**にかかわる対応があります[*1]。

子どもは適切な養育を受け、優しいまなざしや温かな態度に包まれ、適度なスキンシップの中で人とかかわり合うことで、情緒的な安定感が生まれてきます。

保健的対応は、専門職の絶え間ない努力や、日々の適切なかかわりの積み重ねによって行われる行為そのものであり、子どもの身体的な側面だけではなく、精神的・社会的な健康（ウエルビーイング）を支えています。

> [*1] 「保育所保育指針」では、「保育所は、子どもが生涯にわたる人間形成にとって、きわめて重要な時期に、その生活時間の大半を過ごす場所である」としている。

🌸 生命の保持にかかわる保健的対応 🌸

主に子どもの生理的な欲求を満たすためのかかわりや対応です。生理的欲求には、栄養摂取、排泄、睡眠などがあり、また体温の維持なども含まれます。子どもの場合、これらを保護者・養育者によって保障しなければ健やかな成長発達は望めません。

保育者は、体温や食事の様子などを注意深く観察し、子どもの基本的な生命活動を支えます。また、病気やけがの対応についての知識を高め、未然に防ぐことも大切です。さらに、子どもの発達状況にあわせた生活習慣の確立を促し、より発展的な健康増進を促すことが保健的対応となります。

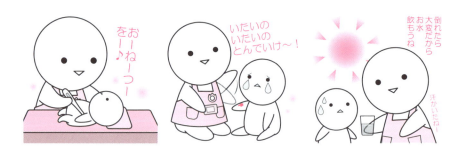

🌸 情緒の安定を図るための保健的対応 🌸

子どもの健やかな成長と発達に情緒の安定は欠かせません。保育所保育指針では、「子どもの情緒的な安定として、子どもの欲求を満たし、応答的な触れ合い、言葉かけを行い、信頼関係を構築する働きかけを行う」としています。

2▷ 子どもの成長評価

🌸 身体計測 🌸

　子どもは日々成長しています。保育所などでは、毎月身体計測を実施して、子どもの成長を評価します。的確に子どもの成長を把握するためには、正しい方法で身体計測を行う必要があります。

　子どもの身長・体重の評価は、乳幼児身体発育曲線[*1]をもとに評価する方法と、発育指数をもとに評価する方法があります。

*1　p.29 参照

身 長

　2歳未満の子どもは膝裏が伸展せず、正しく立位の保持ができないため、仰向けの寝た状態で身長を測ります（**図 18-1**）。身長計の固定板に頭を付け、子どもの身体の軸を固定板と垂直になるようにします。かかとと足先が 90°になるよう、膝裏を伸ばした状態で測ります。

　2歳以上の子どもは立位で測定します。耳の穴と目を結ぶ点（耳珠点）が地面と垂直になるようにします（**図 18-2**）。

身長計測

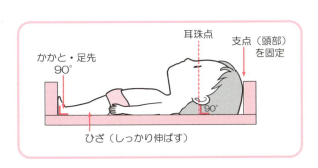

図18-1 臥位の身長計測

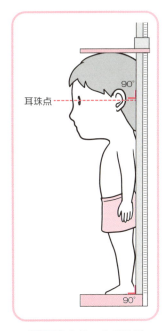

図18-2 立位の身長計測

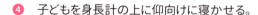

身体計測の手順とポイント（2歳未満）

1. 身長計を安定した場所に置く。
2. 乳幼児用身長計にシーツを敷く。
3. 子どもに今から身長を測ることを説明する。
   - 説明は子どもの権利をまもるうえで必須です。また、一動作一声かけも必須です。
4. 子どもを身長計の上に仰向けに寝かせる。
   - 正しい計測と安全のために、保育者2人以上で測定します。
5. 1人の保育者が頭部を固定する。
   - 頭頂部が固定板につくように固定します。目と耳がつくる平面(耳眼面)が台面と垂直になるように固定します。
6. もう1人の保育者が、子どものひざ(膝関節)の上に手を添えて、足底(足の裏)が移動板に垂直になるように下肢を伸ばす。必ず両足を用いて測定する。
   - 無理に下肢を伸ばさないようにしましょう。股関節が軟らかいので、強く足を伸ばすと脱臼するおそれがあります。また、片足だけで測定すると、体幹が曲がってしまうおそれがあり、正確な値を測定できません。
7. 計測値は1mm単位まで測定する。
   - 前回の計測の値と比較し、差が大きい場合は再度測定しなおします。

体重

乳児の体重は、日齢や月齢によって1日当たりの体重増加目安があります（**表18-1**）。まだ立つことができない乳幼児は、ベビースケール(乳児用体重計)を用いて体重を測ります（**図18-3**）。しっかりと立つことができるようになれば、体重計に乗ってもらい測定します。体重を測る場合は、食直後を避け、衣服を脱ぐ場合にはプライバシーや室温などの環境にも配慮します。また、2歳以上の子どもの場合は、あらかじめトイレを済ませておき、下着を付けたまま測定します。

体重計測

図18-3 乳児の体重計測

表18-1 乳児の1日当たりの体重増加の目安

月　齢	1日当たりの体重増加量
生後1〜3か月	25〜30 g
生後3〜6か月	20〜25 g
生後6〜9か月	15〜20 g
生後9〜12か月	10〜15 g

第18章 ● 保育における保健的対応

体重計測の手順とポイント（2歳未満）

❶ 体重計を安定した場所に置き、デジタル体重計の場合は電源を入れ、使用可能かどうか確認する。

> 必ず水平になるように設置します。
> 安全を確保し、正確な測定値を得るためです。

❷ 体重計にバスタオルを敷き、体重計のメモリが"0"になるようにする。

> おむつなどをつけたまま測定する場合には、予めおむつの重さを測っておきます。

❸ 子どもに今から体重計測を行うことを説明し、裸にする。

> 説明は子どもの権利をまもるうえで必須です。
> また、一動作一声かけも必須です。

❹ 再度、体重計のメモリが"0"であるかを確認し、子どもを体重計の上に仰臥位または座位で乗せる。

> 体重測定時は、転落防止のため絶対にそばを離れないようにします。

❺ 指針の動きが停止したところで目盛りを読む。計測の単位は10g単位で読み取る。

> 前回の値と比較し、差が大きい場合は再度測定しなおします。

❻ 計測終了後、子どもを体重計から降ろし、衣服を着せ、整える。

頭位

頭囲の計測は、水頭症や小頭症の早期発見のために行いますが、脳がしっかりと育っているかもみることができます。多少小柄な体つきであっても、頭囲が順調に大きくなっていれば問題ないといわれています。

後頭部のカーブのところにある後頭結節と眉間を結ぶ1周が頭囲です（図18-4）。

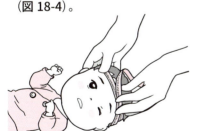
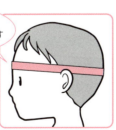

眉間～後頭結節にかけて測ります

図18-4 頭位計測

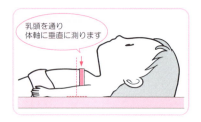

胸囲

出生時は頭囲より小さい胸囲ですが、1歳以降は胸囲のほうが大きくなります。

胸囲は両方の乳頭を通り、体軸に垂直に一周した長さです。めいっぱい呼気を吸い込んでいない時に測定します（図 18-5）。

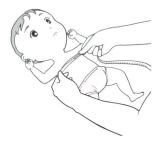

図 18-5 乳児の胸囲計測

🌸 成長の評価 🌸

身長・体重から子どもの成長が順調なのか評価する指標として、「乳幼児身体発育曲線」や「発育指数」があります。子どもは日々成長していますので、成長の評価は定期的に行うことが重要です。特に3～5歳児は乳幼児健診と学校健診の間の年齢にあたり、保育所などでの身体計測は子どもの成長を見守る貴重な機会です。

🌸 乳幼児身体発育曲線 🌸

乳幼児の身体発育を客観的に評価するためには、身長・体重などの身体計測値を年齢・月齢別の基準値に照らし合わせるという方法をとります。その基準値として用いられるのが乳幼児身体発育曲線です。この曲線は、ほぼ10年ごとに実施されている乳幼児身体発育調査から得られたデータを図示したものです。

乳児期は、体重の変化に連動して身長が増加することが多いため、体重の評価をすることが重要となります。離乳食が始まると、食事量にムラがあるなどの理由から体重があまり増加しない子どももいますが、定期的な測定の結果が身体発育曲線に沿っており、その子どもなりの成長が認められれば問題ありません。また、身長は遺伝的な影響を受けますので、そのことを加味して評価します。しかし、両親の身長からは説明できない低身長があったり、何らかの病気が疑われるような急激な体重減少や体重増加不良が認められたりした場合は、保護者・養育者に対し医療機関への紹介を行います。

🌸 発育指数 🌸 ‥‥‥‥‥‥‥‥‥‥‥‥‥‥

　発育指数は、身長と体重の相対的評価に用います。乳幼児（生後 3 か月〜 5 歳まで）には**カウプ指数**（**BMI**）、学童期には**ローレル指数**を用います。カウプ指数は年齢によって標準体型と判断される数値の範囲が異なります。ローレル指数では、130（± 15）を標準と判断します（**表 18-2**）。

$$カウプ指数（BMI）= 体重（g）÷ 身長（cm）^2 × 10$$

$$ローレル指数 = 体重（kg）÷ 身長（cm）^3 × 10^7$$

表18-2 ローレル指数の判定基準

ローレル指数	判 定
100 未満	やせすぎ
100 〜 115 未満	やせすぎ
115 〜 145 未満	普通
145 〜 160 未満	太りぎみ
160 以上 太りすぎ	太りすぎ

　カウプ指数は通常、出生後に増加し、生後半年くらいで減少に転じ、その後は緩やかに増加に転じます（**図 18-6**）。カウプ指数が減少から増加に転じる年齢が 6 歳頃より早い場合には、肥満体型になっていく可能性があります。特に 1 歳半から 3 歳にかけてカウプ指数が増加する場合はその懸念が大きいです。

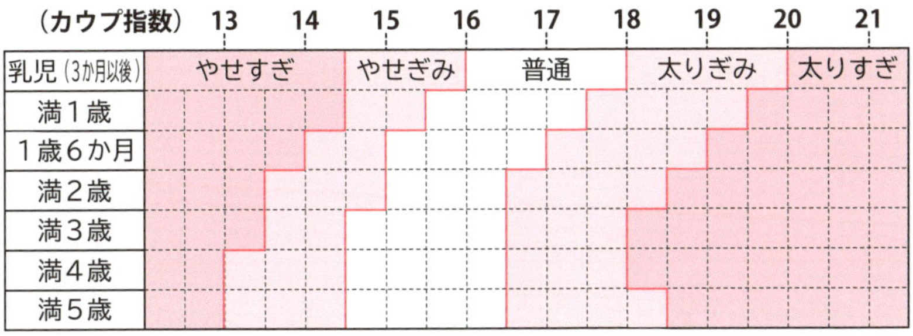

図18-6 カウプ指数による発育状況の目安

（資料：公益社団法人日本栄養士会より）

3 ▷ 3歳未満児への対応と配慮

3歳未満の0～2歳児は、発育・発達が著しく、月齢・個人差が大きいので、1人ひとりの子どもに応じたきめ細かな対応が必要となります。

🌸 乳幼児突然死症候群（SIDS対策）🌸

*1 SIDS
(Sudden Infant Death Syndrome)
乳幼児突然死症候群。

SIDS[*1]は、何の予兆や既往歴もないまま乳幼児が死に至る原因不明の病気で、窒息などの事故とは異なります。SIDSの予防方法は確立していませんが、以下のポイントをまもることにより、SIDSの発症率が低くなるというデータがあります。

乳児の睡眠中は次のことに気をつけましょう
- こどもを1人にしない…異変をすぐに察知できるようにする
- あおむけに寝かせる…うつぶせ寝の状態で顔が横向きの体勢も避ける
  （医学的な理由で医師からうつぶせ寝を勧められている場合以外）
- やわらかい敷布団、重い掛け布団や、ぬいぐるみ等を使用しない…顔が埋まったり、払いのけられなくなったりして、鼻や口がふさがれないようにする
- ヒモまたはヒモ状のものを置かない…首に巻き付かないようにする
  （例：よだれかけのヒモ、ふとんカバー内側のヒモ、ベッドまわりの電源コードなど）

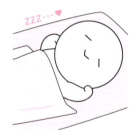

乳児の様子を確認しましょう
- 口の中に異物や、ミルクや食べたもの等の嘔吐物がないか確認する…のどや気管につまらせないようにする
- 定期的にこどもの身体に触れて呼吸・体位、睡眠状態を点検する…職場のマニュアルやチェック表などに合わせる
- 預け始めの時期は特に注意深く見守る（例：慣らし保育を行うなど）

※ 乳児のほか、こどもの発達や健康状態によっては1歳以上でも定期的な確認を行い、状況に応じてあおむけに寝かせましょう

（資料：こども家庭庁「教育・保育施設等における重大事故防止策を考える有識者会議 年次報告（令和5年度）」より）

保育所でのSIDS対策としては、乳幼児の「慣らし保育」は、2週間以上とし、できるだけ長くとります。そして入園してから1か月間は6時間以内の保育（1人の保育者が担当できる）が望ましいです。睡眠中の呼吸のチェックは、一定期間、きめ細かく行い記録（**図18-7**）し

ます（0歳児は5分に1回、1〜2歳児は10分に1回が望ましい）。目視だけではなく、必ずからだに「ふれて」確認します。

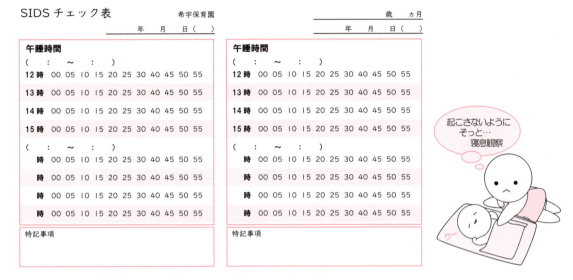

図18-7 SIDS対策のための呼吸チェック表（例）

スキンケア

　子どもは水分をたっぷりと含んだみずみずしい肌であると思われがちですが、肌の一番外側で刺激から肌をまもる表皮の厚みは大人の約半分しかありません。また、肌表面から水分が過剰に蒸発することを防ぎ、肌の潤いを保つ皮脂膜も、生後1か月をピークに2〜3か月で皮脂の分泌量が低下し、思春期まで低い状態が続きます。そのため、肌の水分量も大人と比較すると少なめです。これらのことから、子どもの肌は大人よりバリア機能が低く、外部刺激に敏感で、乾燥しやすく、湿疹やかぶれなど皮膚トラブルを起こしやすい状態にあります。そのため、乳幼児にとって、日常的なスキンケアは重要です。

　スキンケアの基本は、皮膚に付いた汗やほこりなどの汚れをしっかりと洗い流し、クリームなどで保湿し、保護することです。また、スキンケアは子どもの皮膚トラブルを防ぐだけではなく、スキンシップを通して子どもと大人、双方の情緒の安定にも効果があります。

　スキンシップ、つまりふれあうことにより「幸せホルモン」といわれるオキシトシン[*1]が分泌されることが科学的にも明らかになっています。

初めての沐浴

*1　オキシトシンは情緒の安定を図ることや、ストレス耐性を向上させることトラウマの軽減、PTSDの重症化を防ぐことも期待できるといわれている。

4 ▷ 虐待の発生予防、早期発見、早期対応

被虐待児の特徴

虐待を受けている子どもは心身ともに疲れ果て、心身の発育障害を起こしています。脳科学研究によると、虐待により前頭前野の一部が委縮するなど、精神症状との関連が解明されています（**表18-3**）。

表18-3 虐待がうたがわれる子どもの特徴

身体面	心理面
●皮膚や口腔の不潔さ	●いつも不安や恐怖におびえる
●外傷が多い	●対人関係の築き方に難しさを感じている
●体重増加不良	
●病気の放置	●自己評価が低い
●発達の遅れ	●抑うつ状態になる
●情緒行動の問題	●自傷などの自己破壊的な行動をとる
●乳幼児健診・予防接種が少ない	●親の前での凍りつくような表情

* 1 反応性愛着障害
　虐待や不適切な養育により保護者・養育者との情緒的なきずなが育まれず、子どもの対人関係に問題の生じた状態。相手を警戒してしまうので、素直に甘えたり頼ったりすることができない。

反応性愛着障害[*1]の子どもは、目で見たものを認知したり感情を読みとったりする脳の部位の大きさが、健康な子どもより2割小さいことが報告されました。これは虐待環境に適応するように発達した結果であると考えられています。子どもの健やかな発達を支えるためには、子ども虐待の予防そして早期発見・早期対応が大切です。

気になる症状があれば子どものからだを観察してみましょう。転倒による外傷は、膝や額などに多くみられます。そうではなく、背中など体幹部の外傷の場合は虐待の可能性を考えます（**図18-8**）。

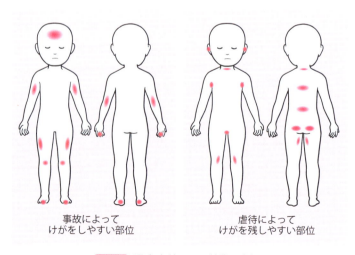

事故によってけがをしやすい部位　　虐待によってけがを残しやすい部位

図18-8 児童虐待による外傷の例

乳幼児揺さぶられ症候群

　誰もが危険だと思うほど乳幼児が激しく揺さぶられたときに起こる重症の頭部損傷です。乳児は頭部が重く、くびの筋肉が弱いので、揺さぶられたときに頭を自分の力で支えることができません。**乳幼児揺さぶられ症候群**は、特に生後6か月未満の乳児がなりやすいとされています。

　速く強く揺さぶられると、頭蓋骨の内側に脳が何度も打ち付けられ、脳表の静脈が断裂し、頭蓋内出血、眼底出血、脳障害などを生じます。重症例では意識障害、けいれんなどの神経症状があり、呼吸停止により死亡に至ります。

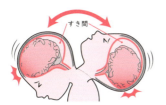

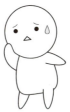

大脳は髄液に囲まれており、揺さぶられると前後に動いて頭蓋骨とぶつかります。

🌸 愛の鞭ゼロ作戦

　厚生労働省は**愛の鞭ゼロ作戦**[*1]と称して子育てに体罰や暴言を使わない子育てを推奨しています。2020年に「改正児童虐待防止法」が施行され、体罰などによらない子育てのために「よいこと、できていることを具体的にほめましょう」などの子育ての工夫が提言されました。

　保護者・養育者は子育て初心者です。初めての子育てに、とまどいと不安を抱えています。また、「暴言を子どもに使ってしまった」、「思わず手をあげてしまった」と自分を責めている保護者・養育者もいます。

　保護者・養育者がSOSをいつでも出せるように常日頃から信頼関係を築きましょう。

*1　愛の鞭ゼロ作戦
<u>ポイント</u>
1. 子育てに体罰や暴言を使わない。
2. 子どもが親に恐怖をもつとSOSを伝えられない。
3. 爆発寸前のイライラをクールダウン。
4. 親自身がSOSを出そう。
5. 子どもの気持ちと行動を分けて考え、育ちを応援。
（厚生労働省HP「子どもを健やかに育むために〜愛の鞭ゼロ作戦〜」啓発パンフレットより）

5 ▷ 身体的なケアが必要な子どもへ保育者ができること

2016（平28）年6月には、「障害者の日常生活及び社会生活を総合的に支援するための法律及び児童福祉法の一部を改正する法律」（障害者総合支援法）が公布されました。これにより、地方自治体においては保健、医療、保育を含む福祉、その他の関連分野の連絡調整を行うことが努力義務となりました。また保育所などには、すべての子育て家庭への支援や、1人ひとりの子どもの育ちの保障という観点から、医療的ケア児への支援も求められています。日常生活の中で常に身体的なケアが必要であっても、すべての子どもがその個性を発揮し、共に生活することができるよう支援することも保育者の役割の1つです。

❀ 医療的ケア児の現状 ❀

日々の生活を営むために日常的な医療的ケアや医療行為、医療機器を必要とする「医療的ケア児」は、小児医療の進歩とともに年々増加しています。日本における医療的ケア児は約2万人（推定）といわれています（図18-9）。

医療的ケア児は、日常生活及び社会生活を営むために恒常的に医療的ケア（人工呼吸器による呼吸管理、喀痰吸引その他の医療行為）を受けることが不可欠です。酸素吸入や1日数回の医療的ケアを受ければ通常の生活を送ることができる子どもから、自らの意思ではからだを動かすことができない状態の子どもまで、ケアの内容も医療依存度[*1]も様々です。医療技術の進歩により、難病や障がいをもつ多くの子どもの命が救われる一方で、医療機関を退院したあとも、日常的に医療的ケアが必要となる子どもがいるという現状があります。

＊1 医療依存度
生活のために医療的なケアがどれほど必要かの度合いのこと。呼吸器の着用や1時間に1回以上の痰の吸引、経管栄養、透析などが生きるために不可欠な状態のことを「医療依存度が高い」という。

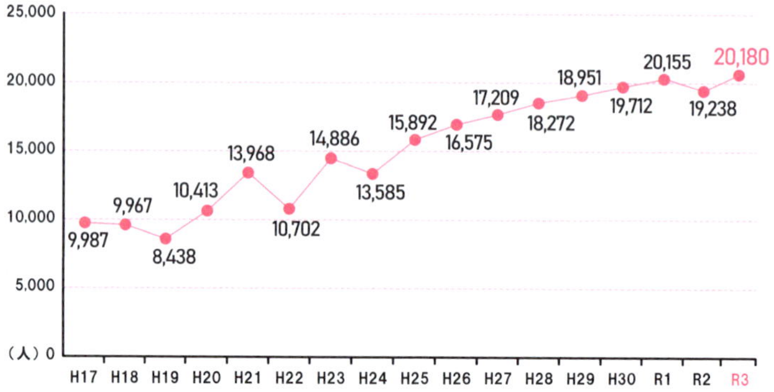

図18-9 在宅の医療的ケア児の推測値（0〜19歳）

（資料：厚生労働省HPより作成）

保育者の対応

子どもたち1人ひとりが多様であることを前提に、障がいの有無にかかわらず、それぞれの子どもがもつニーズに対応した保育を行うことが保育者の専門性であり、責務です。

2016（平28）年4月1日より施行された「障害を理由とする差別の解消の推進に関する法律」では、共生社会の実現に向けて、「不当な差別的取扱い」の禁止と、「合理的配慮」の提供が義務として定められました（図18-10）。

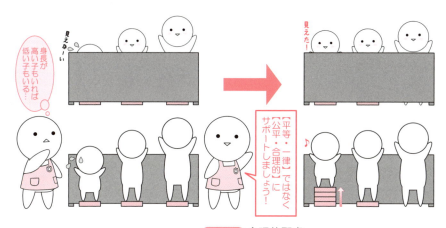

図18-10 合理的配慮

また、「合理的配慮」の基礎となる環境の整備を「基礎的環境整備」といいます。保育所などにおいては、合理的配慮と基礎的環境整備を一体的に実施し、支援の体制を整える必要があります（図18-11）。

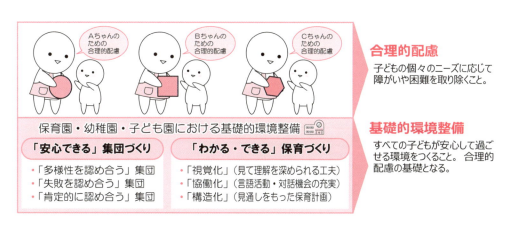

図18-11 合理的配慮・基礎的環境整備が一体となった支援

「安心できる」集団づくりと「わかる」保育づくりが基礎的環境整備の中核となります。「基礎的環境整備」のなかで、特別な支援としてではなく、あたりまえにある支援（ナチュラルサポートといいます）を充実させることで、すべての子どもたちにとって最善の保育を提供することが可能となります。

子どものニーズは多様です。医学的診断の有無にかかわらず、子どもが困っていることに気づき、具体的な支援の方法を考え、毎日の生活の中で実行していくことが大切です。また、保育所などでは、保護者・養育者と信頼関係を築き、連携していくことが欠かせません。「今できること」、「これからやること」、「調整が必要となること」などの情報を共有し、その都度「合意形成」をしながら進める必要があります。関係諸機関との連携についても全職員が共通理解し、個別の支援計画を作成して日々の保育活動に活用するとともに、卒園後も視野に入れ、ライフステージに応じた切れ目のないスムーズな移行支援についても考慮しておくようにします。

「保育所などでの医療的ケア児の支援に関するガイドライン」

医療的ケアは、病院以外の場所では基本的にその子どもの家族が行いますが、家族の他にも都道府県または登録研修機関で行われる喀痰吸引などの研修を受けた保育者なども医療的ケアを行うことができます。

「保育所等での医療的ケア児の支援に関するガイドライン」（2021年3月）では、「すべての子どもが一緒に生活することをあたりまえにしなければならない」ということが冒頭に述べられています。

保育所などでの医療的ケア児の受け入れにあたっては、保育者とそれ以外の専門職が協力・連携を図り、安全対策や環境整備、緊急時の対応マニュアルの作成などに一丸となって取り組むことが必要となります。さらに1人ひとりの保育者が医療的ケアに関する研修に参加するなど、よりよい医療的ケアの在り方を考えることが大切です。

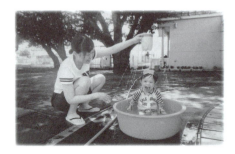

6▷ 発達支援の必要な子どもへ保育者ができること

神経発達症群＊1 の子どもは、日常生活やコミュニケーション、集団参加の行事などの場面で「困っている」ことがあります。保育者は子どもの「困っている」というサインを受け止めるとともに、その子どもの困り感を減らすことができるよう支援します。

＊1　神経発達症群
p.114 参照

神経発達症群の現状

2022（令 4）年に文部科学省が全国の小・中学校の児童生徒に対して調査を行った結果、神経発達症群とされたのは全体の 8.8％でした。つまり、神経発達症群の児童がクラスに 2～3 人いるということになります（**図 18-12**）。神経発達症群をもつ子どもたちのケアには看護師、理学療法士、作業療法士、言語聴覚士がかかわる場合もあります。

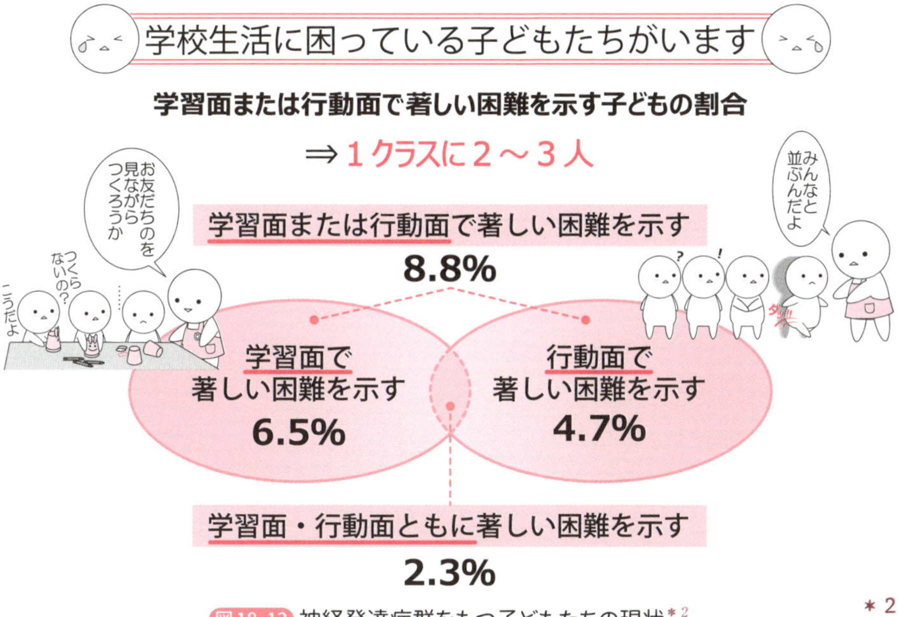
学校生活に困っている子どもたちがいます
学習面または行動面で著しい困難を示す子どもの割合
⇒ 1 クラスに 2 ～ 3 人
お友だちのを見ながらつくろうか
つくらないの？
こうだよ
……
みんなと並ぶんだよ
?
!
学習面または行動面で著しい困難を示す
8.8%
学習面で著しい困難を示す
6.5%
行動面で著しい困難を示す
4.7%
学習面・行動面ともに著しい困難を示す
2.3%

図 18-12 神経発達症群をもつ子どもたちの現状＊2

＊2　資料：文部科学省「通常の学級に在籍する特別な教育的支援を必要とする児童生徒に関する調査結果について」（2022 年）より作成。

神経発達症群をもつ子どもと保護者への支援

まずは、子どもの発達の特徴をよく知ることが大切です。そのためには、子どもをよく観察することに加え、家庭での様子を知るためにも保護者・養育者の言葉に耳を傾け、偏りのない情報収集を心がけます。

そして、1人ひとりの子どもに応じたかかわりをします。わかりやすく短い言葉で声をかけ、よい行動はその場ですぐに褒めるなど、苦手なことでも少しずつ無理なく取り組めるよう支援します。言葉で伝えても理解しにくい場合は保育者が一緒に行ったり、これから何をするか予告したり、写真やイラストを用いて視覚化したりするとよいでしょう。

基礎的環境整備
「視覚化」

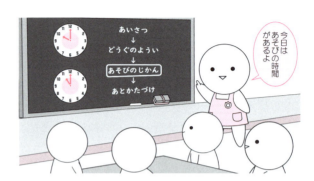

7 ▷ 保育所で与える薬

保育所などに登園することができる子どもは、基本的には集団生活に支障がない健康状態にあるため、保育所などで子どもに薬を与えることは原則としてしないことになっています。ただし、子どもの健康維持の観点から医師の指示により保育時間内に与えることが必要な薬はその限りではありません。

保育所などで薬を扱う場合、健康安全委員会などを組織し、看護師などの専門職を交え、誤薬などがないよう具体的な取り扱い方法について検討する必要があります。また、子どもの年齢、性格、理解度に応じて、「なぜ薬を飲まなくてはならないのか」を保育者や保護者・養育者から本人へ説明し、主体的に薬を飲むことができるように促すことも大切です。なお、熱性けいれんなど子どもの状態に応じて使用する薬については、医師の具体的な指示が書かれた与薬指示書に基づいて行います。

甘みのついたシロップ状の薬は、必要な量を正確に測り、スポイト、スプーンなどに入れ、そのまま口に運びます（**図 18-13**）。

【与薬に関する留意点（保育所保育指針より）】

保育所において子どもに薬（座薬などを含む）を与える場合は、医師の診断及び指示による薬に限定する。その際は、保護者に医師名、薬の種類、服薬方法などを具体的に記載した与薬依頼書を持参させることが必須である。

保護者から預かった薬については、他の子どもが誤って服用することのないように施錠できる場所に保管するなど、管理を徹底しなくてはならない。

また、与薬に当たっては、複数の保育士などで、対象児を確認し、重複予約や予約量の確認、与薬忘れなどの誤りがないようにする必要がある。与薬後には、子どもの観察を十分に行う。

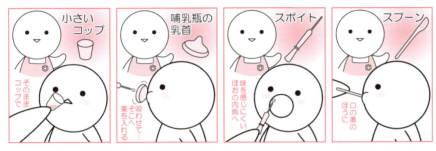

図18-13 乳児への与薬方法例

粉薬の場合、乳児は自分で飲むことが困難なので、少量の白湯などに溶かし、スポイトやスプーン、小さなコップで飲ませるか、練ってペースト状にしたあと頬の内側に塗り付けます。味を嫌がって飲みたがらない場合、子どもの好きなプリンやアイスクリーム、ジャムなど味が濃く、冷たいものに混ぜたり、市販の与薬用ゼリーを用いたりすることで飲みやすくなります。ただし、薬によっては食品に混ぜることで効果が変わるものもあるので、説明書をよく読んでおくことも大切です（**図18-14**）。

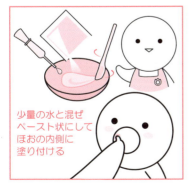 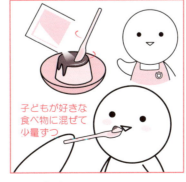

図18-14 幼児への与薬方法例

第 19 章
子どもの最善の利益保障を目指して

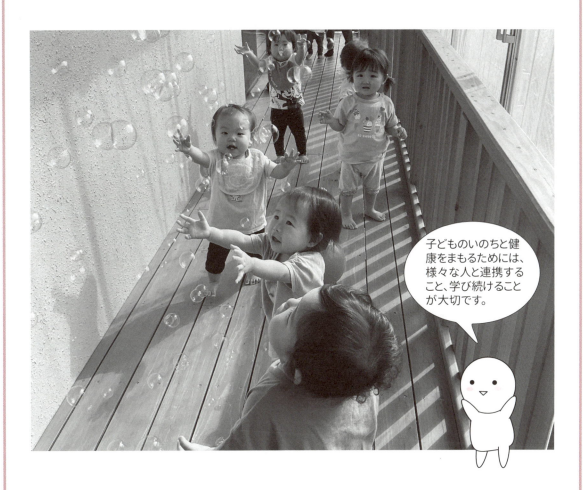

子どものいのちと健康をまもるためには、様々な人と連携すること、学び続けることが大切です。

> **この章で学ぶこと**
> 　保育所における保育士としての職責を遂行していくためには、日々の保育を通じて自己を省察するとともに、同僚と協働し、共に学び続けていく姿勢が求められる。幅広い観点において子どもに対する理解を深め、子どもや子育て家庭の実態や社会の状況を捉えながら、自らの行う保育と保護者に対する支援の質を高めていくことができるよう、常に専門性の向上に努めることが重要である。
> 　　　　　　　　（厚生労働省「保育所保育指針解説」、2018（平成30）年より）

1▷ 様々な人たちと連携・協働すること

　子どものいのちと健康をまもるためには、保育者だけでなく、嘱託医や看護師、栄養士など、職員間の連携が欠かせません。例えば、給食の場面では子どもたちに直接かかわる保育者はもちろん、メニューを考える栄養士や調理する調理員もかかわります。食物アレルギーのある子どもがいれば、そこにさらに看護師が、そして保護者・養育者やかかりつけ医もかかわってきます。定期健診では嘱託医や嘱託歯科医と連携しますし、児童発達支援が求められる子どもがいる場合は、保護者・養育者はもちろん、医療機関や児童発達支援センターなどと密接に連携します。災害発生時には、消防や警察、自治会などとも連携・協働が必要です。「保育所保育指針」にも、職員間や保護者・養育者との連携だけではなく、行政や関係機関、他の専門職と連携するように記されています。

🌸 IPW（Interprofessional Work：専門職連携）🌸

　様々な人たちと連携・協働する活動を IPW（Interprofessional Work：専門職連携）といいます。IPW は「複数の領域の専門職者（住民や当事者も含む）が、それぞれの技術と知識を提供しあい、相互に作用しつつ、共通の目標の達成を必要とする人と共に目指す協働した活動」[1] と定義づけられています。保育における IPW では、子どもを中心に様々な人たちがつながり、子どものためのチームをつくります。そのチームでは、お互いを尊重し、理解し、情報交換を密に行いつつ、助け合いながらそれぞれが自分の役割を果たしていきます。

🌸 連携・協働するために必要な力 🌸

　IPW を円滑にすすめるためには、まず、様々な人たちと連携・協働する意義を理解し、自分の役割や専門性を考え続け、学び続けることができる力が土台になります。そして、他者の考えや専門性を理解し、受け入れる力や、自分の考えや専門性を伝えることのできるコミュニケーション力も必要です。また、チームをよりよい方向に動かすことのできるリーダーシップ・メンバーシップを発揮する力、自分とチームの活動を振り返り、今後の課題や改善策を考える（リフレクション）する力も求められます。

＊1　大塚眞理子他，2009「IPW/IPE の理念とその姿」埼玉県立大学編『IPW を学ぶ－利用者中心の保健医療福祉連携』中央法規出版，pp.12-24 より

2 ▷ 職員同士の連携・協働

　子どもたちのいのちと健康をまもるためには、1人ひとりの子どもをきめ細かに観察し、危険や問題はないかなど、常に気を配ることが大切です。子どもに対しての保育者の配置基準は「児童福祉施設の設備及び運営に関する基準」で定められています（表19-1）。そのため、常に職員同士は密に連携・協働し、保育所全体で「子どものいのちと健康をまもる」という意識をもつことが大切です。

表19-1 保育士配置基準

子どもの年齢	保育士の人数
0歳児	おおむね3人につき1人以上
1・2歳児	おおむね6人につき1人以上
3歳児	おおむね20人につき1人以上
4歳以上児	おおむね30人につき1人以上

（厚生労働省「児童福祉施設の設備及び運営に関する基準」、第33条より抜粋）

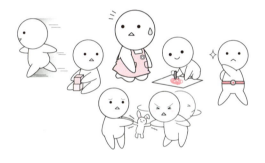

🌸 クラス運営 🌸

　基本的に3歳未満児のクラスであれば、保育士配置基準に基づき、子どもの人数に合わせて複数の保育者が配置されています。保育体制として担当制をとっている保育所などもあります。クラス運営が円滑に行われるためには、子どもたちの好きなものや得意なこと、家庭状況などについての情報を保育者同士で共有し合うなど、コミュニケーションを大切にしましょう。

🌸 子どもの送迎のとき 🌸

　保育所などは朝早くから夜遅く（7時～20時など）まで開所している園も多く、また土曜日に開所しているところもあります。「労働基準法」

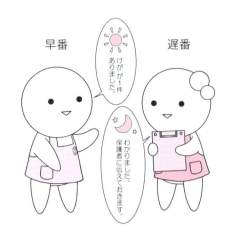

では1週間に40時間以上働かせてはならないと定められているため、保育者の勤務形態はシフト制のことが多く、朝7時からの「早番」もあれば、夜20時までの「遅番」、そして土曜出勤もあります。つまり、必ずしも自分のクラスの子どもの登園・降園時に立ち会えるわけではなく、毎日、保護者・養育者との情報共有ができるわけではありません。自分がいない時間帯は別の職員が子どもたちの保育や保護者対応をしてくれています。同じクラスの保育者だけでなく、早番や遅番の保育者やその他の職員とも情報共有を綿密に行い、連携することが大切です。

3 ▷ 保健活動の計画及び評価

保育の目標を達成するためには、子どもの発達を見通しながら、計画性のある保育を実践することが必要です。そして実践した保育について、記録などを通じて振り返り、評価した結果を次の計画の作成に生かすという、循環的な過程を通して精度を高めていきます。保健活動においてもこの循環的な過程は重要なものであり、子どもたちの健康をまもるためには欠かすことができません。

保育所における全体的な計画と保健計画

全体的な計画とは、自園の保育理念のもと、保育所に在園する期間全体において、子どもの現状、保護者・養育者の傾向、地域の特性を踏まえた上で作成する、保育の計画です。保健計画とは、保育全般の計画である全体的な計画のうち、保健衛生にかかるねらいと内容について、より詳細に、具体的にまとめたものです。

計画と評価

保健計画とは、「園で生活するすべての人が、心身ともに健康に過ごすことができるようにするためにはどのようにすればよいのか」についての計画です。園児だけでなく、保育者も計画と評価の対象となります。

園児に対しては、それぞれの発育・発達に応じた目標や具体的な内容と方法を検討しながら計画します。また、健康教育、健康診断や身体測

定も計画します。評価は、健康診断や身体計測の記録・発達記録をもとに個人で行い、また感染症の予防ができたかなどについては園全体で行います。

保育者に対しては、感染症流行前などの注意事項を周知・共有する職員研修や、保育者自身の健診や検査を計画します。評価は、日常の健康観察の提出や健診の結果をもとに個人で行い、感染症拡大予防などの観点から園全体でも評価します。

4▷ 子どものために学びつづける

前向き子育てプログラム（トリプルP）*1 の紹介をします。トリプルP とは、オーストラリアの心理学者が開発し、世界 25 か国で実施されている子育てプログラムです*2。

*1　トリプルP
（Positive Parenting Program）

*2　Prinz RJ, Sanders MR et al Prevention Science 2009

前向き子育ての 5 原則
- 安全に遊べる環境作り
- 積極的に学べる環境作り（好ましい行動への注目、励まし）
- 一貫した分かりやすいしつけ
- 適切な期待感
- 保護者としての自分を大切にする

トリプルP では、まず、子どもと良好な関係を作ることを大事にします。子どもの活動や趣味について子どもと話し、身体的なふれあいで愛情を表現します。次に好ましい行動（仲よく遊ぶ・静かに待つなど）を育みます。具体的に言葉で表して励まし、夢中になれる活動、教材を準備します。その他にも、手本となって好ましい行動を見せ、シールなどの子どもが喜ぶものをごほうびとして、新しい技術や行動（はみがきや髪を洗うなど）を教えたり、子どもと約束して一緒に図表を作り、好ましい行動にごほうびを与える行動チャートを楽しく活用したりします。

子どもも分かりやすい基本ルールを子どもと一緒に話し合い、子どもに何かしてほしいときには、はっきりと穏やかに指示を行います。子どもとの約束は子どもに好ましい行動を伝えるもので、してはいけないことを教えるものではありません。例えば、待合室で「騒がない」ではな

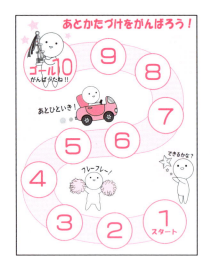

く、待合室では「絵本を読む（と静かに待つことができる）」の方が効果的です。こういったトリプルPの手法は保育の現場でも生かすことができます。

日本ではトリプルPなど心理学に基づいたいくつかの子育てプログラムが普及し始めています。近年は育児書だけでなく、オンラインでも学ぶこともできるようになってきました。子どもの最善の利益をまもるためには、保育者として学び続けていく姿勢が大切です。子どもも保護者・養育者も支援できるように、広い視野と柔軟な考え方をもち、様々な知識と技術を身につけていきましょう。

誰も孤立しない社会を

　当園に入所している子どもの約8割は、親などからの虐待を受けています。その身体や心に受けた傷を目の当たりにして、何とも言い表しようのない気持ちになります。ともすれば、虐待の行為者である親などに対し、怒りや恨みを投げかけたくなります。しかし、私の経験上、虐待をしたくてしている親は1人もいません。涙ながらに後悔を語ります。虐待者自身が、虐待された経験があったり、社会の中から孤立し、誰にも相談できず、誰も助けてくれない環境によって悲劇が起きています。

　アフリカに、「1人の子どもを育てるには、村中の大人の『知恵』と『愛』と『よい環境』が必要だ」ということわざがあります。困ってからつながるのではなく、困る前からつながり、いざ困った時に、早めに気楽に「助けて」と言えるように。

　子育て世帯を蝕む「孤育て」に着目し、社会全体でよってたかって子どもを育んでいく意識を高め、共同養育のシステムの構築が求められています。

（児童養護施設　光明童園　施設長　堀 浄信）

5 ▷ 地域における保育所などの役割

　子どもを取り巻く環境は、時代の流れとともに変化し続けています。そして、保護者・養育者の子育て環境や意識も変化し続けており、保育所などには、それに即した保育と子育て支援、そして地域における子育て支援が求められています。

　発達支援については、療育施設や行政機関との連携が欠かせません。障がい児が療育施設を利用する場合、保育所などと併用することもあります。療育施設の職員が保育所などへ対象の子どもを迎えに来たり、療育後に保育所などへ送ったりといった事例も増えてきました。各地方自治体の単独事業である**巡回相談**[1]や**要支援加配事業**[2]なども通し、1人ひとりの子どもに適した支援を行っています。

　児童虐待防止についても他の専門機関と連携しています。保育所などは**要保護児童対策地域協議会（要対協）**に属し、支援が必要な子どもの具体的情報を協議会所属の他の機関と共有し、共に見守っています[3]。必要に応じてケース会議が開かれています（**図19-1**）。

*1　巡回相談
　療育施設に通っていない、発達の様子で気になる点がある就学前の子どもに対し実施します。巡回支援専門員が園や家庭でのその子どもへのかかわり方について園の職員と一緒に考え、アドバイスをする。

*2　要支援加配事業
　発達に課題のある子ども（障がい児）の保育・教育の充実のために、保育者を規定の人数に加えて配置し、その状態や発達過程に応じた適切な保育・教育の実施をするもの。

*3　保育所などの就学前児童の保育教育機関は要保護児童対策地域協議会の乳幼児部会に属しています。要保護児童対策地域協議会には子どもの年齢によって部会がある。

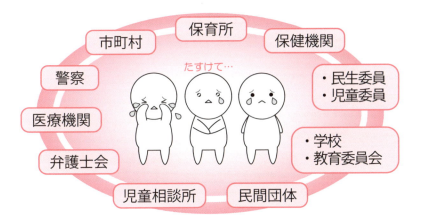

図19-1　要保護児童対策地域協議会

> 保育現場からの声

保育所などと各機関の連携の実際について

　「要保護児童対策地域協議会」は、支援の必要な児童や家庭を早期に発見し、関連機関との情報共有と役割分担を明確にし、迅速に支援を開始できるように設置されています。保育所などは、虐待に対して通告の義務（児童虐待防止法第6条第1項）があります。いちばん大切なことは「子どもの安全をまもる」ということです。「もし間違っていたら」、「虐待がはっきりと証明できるようになってから」と保護者との関係を優先し、通告をためらうことがないよう、全職員が子どもの安全を最優先に対応しています。

　警察・消防との連携も重要です。以前、不審者（結果的には、帰り道がわからなくなったご近所のお酒に酔ったご老人でした）が、園の裏口からフェンスを越えて侵入してきたという事案がありました。警察へ110番すると、すぐに警察が駆けつけて対応してくれました。また、私たちの住む市には、防災意識を高めることを目的に、市内の保育所・こども園・幼稚園の年長児で組織された「幼年消防クラブ」があります。年1回、市内の年長児の親子が集まり「ちびっこ消防ひろば」を開催し、消防の仕事についての講話を聞いたり、消防車両に触れたり、「火遊びをしない」などの約束をしたりする機会になっています。

　学校との連携としては、保育所・こども園・幼稚園・小学校の各担当者が集まる「保幼小連絡会」を年2回実施しています。年長児の入学に向けて、切れ目のない支援・指導を行うための「保育所児童保育要録」（こども園《幼保連携型認定こども園》では「幼保連携型認定こども園園児指導要録」、幼稚園では「幼稚園幼児指導要録」）を各小学校へ送付します。「保育所児童保育要録」は、「幼児期の終わりまでに育ってほしい姿（p.55参照）」の視点で子どもの育ちを捉え、子ども1人ひとりの発達や特徴を記録したものです。これをもとに年度末に1回目の「保幼小連絡会」を実施し、小学校の先生方と子どもの姿を共有しています。

　子どもたちが小学校生活に慣れた一学期の終わり頃に2回目の連絡会を実施します。まず、学校から1年生全体の学校生活の様子について話があり、その後に卒園児のクラスの授業を参観した後、そのクラスの担任教諭と1人ひとりの子どもについて個別に話をします。「就学支援委員会」連絡会に参加した職員は、子どもの様子や連絡会の内容を園に持ち帰り、共有し、次の保育につなげます。

　要支援児童については各市町村の教育委員会に設置されている「就学支援委員会」を通して学校と連携を図るとともに、個別の支援を行っています。「就学支援委員会」は医師や教育・保育関係者などの専門家によって組織されており、子どもの小学校への就学に際し、その子どもの保護者からの申し出に応じてその子にとってどの校種が適しているかを調査・審議します。

　このように、保育所などは様々な機関と連携し、子どもの育ちを支えています。

● 巻末資料

● 巻末資料 1 離乳の進め方の目安（授乳・離乳の支援ガイドより）

離乳の開始 ━━━━━━━━━━━━━━━━━━━━━━━▶ 離乳の完了

〈以下に示す事項は、あくまでも目安であり、子どもの食欲や成長・発達の状況に応じて調整する〉

		離乳初期 生後5〜6か月頃	離乳中期 生後7〜8か月頃	離乳後期 生後9か月頃〜 11か月頃	離乳完了期 生後12か月頃〜 18か月頃
食べ方の目安		● 子どもの様子をみながら、1日1回1さじずつ始める ● 母乳やミルクは飲みたいだけ与える	● 1日2回食で、食事のリズムをつけていく ● いろいろな味や舌ざわりを楽しめるように食品の種類を増やしていく	● 食事のリズムを大切に、1日3回食に進めていく ● 共食を通じて、食の楽しい体験を積み重ねる	● 1日3回の食事のリズムを大切に、生活リズムを整える ● 手づかみ食べにより、自分で食べる楽しみを増やす
調理形態		なめらかにすりつぶした状態	舌でつぶせる固さ	歯ぐきでつぶせる固さ	歯ぐきで噛める固さ
一回当たりの目安量	Ⅰ 穀類(g)	つぶしがゆから始める	全がゆ 50〜80	全がゆ 90〜 軟飯 80	軟飯 80〜 ご飯 80
	Ⅱ 野菜・果物(g)	すりつぶした野菜なども試してみる	20〜30	30〜40	40〜50
	Ⅲ 魚(g)	慣れてきたら、つぶした豆腐・白身魚・卵黄などを試してみる	10〜15	15	15〜20
	又は肉(g)		10〜15	15	15〜20
	又は豆腐(g)		30〜 40	45	50〜55
	又は卵(個)		卵黄1〜 全卵1/3	全卵1/2	全卵1/2〜 2/3
	又は乳製品(g)		50〜70	80	100
歯の萌出の目安			乳歯が生え始める	1歳前後で前歯が8本生えそろう	〈離乳完了期の後半頃に奥歯（第一乳臼歯）が生え始める〉
摂食機能の目安		口を閉じて取り込みや飲み込みができるようになる	舌と上あごで潰していくことができるようになる	歯ぐきで潰すことができるようになる	歯を使うようになる

※ 衛生面に十分に配慮して食べやすく調理したものを与える。

● 巻末資料

●巻末資料2 エピペン®の使い方

◆ それぞれの動作を声に出し、確認しながら行う

| ❶ ケースから取り出す |
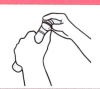
ケースのカバーキャップを開けエピペン®を取り出す

| ❷ しっかり握る |

オレンジ色のニードルカバーを下に向け、利き手で持つ

"グー"で握る！

| ❸ 安全なキャップを外す |
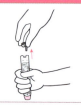
青い安全キャップを外す

| ❹ 太ももに注射する |
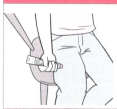
太ももの外側に、エピペン®の先端（オレンジ色の部分）を軽くあて、"カチッ"と音がするまで強く押しあてそのまま5つ数える

注射した後すぐに抜かない！
押し付けたまま5つ数える！

| ❺ 確認する |

使用前　使用後

エピペン®を太ももから離しオレンジ色のニードルカバーが伸びているか確認する

伸びていない場合は「❹に戻る」

| ❻ マッサージする |
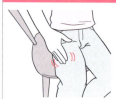
打った部位を10秒間、マッサージする

トレーナーではなく本物であることを確認する

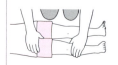 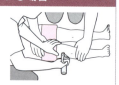
本物　　練習用

ラベル、ニードルカバーの違いを確認しましょう

| 介助者がいる場合 |
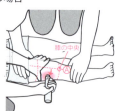
介助者は、子供の太ももの付け根と膝をしっかり抑え、動かないように固定する

| 注射する部位 |
仰向けの場合
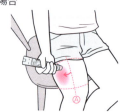
座位の場合

| 衣類の上から、打つことができる |
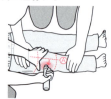
太ももの付け根と膝の中央部で、かつ真ん中(Ⓐ)よりやや外側に注射する

● 巻末資料3 食物アレルギー症状への対応の手順

(厚生労働省「保育所におけるアレルギー対応ガイドライン(2019年改訂版)」より作成)

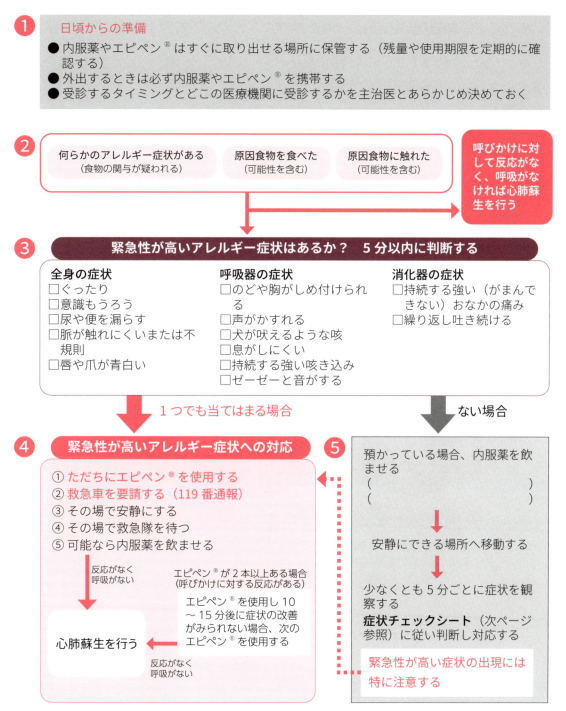

独立行政法人環境再生保全機構「ぜん息予防のためのよくわかる食物アレルギー対応ガイドブック2021改訂版」を一部改変

● 巻末資料

【症状チェックシート】

◆ 迷ったらエピペン® を使用する

◆ 症状は急激に変化する可能性がある

◆ 少なくとも 5 分ごとに症状を注意深く観察する

◆ 　　　　　 の症状が 1 つでも当てはまる場合、エピペン® を使用する
（内服薬を飲んだ後にエピペン® を使用しても問題ない）

◆症状のチェックは緊急性が高い、左の欄から行う（　　　　　 → 　　　　　 → 　　　　　 ）

全身の症状	☐ ぐったり ☐ 意識もうろう ☐ 尿や便を漏らす ☐ 脈が触れにくいまたは不規則 ☐ 唇や爪が青白い		
呼吸器の症状	☐ のどや胸が締め付けられる ☐ 声がかすれる ☐ 犬が吠えるような咳 ☐ 息がしにくい ☐ 持続する強い咳き込み ☐ ゼーゼーと音がする	☐ 数回の軽い咳	
消化器の症状	☐ 持続する強い（がまんできない）おなかの痛み ☐ 繰り返し吐きつづける	☐ 中等度のお腹の痛み ☐ 1 ～ 2 回の嘔吐 ☐ 1 ～ 2 回の下痢	☐ 軽い（がまんできる）お腹の痛み ☐ 吐き気
目・口・鼻・顔の症状	**上記の症状が 1 つでも当てはまる場合**	☐ 顔全体の腫れ ☐ まぶたの腫れ	☐ 目のかゆみ、充血 ☐ 口の中の違和感、唇の腫れ ☐ くしゃみ、鼻水、鼻づまり
皮膚の症状		☐ 強いかゆみ ☐ 全身に広がるじんま疹 ☐ 全身が真っ赤	☐ 軽度のかゆみ ☐ 数個のじんま疹 ☐ 部分的な赤み
		1 つでも当てはまる場合	**1 つでも当てはまる場合**
	① ただちにエピペン® を使用 ② 救急車を要請（119 番） ③ そのばで安静を保つ ④ その場で救急隊を待つ ⑤ 可能なら内服薬を飲ませる （　　　　　　　） **ただちに救急車で 医療機関へ搬送**	① 内服薬を飲ませエピペン® を準備 （　　　　　　　） ② 速やかに医療機関を受診（救急車の要請も考慮） （　　　　　　　） ③ 医療機関に到着するまで少なくとも 5 分ごとに症状の変化を観察。　　　　　 の症状が 1 つでも当てはまる場合、エピペン® を使用 **速やかに 医療機関を受診**	① 内服薬を飲ませる （　　　　　　　） ② 少なくとも 1 時間は、5 分ごとに症状の変化を観察し、症状の改善がみられない場合は医療機関を受診 （　　　　　　　） **安静にし 注意深く経過観察**

独立行政法人環境再生保全機構「ぜん息予防のためのよくわかる食物アレルギー対応ガイドブック 2021 改訂版」を一部改変

● 巻末資料

● 巻末資料4　生活管理指導票

（参考様式）※「保育所におけるアレルギー対応ガイドライン」(2019年改訂版)

保育所におけるアレルギー疾患生活管理指導表（食物アレルギー・アナフィラキシー・気管支ぜん息）

提出日　　　年　　月　　日

名前　　　　　　　　男・女　　　　年　　月　　日生（　　歳　　ヶ月）　　　組

※この生活管理指導表は、保育所の生活において特別な配慮や管理が必要となった子どもに限って、医師が作成するものです。

食物アレルギー・アナフィラキシー（あり・なし）

病型・治療

A. 食物アレルギー病型
1. 食物アレルギーの関与する乳児アトピー性皮膚炎
2. 即時型
3. その他（新生児・乳児消化管アレルギー・口腔アレルギー症候群・食物依存性運動誘発アナフィラキシー・その他：　）

B. アナフィラキシー病型
1. 食物（原因：　　）
2. その他（医薬品・食物依存性運動誘発アナフィラキシー・ラテックスアレルギー・昆虫・動物のフケや毛）

C. 原因食品・除去根拠　該当する食品の番号に○をし、かつ（　）内に除去根拠を記載
1. 鶏卵　（　）
2. 牛乳・乳製品　（　）
3. 小麦　（　）
4. ソバ　（　）
5. ピーナッツ　（　）
6. 大豆　（　）
7. ゴマ　（　）
8. ナッツ類*　（　）
9. 甲殻類*　（　）
10. 軟体類・貝類*　（　）
11. 魚卵*　（　）
12. 魚類*　（　）
13. 肉類*　（　）
14. 果物類*　（　）
15. その他（　　）

[除去根拠]　該当するものを全て（　）内に番号を記載
①明らかな症状の既往
②食物負荷試験陽性
③IgE抗体等検査結果陽性
④未摂取

*は（　）の中の該当する項目に○をするか具体的に記載すること

D. 緊急時に備えた処方薬
1. 内服薬（抗ヒスタミン薬、ステロイド薬）
2. アドレナリン自己注射薬「エピペン®」
3. その他（　　）

保育所での生活上の留意点

A. 給食・離乳食
1. 管理不要
2. 管理必要（管理内容については、病型・治療のC.欄及びD.欄を参照）

B. アレルギー用調整粉乳
不要　必要　下記該当ミルクに○、又は（　）内に記入
ミルフィーHP・ニューMA-1・MA-mi・ペプディエット・エレメンタルフォーミュラ
その他（　　）

C. 除去食品においてより厳しい除去が必要なもの
病型・治療のC.欄で除去の際に、より厳しい除去が必要となるもののみに○をつける
※本欄に○がついた場合、該当する食品を使用した料理については、給食対応が困難となる場合があります。
1. 鶏卵：卵殻カルシウム
2. 牛乳・乳製品：乳糖
3. 小麦：醤油・酢・麦茶
6. 大豆：大豆油・醤油・味噌
12. 魚類：かつおだし・いりこだし
13. 肉類：エキス

D. 食物・食材を扱う活動
1. 管理不要
2. 原因食材を教材とする活動の制限（　）
3. 調理活動時の制限（　）
4. その他（　　）

E. 特記事項
（その他に特別な配慮や管理が必要な事項がある場合には、医師が保護者と相談のうえ記載。対応内容は保育所が保護者と相談のうえ決定）

記載日　　　年　　月　　日
医師名
医療機関名
電話

気管支ぜん息（あり・なし）

病型・治療

A. 症状のコントロール状態
1. 良好
2. 比較的良好
3. 不良

B. 長期管理薬（短期追加治療薬を含む）
1. ステロイド吸入薬
剤形：
投与量（日）：
2. ロイコトリエン受容体拮抗薬
3. DSCG吸入薬
4. ベータ刺激薬（内服・貼付薬）
5. その他（　　）

C. 急性増悪（発作）治療薬
1. ベータ刺激薬吸入
2. ベータ刺激薬内服
3. その他（　　）

D. 急性増悪（発作）時の対応
（自由記載）

保育所での生活上の留意点

A. 寝具に関して
1. 管理不要
2. 防ダニシーツ等の使用
3. その他の管理が必要（　）

B. 動物との接触
1. 管理不要
2. 動物への反応が強いため不可
動物名（　　）
3. 飼育活動等の制限（　）

C. 外遊び、運動に対する配慮
1. 管理不要
2. 管理必要（管理内容：　）

D. 特記事項
（その他に特別な配慮や管理が必要な事項がある場合には、医師が保護者と相談のうえ記載。対応内容は保育所が保護者と相談のうえ決定）

記載日　　　年　　月　　日
医師名
医療機関名
電話

緊急連絡先
★保護者　電話：
★連絡医療機関　医療機関名：　電話：

● 保育所における日常の取り組み及び緊急時の対応に活用するため、本表に記載された内容を保育所の職員及び消防機関・医療機関等と共有することに同意しますか。
　：同意する
　：同意しない

保護者氏名

（参考様式）　※「保育所におけるアレルギー対応ガイドライン」(2019年改訂版)

保育所におけるアレルギー疾患生活管理指導表（アトピー性皮膚炎・アレルギー性結膜炎・アレルギー性鼻炎）

名前＿＿＿＿＿　男・女　＿＿年＿＿月＿＿日生（＿＿歳＿＿ヶ月）　＿＿＿組　　提出日　＿＿年＿＿月＿＿日

※この生活管理指導表は、保育所の生活において特別な配慮や管理が必要となった子どもに対して、医師が作成するものです。

アトピー性皮膚炎（あり・なし）

病型・治療

A. 重症度のめやす（厚生労働科学研究班）
1. 軽症：面積に関わらず、軽度の皮疹のみみられる。
2. 中等症：強い炎症を伴う皮疹が体表面積の10%未満にみられる。
3. 重症：強い炎症を伴う皮疹が体表面積の10%以上、30%未満にみられる。
4. 最重症：強い炎症を伴う皮疹が体表面積の30%以上にみられる。
※軽度の皮疹：軽度の紅斑、乾燥、落屑主体の病変
※強い炎症を伴う皮疹：紅斑、丘疹、びらん、浸潤、苔癬化などを伴う病変

B-1. 常用する外用薬
1. ステロイド軟膏
2. タクロリムス軟膏（「プロトピック®」）
3. 保湿剤
4. その他（　　）

B-2. 常用する内服薬
1. 抗ヒスタミン薬
2. その他（　　）

C. 食物アレルギーの合併
1. あり
2. なし

保育所での生活上の留意点

A. プール・水遊び及び長時間の紫外線下での活動
1. 管理不要
2. 管理必要（　　）

B. 動物との接触
1. 管理不要
2. 動物への反応が強いため不可　動物（　　）
3. 飼育活動等の制限（　　）
4. その他（　　）

C. 発汗後
1. 管理不要
2. 管理必要（管理内容：　）
3. 夏季シャワー浴（施設で可能な場合）

D. 特記事項
（その他に特別な配慮や管理が必要な事項がある場合には、医師が保護者と相談のうえ記載。対応内容は保育所が保護者と相談のうえ決定）

記載日　　　年　　月　　日
医師名
医療機関名
電話

アレルギー性結膜炎（あり・なし）

病型・治療

A. 病型
1. 通年性アレルギー性結膜炎
2. 季節性アレルギー性結膜炎（花粉症）
3. 春季カタル
4. アトピー性角結膜炎
5. その他（　　）

B. 治療
1. 抗アレルギー点眼薬
2. ステロイド点眼薬
3. 免疫抑制点眼薬
4. その他（　　）

保育所での生活上の留意点

A. プール指導
1. 管理不要
2. 管理必要（管理内容：　）
3. プールへの入水不可

B. 屋外活動
1. 管理不要
2. 管理必要（管理内容：　）

C. 特記事項
（その他に特別な配慮や管理が必要な事項がある場合には、医師が保護者と相談のうえ記載。対応内容は保育所が保護者と相談のうえ決定）

記載日　　　年　　月　　日
医師名
医療機関名
電話

アレルギー性鼻炎（あり・なし）

病型・治療

A. 病型
1. 通年性アレルギー性鼻炎
2. 季節性アレルギー性鼻炎（花粉症）　主な症状の時期：春、夏、秋、冬

B. 治療
1. 抗ヒスタミン薬・抗アレルギー薬（内服）
2. 鼻噴霧用ステロイド薬
3. 舌下免疫療法
4. その他（　　）

保育所での生活上の留意点

A. 屋外活動
1. 管理不要
2. 管理必要（管理内容：　）

B. 特記事項
（その他に特別な配慮や管理が必要な事項がある場合には、医師が保護者と相談のうえ記載。対応内容は保育所が保護者と相談のうえ決定）

記載日　　　年　　月　　日
医師名
医療機関名
電話

●保育所における日常の取り組み及び緊急時の対応に活用するため、本表に記載された内容を保育所の職員及び消防機関・医療機関等と共有することに同意しますか。
・同意する
・同意しない

保護者氏名＿＿＿＿＿＿

●引用・参考文献

●巻末資料5 暑さ指数 (WBGT) に応じた注意事項等

暑さ指数 （WBGT）による 基準域	注意すべき生活 活動の目安[1]	日常生活における 注意事項[1]	熱中症予防運動指針[2]
危 険 31 以上	すべての生活 活動でおこる 危険性	高齢者においては安静状態でも発生する危険性が大きい。外出はなるべく避け、涼しい室内に移動する。	**運動は原則中止** 特別の場合以外は運動を中止する。特に子どもの場合には中止すべき。
厳重警戒 28 以上 31 未満		外出時は炎天下を避け室内では室温の上昇に注意する。	**厳重警戒**（激しい運動は中止） 熱中症の危険性が高いので、激しい運動や持久走など体温が上昇しやすい運動は避ける。10〜20分おきに休憩をとり水分・塩分を補給する。暑さに弱い人は運動を軽減または中止。
警 戒 25 以上 28 未満	中等度以上の生活活動でおこる危険性	運動や激しい作業をする際は定期的に充分に休息を取り入れる。	**警戒**（積極的に休憩） 熱中症の危険が増すので、積極的に休憩をとり適宜、水分・塩分を補給する。激しい運動では、30分おきくらいに休憩をとる。
注 意 25 未満	強い生活活動でおこる危険性	一般に危険性は少ないが激しい運動や重労働時には発生する危険性がある。	**注意**（積極的に水分補給） 熱中症による死亡事故が発生する可能性がある。熱中症の兆候に注意するとともに、運動の合間に積極的に水分・塩分を補給する。

※1 日本生気象学会「日常生活における熱中症予防指針　Ver.3.1」(2021)

※2 日本スポーツ協会「スポーツ活動中の熱中症予防ガイドブック」(2019)

（資料：環境省「熱中症 環境保健マニュアル」）

●巻末資料

●**巻末資料6** 具体的な感染症と主な対策（特に注意すべき感染症）

（資料：こども家庭庁「保育所における感染症対策ガイドライン」2018（平成30）年3月、2023（令和5）年5月一部改訂より抜粋）

1 医師が意見書を記入することが考えられる感染症

（1）麻しん（はしか）

（2）インフルエンザ

（3）新型コロナウイルス感染症

（4）風しん

（5）水痘（水ぼうそう）

（6）流行性耳下腺炎（おたふくかぜ、ムンプス）

（7）結核

（8）咽頭結膜熱（プール熱）

（9）流行性角結膜炎

（10）百日咳

（11）腸管出血性大腸菌感染症（O157、O26、O111等）

（12）急性出血性結膜炎

（13）侵襲性髄膜炎菌感染症（髄膜炎菌性髄膜炎）

2 医師の診断を受け、保護者が登園届を記入することが考えられる感染症

（14）溶連菌感染症

（15）マイコプラズマ肺炎

（16）手足口病

（17）伝染性紅斑（りんご病）

（18）①ウイルス性胃腸炎（ノロウイルス感染症）

　　　②ウイルス性胃腸炎（ロタウイルス感染症）

（19）ヘルパンギーナ

（20）RSウイルス感染症

（21）帯状疱しん

（22）突発性発しん

3 上記1及び2の他、保育所において特に適切な対応が求められる感染症

（23）アタマジラミ症

（24）疥癬

（25）伝染性軟属腫（水いぼ）

（26）伝染性膿痂しん（とびひ）

（27）B型肝炎

※潜伏期間は目安であり、主な期間を記載しています。

1 医師が意見書を記入することが考えられる感染症

（1）麻しん（はしか）

病原体	麻しんウイルス
潜伏期間	8〜12日
症状・特徴	・発症初期には、高熱、咳、鼻水、結膜充血、目やに等の症状がみられる。発熱は一時期下降傾向を示すが、再び上昇し、この頃には口の中に白いぶつぶつ（コプリック斑）がみられる。その後、顔や頸けい部に発しんが出現する。 ・発しんは赤みが強く、やや盛り上がっており、徐々に融合するが、健康な皮膚面が残る。やがて解熱し、発しんは色素沈着を残して消える。 ・肺炎、中耳炎、熱性けいれん、脳炎等を合併することがあるため、注意が必要である。特に、肺炎や脳炎を合併した場合、重症となる。
感染経路	・主な感染経路は飛沫感染、接触感染及び空気感染（飛沫核感染）である。 ・感染力は非常に強く、免疫がない場合はほぼ100％の人が感染する。
流行状況	・近年までは、土着性の麻しんウイルスの伝播により、国内で年間数万〜数十万例が発生していた。 ・麻しん含有ワクチンの2回接種が定着したため、海外からの輸入例による小規模な集団発生のみとなり、年間発生数は100〜200例程度となっている。 ・2015年3月、世界保健機関（WHO）により、日本から国内に由来する麻しんが排除されたことが認められた。 ・海外ではまだ流行している国が多くみられる。
予防・治療方法	・発症予防には、麻しん含有ワクチンの接種が極めて有効であり、定期接種として、合計2回（1歳になったとき及び小学校就学前の1年間の間）、麻しん風しん混合（MR）ワクチンの接種が行われている。 ・麻しん未罹患者が麻しん患者と接触した場合、接触後72時間以内に緊急的にワクチン接種をすれば、発症を予防できる可能性がある。 ・麻しんに対する有効な治療法はない。
留意すべきこと（感染拡大防止策等）	・麻しんは空気感染するが、感染力が非常に強いため、発症者の隔離等のみにより感染拡大を防止することは困難である。このため、麻しん含有ワクチンの接種が極めて有効な予防手段となる。 ・子どもの入園前には、ワクチンの接種歴を母子健康手帳等で確認する。子どもが1歳以上で未接種かつ未罹患である場合には、保育所に入園する前に第1期のワクチン接種を受けるよう、保護者に対して定期接種について周知する。また、0歳児については、1歳になったらすぐに第1期のワクチン接種を受けるよう周知する。小学校就学まで1年を切った幼児には、第2期のワクチン接種を受けるよう周知する。 ・保育所内で麻しん患者が一人でも発生した場合には、保健所・嘱託医等と連携して感染拡大を防止するための対策を講じる。子ども及び職員全員の予防接種歴及び罹患歴を確認し、未接種かつ未罹り患の者がいる場合には、嘱託医に速やかに相談し、ワクチンの緊急接種を検討するなど適切に対応する。 ・罹患した子どもの登園のめやすは、「解熱後3日を経過していること」である。

（2）インフルエンザ

病原体	インフルエンザウイルス
潜伏期間	1〜4日
症状・特徴	・突然の高熱が出現し、3〜4日続く。 ・倦怠感、食欲不振、関節痛、筋肉痛等の全身症状や、咽頭痛、鼻汁、咳等の気道症状を伴う。 ・通常、1週間程度で回復するが、気管支炎、肺炎、中耳炎、熱性けいれん、急性脳症等の合併症が起こることもある。
感染経路	主な感染経路は飛沫感染であるが、接触感染することもある。

229

● 巻末資料

流行状況	・インフルエンザウイルスは小さな変異を繰り返すため、以前にインフルエンザに罹患したことがある、又はワクチンを接種したことがある人でも、ウイルスに変異が蓄積すると罹患することがある。 ・毎年冬になると、地域、学校等で流行する。
予防・治療方法	・予防には不活化ワクチンが使用されている。 ・現行のインフルエンザワクチンは、接種すればインフルエンザに絶対にかからない、というものではないが、インフルエンザの発病を予防することや発病後の重症化や死亡を予防することに対して、一定の効果があるとされている。 ・インフルエンザの治療にはノイラミニダーゼ阻害剤を中心とする抗インフルエンザ薬が使用される。 ・発症早期に使用した場合には、症状の早期改善が期待される。
留意すべきこと（感染拡大防止策等）	・大人の場合には、インフルエンザの流行期に入る前にワクチンを1回接種しておくことが発病の予防や発病後の重症化予防に一定の効果があるため、このことを職員に対して周知する。 ・13歳未満の子どもの場合には、ワクチンを1回接種するよりも2回接種する方が抗体価の上昇が高くなる。このため、保護者に対して、流行期に入る前に2週間から4週間（可能な場合には4週間）の間隔をあけて2回接種を受けることが重要であるということを周知する。 ・保育所内でインフルエンザへの感染が疑われる事例が発生した場合には、疑いがある者を速やかに隔離する。同時に、保育所内の全員に飛沫感染対策及び、くしゃみ等の症状があり、マスクを着用できる年齢の子どもにはマスク着用などの咳エチケットを実施するよう促す。 ・接触感染対策として、流行期間中は手洗い等の手指の衛生管理を励行する。患者の唾液、痰、鼻汁等が付着した場合には、手洗いの後、消毒用エタノール等で消毒する。 ・罹患した子どもの登園のめやすは、「発症した後5日経過し、かつ解熱した後3日経過していること（乳幼児の場合）」である。

（3）新型コロナウイルス感染症

病原体	新型コロナウイルス（SARSコロナウイルス2）
潜伏期間	約5日間、最長14日間とされてきたがオミクロン株では短縮傾向にあり、中央値が約3日とされている。
症状・特徴	・無症状のまま経過することもあるが、有症状者では、発熱、呼吸器症状、頭痛、倦怠感、消化器症状、鼻汁、味覚異常、嗅覚異常などの症状が見られる。 ・新型コロナウイルス感染症では、鼻やのどからのウイルスの排出期間の長さに個人差があるが、発症2日前から発症後7～10日間はウイルスを排出しているといわれている。 ・発症後3日間は、感染性のウイルスの平均的な排出量が非常に多く、5日間経過後は大きく減少することから、特に発症後5日間が他人に感染させるリスクが高いことに注意することが求められる。 ・新型コロナウイルス感染症と診断された人のうち、重症化した人の割合や死亡した人の割合は年齢によって異なり、高齢者は高く、若者は低い傾向にある。重症化する割合や死亡する割合は以前と比べ低下している。
感染経路	主な感染経路は飛沫感染、エアロゾル感染、接触感染である。
流行状況	・インフルエンザウイルスは小さな変異を繰り返すため、以前にインフルエンザに罹患したことがある、又はワクチンを接種したことがある人でも、ウイルスに変異が蓄積すると罹患することがある。 ・毎年冬になると、地域、学校等で流行する。
予防・治療方法	・令和5年5月8日現在、新型コロナワクチンは、日本国内に住民登録のある生後6か月以上の方が接種対象となっている。 ・小児に接種可能なワクチンは、メッセンジャーRNA（mRNAワクチン）で、12歳以上用、5～11歳用、生後6か月～4歳用の3種類のワクチンを用いて、それぞれの対象者に対して、初回接種を実施している（12歳以上用及び5～11歳用のワクチンは、初回接種で2回の接種を、生後6か月～4歳用のワクチンは、初回接種で3回の接種を実施する）。また、初回接種（1・2回目接種）を完了した5歳以上の方を対象として、1人1回のオミクロン株対応ワクチンの接種を実施している。

●巻末資料

	・治療については、軽症の場合は経過観察のみで自然に軽快することが多く、必要に応じて解熱薬等の対症療法を行う。
留意すべきこと（感染拡大防止策等）	・保育所における新型コロナウイルス感染症の基本的感染対策としては、手洗い等により手指を清潔に保つことや換気を行うことが有効である。なお、マスクの着用について乳幼児については、2歳未満では、息苦しさや体調不良を訴えることや、自分で外すことが困難であることから、窒息や熱中症のリスクが高まるため、着用は奨められていない。 ・2歳以上についても、マスクの着用は求めていないことに留意する必要がある。 ・罹患した子どもの登園のめやすは、「発症した後5日を経過し、かつ、症状が軽快した後1日を経過すること」である。 ※ 無症状の感染者の場合は、検体採取日を0日目として、5日を経過すること。

（4）風しん

病原体	風しんウイルス
潜伏期間	16～18日
症状・特徴	・発しんが顔や頸けい部に出現し、全身へと拡大する。発しんは紅斑で融合傾向は少なく、約3日間で消え、色素沈着も残さない。 ・発熱やリンパ節腫脹を伴うことが多く、悪寒、倦怠感、眼球結膜充血等を伴うこともある。 ・合併症として、関節痛・関節炎、血小板減少性紫斑病、脳炎、溶血性貧血、肝機能障害、心筋炎等がある。 ・感染しても無症状なこと（不顕性感染）が30％程度ある。 ・風しんについて特に知っておくべき重要なこととして、妊娠初期に母体が風しんウイルスに感染すると、胎児に感染して先天性風しん症候群を発症し、低出生体重児、白内障、先天性心疾患、聴力障害、小頭症、精神発達遅滞等を引き起こす。
感染経路	主な感染経路は飛沫感染であるが、接触感染することもある。
流行状況	・2012年から2013年に1万人を超える全国的な大流行が発生し、45名の先天性風しん症候群の発生が報告された。 ・2014年以降、全国的な流行は見られておらず、近年の年間発生数は200例を下回っているが、地域的な流行が散発的に起こっている。
予防・治療方法	・発症予防には、風しん含有ワクチンの接種が極めて有効であり、定期接種として、合計2回（1歳になったとき及び小学校就学前の1年間の間）、麻しん風しん混合（MR）ワクチンの接種が行われている。 ・風しん含有ワクチンを2回接種することによる抗体の獲得率は99％とされており、風しん含有ワクチンは免疫原性及び安全性の面から優れたものと考えられている。 ・風しんは通常軽症であり、自然経過で治癒するが、先天性風しん症候群に注意する必要がある。また、風しんに対する有効な治療法はない。
留意すべきこと（感染拡大防止策等）	・子どもの入園前には、ワクチンの接種歴を母子健康手帳等で確認する。子どもが1歳以上で未接種かつ未罹患である場合には、保育所に入園する前に第1期のワクチン接種を受けるよう、保護者に対して周知する。また、0歳児については、1歳になったらすぐに第1期のワクチン接種を受けるよう周知する。 ・小学校就学まで1年を切った幼児には、第2期のワクチン接種を受けるよう周知する。 ・保育所内で風しん患者が1名でも発生した場合には、保健所・嘱託医等と連携し感染拡大を防止するための対策を講じる。 ・子ども全員及び職員全員の予防接種歴及び罹患歴を確認し、未接種かつ未罹患の者がいる場合には、嘱託医に速やかに相談する。なお、予防効果については不確実ではあるが、感染拡大防止のため、風しん患者と接触した後に未罹患者や未接種者へのワクチンの緊急接種が実施されることがある。また、特に妊婦への感染を防止することが重要である。このため、保育所等で発生した場合には、すぐに保護者にこれを知らせ、子どもの送迎時等における感染防止策を講じる。妊娠中の職員のうち風しん抗体のない職員については、流行が終息するまでの間、その勤務形態に配慮することが望まれる。 ・罹患した子どもの登園のめやすは、「発しんが消失していること」である。

231

● 巻末資料

（5）水痘（水ぼうそう）

病原体	水痘・帯状疱しんウイルス
潜伏期間	14～16日
症状・特徴	・発しんが顔や頭部に出現し、やがて全身へと拡大する。発しんは、斑点状の赤い丘しんから始まり、水疱（水ぶくれ）となり、最後は痂皮（かさぶた）となる。これら各段階の発しんが混在するのが特徴で、全ての発しんが痂皮（かさぶた）となれば感染性がないものと考えられる。 ・合併症には、脳炎、小脳失調症、肺炎、肝炎、発しん部分からの細菌の二次感染等がある。
感染経路	・主な感染経路は、気道から排出されたウイルスによる飛沫感染又は空気感染である。 ・感染力が強く、免疫のない人はほぼ100％が感染する。
流行状況	・幼児期から学童前記までの子どもに対する流行が、夏にいったん減少するものの、ほぼ一年を通して発生していた。 ・2014年10月からは水痘ワクチンが定期の予防接種となったため、乳幼児の患者数は減少している。
予防・治療方法	・発症予防には水痘ワクチンが有効であり、生後12か月から15か月に達するまでを標準的な接種期間として1回目の注射を行い、その後、標準的には6か月から12か月間の間隔をおいて2回目の接種が行われる。 ・水痘未罹患者が水痘患者と接触した場合、接触後72時間以内に緊急的にワクチン接種をすれば、発症を予防できる可能性がある。 ・一般的には予後が良好な疾患であり、基礎疾患がない小児が感染した場合には、特に治療を行わなくても自然経過で治癒する。 ・重症化する可能性がある場合には、治療薬として、抗ウイルス薬が投与される。 ・発症後、早期に治療を開始することで、臨床症状が早期に改善することが期待される。
留意すべきこと（感染拡大防止策等）	・水痘は空気感染するが、感染力が非常に強いため、発症者の隔離等のみにより感染拡大を防止することは困難である。このため、水痘ワクチンの接種が極めて有効な予防手段となる。 ・子どもの入園前には、ワクチンの接種歴を母子健康手帳等で確認する。子どもが1歳以上で未接種かつ未罹患である場合には、保育所に入園する前に定期接種を受けるよう周知する。また、0歳児については、1歳になったらすぐに定期接種を受けるよう周知する。 ・保育所内で発生した場合には、子どもの予防接種歴及び罹患歴を確認し、未接種又は未罹患の者がいる場合には、嘱託医に速やかに相談する。 ・妊婦への感染の防止も重要であるため、保育所で発生した場合には、すぐに保護者にこれを知らせ、子どもの送迎時等における感染防止策を講じる。 ・罹患した子どもの登園のめやすは、「全ての発しんが痂皮（かさぶた）化していること」である。

（6）流行性耳下腺炎（おたふくかぜ、ムンプス）

病原体	ムンプスウイルス
潜伏期間	16～18日
症状・特徴	・主な症状は、発熱と唾液腺（耳下腺・顎下腺・舌下腺）の腫脹・疼痛である。 ・発熱は1～6日間続く。唾液腺の腫脹は、まず片側が腫脹し、数日して反対側が腫脹することが多い。発症後1～3日にピークとなり、3～7日で消える。 ・腫脹部位に疼痛があり、唾液の分泌により痛みが増す。 ・発熱や耳下腺腫脹・疼痛はないこともあり、明らかな症状のない不顕性感染例が約30％存在する。 ・不顕性感染の割合は乳児で多く、年齢とともに低下する。 ・中枢神経系、膵臓、生殖腺（精巣や卵巣）等にも感染するため、無菌性髄膜炎、難聴、脳炎・脳症、精巣炎・卵巣炎等の重い合併症をきたすことがある。
感染経路	・発症前から感染者の唾液中にウイルスが排出されており、主な感染経路は唾液を介した飛沫感染又は接触感染である。 ・不顕性感染でも唾液中にウイルスが排出されており、感染源となる。
流行状況	数年おきに流行を繰り返している。

●巻末資料

予防・治療方法	・日本では、1歳以上の子どもに対する任意予防接種として生ワクチンの接種が可能である。 ・流行性耳下腺炎に特異的な治療法はなく、解熱鎮痛剤、患部の冷却等の対症療法が行われる。 ・通常は1〜2週間で治癒する。
留意すべきこと (感染拡大防止 策等)	・不顕性感染でも唾液中にウイルスが排出されており、感染源となるため、発症者の隔離等のみにより感染拡大を防止することは困難である。 ・子どもの入園前には、ワクチンの接種歴を母子健康手帳等で確認する。 ・子どもが1歳以上で未接種かつ未罹患である場合には、接種可能なワクチンがあることを伝える。 ・保育所内で集団発生した場合には、保健所・嘱託医等と連携し感染拡大を防止するための対策を講じる。 ・罹患した子どもの登園のめやすは、「耳下腺、顎下腺、舌下腺の膨張が発現してから5日経過し、かつ全身状態が良好になっていること」である。

(7) 結核

病原体	結核菌
潜伏期間	・3か月〜数10年 ・感染後2年以内、特に6か月以内に発病することが多い。
症状・特徴	・全身に影響を及ぼす感染症だが、特に肺に病変が生じることが多い。主な症状は、慢性的な発熱(微熱)、咳、疲れやすさ、食欲不振、顔色の悪さ等である。 ・症状が進行し、菌が血液を介して全身に散布されると、呼吸困難、チアノーゼ等がみられるようになることがある。また、結核性髄膜炎を併発すると、高熱、頭痛、嘔吐、意識障害、けいれん等がみられる。
感染経路	主な感染経路は空気感染である。
流行状況	過去の感染症と思われがちであるが、日本でも毎年新たに約1.8万人の患者が発生している。
予防・治療方法	・生後12か月未満の子どもを対象に、BCGワクチンの定期接種が実施されている。 ・標準的には、生後5か月から生後8か月までの期間に接種が行われている。 ・結核患者との接触があり、検査等を行った上で感染が疑われる場合は、発病を予防するために抗結核薬が投与されることがある。 ・発症した場合には、少なくとも6か月間、抗結核薬により治療される。
留意すべきこと (感染拡大防止 策等)	・結核は空気感染するため、同じ空間にいる人は、結核菌に感染する可能性がある。 ・子どもの入園前には、BCGワクチンの接種歴を母子健康手帳等で確認する。 ・子どもが未接種かつ未罹患である場合には、保育所に入園する前に定期接種を受けるよう周知する。また、生後できるだけ早く接種することの重要性とともに、定期接種の標準接種期間が生後5か月から8か月となっていることを周知する。 ・保育所内で結核に感染した者が1人でも発生した場合には、直ちに保健所に相談を行い、保健所・嘱託医等と連携し感染拡大を防止するための対策を講じる。 ・罹患した子どもの登園のめやすは、「医師により感染のおそれがないと認められていること」である。医師により感染のおそれがないと認められた場合、それ以降は、抗結核薬による治療中であっても、登園することが可能である。

(8) 咽頭結膜熱(プール熱)

病原体	アデノウイルス
潜伏期間	2〜14日
症状・特徴	・主な症状は、高熱、扁桃腺炎、結膜炎である。 ・プール熱と呼ばれることがある。
感染経路	・主な感染経路は、飛沫感染及び接触感染である。 ・プール熱と呼ばれることがあるが、塩素消毒が不十分なプールの水を介して感染することがあるものの、それよりも接触感染によって感染することが多い。

233

● 巻末資料

流行状況	・年間を通じて発生するが、特に夏季に流行がみられる。 ・幼児から学童によく発生する。
予防・治療方法	・ワクチンや有効な治療法はなく、対症療法が行われる。 ・飛沫感染及び接触感染への対策として、手洗いの励行等の一般的な予防法を実施することが大切である。 ・治癒後も長時間、便中にウイルスが排出されているため、排便後又はおむつを取り替えた後の手洗いは石けんを用いて流水で丁寧に行う。 ・多くの場合、自然経過で治癒する。
留意すべきこと （感染拡大防止策等）	・感染力が強いため、タオル等の共有は厳禁である。保育所内で咽頭結膜熱が発生した場合には、ドアノブ、スイッチ等の複数の人が触れる場所の消毒を励行する。また、アデノウイルスは乾燥にも強いことから、保育所での流行状況にあわせて、遊具の消毒が求められる。 ・プールは塩素消毒を徹底し、プール遊びの前に流水を用いたお尻の洗浄を行う。 ・罹患した子どもの登園のめやすは、「発熱、充血等の主な症状が消失した後2日を経過していること」である。

（9）流行性角結膜炎

病原体	アデノウイルス
潜伏期間	2〜14日
症状・特徴	・主な症状として、目が充血し、目やにが出る。 ・幼児の場合、目に膜が張ることもある。 ・片方の目で発症した後、もう一方の目に感染することがある。
感染経路	・主な感染経路は、飛沫感染及び接触感染である。 ・塩素消毒の不十分なプールの水、タオル等を介して感染することもある。
流行状況	年間を通じて発生するが、特に夏季に流行がみられる。
予防・治療方法	・ワクチンや有効な治療法はなく、対症療法が行われる。 ・飛沫感染及び接触感染への対策として、手洗いの励行等の一般的な予防法を実施することが大切である。 ・多くの場合、自然経過で治癒する。
留意すべきこと （感染拡大防止策等）	・感染力が強いため、タオル等の共有は厳禁である。 ・保育所内で流行性角結膜炎が発生した場合には、ドアノブ、スイッチ等の複数の人が触れる場所の消毒を励行する。また、アデノウイルスは乾燥にも強いことから、保育所での流行状況にあわせて、遊具の消毒が求められる。 ・プールは塩素消毒を徹底する。 ・罹患した乳幼児の登園のめやすは、「結膜炎の症状が消失していること」である。

（10）百日咳

病原体	百日咳菌
潜伏期間	7〜10日
症状・特徴	・特有な咳（コンコンと咳き込んだ後、ヒューという笛を吹くような音を立てて息を吸うもの）が特徴で、連続性・発作性の咳が長期に続く。 ・夜間眠れないほどの咳がみられることや、咳とともに嘔吐することもある。 ・発熱することは少ない。 ・生後3か月未満の乳児の場合、呼吸ができなくなる発作（無呼吸発作）、肺炎、中耳炎、脳症等の合併症も起こりやすく、突然死の一因であるとも考えられている。 ・年長児以降では、咳の長引くかぜと思われることも少なくない。また、思春期や成人になってから発症することも多く、感染源となる。 ・多くの場合では、適切な抗菌薬による治療によって排菌は抑えられるが、咳だけは長期間続く。

感染経路	主な感染経路は、飛沫感染及び接触感染である。
流行状況	年間を通じて発生するが、特に春から夏までに流行がみられる。
予防・治療方法	・定期接種として、生後 3 か月から 90 か月までの間に沈降精製百日咳ジフテリア破傷風不活化ポリオ混合（DPT － IPV）ワクチン（4 種混合ワクチン）の 4 回接種が行われている。 ・標準的には、生後 3 か月から 12 か月までの間に、20 日間から 56 日間の間隔をおいて 3 回の接種が行われ、3 回目の接種から 12 か月間から 18 か月間の間隔をおいて 4 回目の接種が行われている。 ・飛沫感染及び接触感染への対策として、手洗いの励行等の一般的な予防法を実施することが大切である。 ・呼吸器症状のある年長児や成人は、0 歳児と接触しないようにする。 ・発症した場合には抗菌薬により治療される。
留意すべきこと （感染拡大防止 策等）	・咳が出ている子どもには、マスクの着用を促す。その他、飛沫感染への対策として、日常的に周囲の子ども、保育士等が手洗いや咳エチケットを実施するよう促す。 ・子どもの入園前には、ワクチンの接種歴を母子健康手帳等で確認する。 ・子どもが生後 3 か月以上で未接種かつ未罹患である場合には、保育所に入園する前にワクチン接種を受けるよう、保護者に対して周知する。 ・保育所内で集団発生した場合には、保健所・嘱託医等と連携し感染拡大を防止するための対策を講じる。 ・罹患した子どもの登園のめやすは、「特有な咳が消失していること又は 5 日間の適正な抗菌薬による治療が終了していること」である。

（11）腸管出血性大腸菌感染症（O157、O26、O111 等）

病原体	ベロ毒素を産生する大腸菌（O157、O26、O111 等）
潜伏期間	・ほとんどの大腸菌が主に 10 時間～ 6 日。 ・O157 は主に 3 ～ 4 日。
症状・特徴	・無症状の場合もあるが、多くの場合には、主な症状として、水様下痢便や腹痛、血便がみられる。 ・尿量が減ることで出血しやすくなり、意識障害を来す溶血性尿毒症症候群を合併し、重症化する場合がある。 ・稀ではあるが、脳症を合併する場合がある。
感染経路	主な感染経路は、菌に汚染された生肉や加熱が不十分な肉、菌が付着した飲食物からの経口感染、接触感染である。
流行状況	・年間発生数は 3,000 ～ 4,000 例程度となっている。夏に流行がみられる。 ・日本では、1997 年に学童を中心とした集団感染がみられ、死亡例も出た。また、2011 年に生レバーによる感染、2012 年には菌に汚染された漬物による感染、2014 年には菌に汚染された野菜による感染が報告されている。また、保育所においても毎年、複数の集団発生が報告されている。
予防・治療方法	・ワクチンは開発されていない。 ・経口感染や接触感染により感染するため、肉類は十分に加熱すること、肉類を調理した調理器具で生食の食品を扱わないこと、手洗いを徹底すること等が大切である。 ・発症した場合、下痢や腹痛、脱水に対しては水分補給、補液（点滴）等を行う。 ・抗菌薬は時に症状を悪化させることもあるため、使用するかどうかについて慎重に判断されることとされている。
留意すべきこと （感染拡大防止 策等）	・日常的に手洗いの励行等の一般的な予防法を実施するとともに、食品を取り扱う際には、肉類は十分に加熱する、肉類を調理した調理器具で生食の食品を扱わないなどの注意を徹底すること、プールの水を適切な濃度で塩素消毒することが重要である。 ・保育所内で発生した場合には、速やかに保健所に届け、保健所の指示に従い消毒を徹底するとともに、保健所と連携して感染拡大防止のための対策を講じる。 ・罹患した場合の登園のめやすは、「医師において感染のおそれがないと認められていること」である。 ・無症状の場合、トイレでの排泄習慣が確立している 5 歳以上の子どもは登園を控える必要はない。 ・5 歳未満の子どもでは、2 回以上連続で便から菌が検出されなくなり、全身状態が良好であれば、登園可能である。

● 巻末資料

（12）急性出血性結膜炎

病原体	エンテロウイルス
潜伏期間	ウイルスの種類によって、平均 24 時間又は 2 〜 3 日と差がある。
症状・特徴	主な症状として、強い目の痛み、目の結膜（白眼の部分）の充血、結膜下出血がみられる。また、目やに、角膜の混濁等もみられる。
感染経路	主な感染経路は、飛沫感染及び接触感染である。
予防・治療方法	・ワクチンは開発されていない。 ・飛沫感染や接触感染により感染するため、手洗いの励行等の一般的な予防法を実施することや目やに・分泌物に触れないようにすること等が大切である。 ・発症した場合、有効な治療薬はなく、対症療法が行われる。
留意すべきこと（感染拡大防止策等）	・日常的に手洗いの励行等の一般的な予防法を実施するとともに、目やにや分泌物に触れない、洗面具やタオル等の共用をしないことが重要である。 ・目の症状が軽減してからも感染力が残る場合があるため、罹患した場合の登園のめやすは、「医師により感染の恐れがないと認められること」である。登園を再開した後も、手洗いを励行することが重要である。

（13）侵襲性髄膜炎菌感染症（髄膜炎菌性髄膜炎）

病原体	髄膜炎菌
潜伏期間	4 日以内
症状・特徴	・主な症状は、発熱、頭痛、嘔吐であり、急速に重症化する場合がある。 ・劇症例は紫斑を伴いショックに陥り、致命率は 10 ％、回復した場合でも 10 〜 20 ％に難聴、まひ、てんかん等の後遺症が残る。
感染経路	・主な感染経路は、飛沫感染及び接触感染である。 ・有効な治療を開始して 24 時間経過するまでは感染源となる。
流行状況	・アフリカ諸国では流行的に、先進国でも散発的に発生する。 ・2011 年には日本でも高校生の寮で集団発生し、1 人が死亡した。 ・乳幼児期から思春期によく発生する。
予防・治療方法	・2015 年から、国内でも 2 歳以上で任意接種として髄膜炎菌ワクチン（4 価：A / C / Y / W 群）が使用可能となった。 ・患者と接触した人、歯ブラシや食事用具を共有するなど、唾液の接触があった人や、同じ住居でしばしば寝食を共にした人は、患者が診断を受けた 24 時間以内に抗菌薬の予防投与を受けることが推奨される。 ・発症した場合には、抗菌薬により治療される。
留意すべきこと（感染拡大防止策等）	・罹患した場合の登園のめやすは、「医師において感染の恐れがないと認められていること」である。

2 医師の診断を受け、保護者が登園届を記入することが考えられる感染症

(14) 溶連菌感染症

病原体	溶血性レンサ球菌
潜伏期間	・2〜5日 ・伝染性膿痂しん（とびひ）では7〜10日
症状・特徴	・主な症状として、扁桃炎、伝染性膿痂しん（とびひ）、中耳炎、肺炎、化膿性関節炎、骨髄炎、髄膜炎等の様々な症状を呈する。 ・扁桃炎の症状としては、発熱やのどの痛み・腫れ、化膿、リンパ節炎が生じる。 ・舌が苺状に赤く腫れ、全身に鮮紅色の発しんが出る。また、発しんがおさまった後、指の皮がむけることがある。 ・伝染性膿痂しんの症状としては、発症初期には水疱（水ぶくれ）がみられ、化膿したり、かさぶたを作ったりする。 ・適切に治療すれば後遺症がなく治癒するが、治療が不十分な場合には、発症数週間後にリウマチ熱、腎炎等を合併することがある。 ・稀ではあるが、敗血症性ショックを示す劇症型もある。
感染経路	・主な感染経路は飛沫感染及び接触感染である。 ・食品を介して経口感染する場合もある。
流行状況	・毎年、「冬」及び「春から初夏にかけて」という2つの時期に流行する。 ・不顕性感染例が15〜30％いると報告されているが、不顕性感染例から感染することは稀であると考えられている。
予防・治療方法	・ワクチンは開発されていない。 ・飛沫感染や接触感染により感染するため、手洗いの励行等の一般的な予防法を実施することが大切である。 ・発症した場合、適切な抗菌薬によって治療され、多くの場合、後遺症もなく治癒する。ただし、合併症を予防するため、症状が治まってからも、決められた期間、抗菌薬を飲み続けることが必要となる。
留意すべきこと（感染拡大防止策等）	・飛沫感染や接触感染、経口感染により感染するため、手洗いの励行等の一般的な予防法を実施することが大切である。 ・罹患した場合の登園のめやすは、「抗菌薬の内服後24〜48時間が経過していること」である。

(15) マイコプラズマ肺炎

病原体	肺炎マイコプラズマ
潜伏期間	2〜3週
症状・特徴	・主な症状は咳であり、肺炎を引き起こす。 ・咳、発熱、頭痛等のかぜ症状がゆっくり進行する。特に咳は徐々に激しくなり、数週間に及ぶこともある。 ・中耳炎、発しん等を伴うこともあり、重症化することもある。
感染経路	・主な感染経路は飛沫感染である。 ・家族内感染や再感染も多くみられる。
流行状況	・夏から秋にかけて流行することが多い。 ・日本では、従来は4年周期でオリンピックのある年に流行していたが、近年この傾向は崩れつつあり、毎年、一定の発生がみられている。 ・学童期以降に多いが、幼児にもみられる。
予防・治療方法	・ワクチンは開発されていない。 ・飛沫感染により感染するため、咳エチケットの励行等の一般的な予防法を実施することが大切である。 ・近年、耐性菌が増えており、症状が長引くこともあるが、発症した場合には、多くの場合では抗菌薬による治療によって、又は自然経過により治癒する。

● 巻末資料

留意すべきこと (感染拡大防止 策等)	・咳が出ている子どもには、マスクの着用を促す。その他、飛沫感染への対策として、日常的に周囲の子ども、保育士等が手洗いや咳エチケットを実施するよう促す。 ・罹患した場合の登園のめやすは、「発熱や激しい咳が治まっていること」である。

(16) 手足口病

病原体	コクサッキーウイルス A16、A10、A 6、エンテロウイルス 71 等（原因ウイルスが複数あるため、何度でも罹り患する可能性がある）
潜伏期間	3〜6日
症状・特徴	・主な症状として、口腔粘膜と手足の末端に水疱性発しんが生じる。また、発熱とのどの痛みを伴う水疱（水ぶくれ）が口腔内にでき、唾液が増え、手足の末端、おしり等に水疱ほう（水ぶくれ）が生じる。 ・コクサッキーウイルス A6 が原因の手足口病では、水痘と間違えられるほどの発しんが出たり、爪がはがれたりすることもある。 ・無菌性髄膜炎を合併することがあり、発熱や頭痛、嘔吐がみられる。 ・稀ではあるが、脳炎を合併し、けいれんや意識障害が生じることもある。
感染経路	・主な感染経路は、飛沫感染、接触感染及び経口感染である。 ・症状が出た最初の週の感染力が最も強い。 ・回復後も飛沫や鼻汁からは 1〜2 週間、便からは数週〜数か月間、ウイルスが排出される。
流行状況	春から夏にかけて流行する。
予防・治療方法	・ワクチンは開発されていない。 ・飛沫感染や接触感染、経口感染により感染するため、手洗いの励行等の一般的な予防法を実施することが大切である。 ・発症した場合には、有効な治療法はないが、多くの場合、3〜7 日の自然経過で治癒する。
留意すべきこと (感染拡大防止 策等)	・日常的に手洗いの励行等の一般的な予防法を実施するとともに、回復後も飛沫や鼻汁からは 1〜2 週間、便からは数週〜数か月間ウイルスが排出されるので、おむつの排便処理の際には手袋をするなどの対応を行う。 ・罹患した場合の登園のめやすは、「発熱や口腔内の水疱・潰瘍の影響がなく、普段の食事がとれること」である。 ・感染拡大を防止するために登園を控えることは有効性が低く、またウイルス排出期間が長いことからも現実的ではない。 ・発熱やのどの痛み、下痢がみられる場合や食べ物が食べられない場合には登園を控えてもらい、本人の全身状態が安定してから登園を再開してもらう。ただし、登園を再開した後も、排便後やおむつ交換後の手洗いを徹底する。

(17) 伝染性紅斑（りんご病)

病原体	ヒトパルボウイルス B19
潜伏期間	4〜14 日
症状・特徴	・感染後 5〜10 日に数日間のウイルス血症を生じ、この時期に発熱、倦怠感、頭痛、筋肉痛等の軽微な症状がみられる。その後、両側頬部に孤立性淡紅色斑丘しんが現われ、3〜4 日のうちに融合して蝶翼状の紅斑となるため、俗に「りんご病」と呼ばれる。 ・四肢の発しんは、網目状、レース様又は大理石紋様と称される。発しんは 1〜2 週間続く。 ・成人の場合、合併症として関節痛を伴うことが多い。その他、心筋炎、急性脳炎・脳症、先天性溶血性疾患（遺伝性球状赤血球症等）での無形成発作（重症の貧血発作に伴い、血小板、白血球等も一緒に減少する）等の重篤な合併症を伴うことがある。 ・母体が妊娠中（特に胎児造血が盛んな妊娠前半期に多い）にヒトパルボウイルス B19 に感染すると、ウイルスは胎盤を経て胎児に感染する。胎児に感染した場合には、約 10 ％が流産や死産となり、約 20 ％が重症の貧血状態となり、全身に浮腫をきたす胎児水腫になる。

	・顕性感染率は小児期には 80 ～ 90 ％だが、成人では 40 ％程度に低下するため、感染に気付かれない場合がある。
感染経路	主な感染経路は飛沫感染である。
流行状況	・秋から春にかけて流行するが、最近は夏にも散発している。かつては 7 ～ 10 年間隔の大流行がみられていたが、現在は地域ごとに約 5 年周期の小流行がみられる。
予防・治療方法	・ワクチンは開発されていない。 ・飛沫感染により感染するため、咳エチケットや手洗いの励行等、一般的な予防法を実施することが大切である。 ・伝染性紅斑に対する特異的な治療はない。
留意すべきこと（感染拡大防止策等）	・発しんが出現する前は、ウイルス血症（ウイルスが血液中に存在している状態）を起こしている時期であり、最も感染力が強い。一方で、発しんが出現する時期には抗体が産生されており、感染の危険性はなくなる。このため、発症者の隔離等のみにより感染拡大を防止することは困難である。 ・日常的に咳せきエチケットや手洗いの励行等の一般的な予防法を実施することが重要である。また、特に妊婦への感染を防止することが重要である。日本での成人の抗体保有率は 20 ～ 50 ％であり、妊婦の半数以上は免疫を持たないため、感染する危険性がある。このため、保育所内で発生した場合には、すぐに保護者にこれを知らせ、子どもの送迎時等における感染防止策を講じる。 ・妊娠中の職員については、流行が終息するまでの間休ませるなど、勤務形態に配慮することが望まれる。 ・罹患した場合の登園のめやすは、「全身状態が良いこと」である。

（18）①ウイルス性胃腸炎（ノロウイルス感染症）

病原体	ノロウイルス
潜伏期間	12 ～ 48 時間
症状・特徴	・流行性嘔吐下痢症の原因となる感染症である。 ・主な症状は嘔吐と下痢であり、脱水を合併することがある。 ・乳幼児のみならず、学童、成人にも多くみられ、再感染も稀ではない。 ・多くは 1 ～ 3 日で治癒する。
感染経路	・主な感染経路は、経口感染、飛沫感染及び接触感染である。 ・汚物処理が不十分な場合、容易に集団感染を引き起こす。 ・ウイルスに感染している調理者を介して食品が汚染されたことによる食中毒が多く起きている。 ・感染者の便には、多くのウイルスが排出されている。また、嘔吐物の中にも多量のウイルスが含まれている。 ・感染力が強く、乾燥してエアロゾル化した嘔吐物を介して、空気感染（飛沫核感染）することもある。
流行状況	・一年を通じ発生するが、特に秋から冬にかけて流行する。 ・感染力が強く、100 個以下という少量のウイルスでも、人に感染し発病する。 ・患者の嘔吐物や糞便には 1 グラムあたり 100 万～ 10 億個ものウイルスが含まれていると言われている。
予防・治療方法	・ワクチンの開発は行われているが、現在使用可能なものはない。 ・経口感染、接触感染、空気感染（飛沫核感染）により感染するため、手洗いの励行等の一般的な予防法を実施すること、また、嘔吐物等に迅速かつ適切に対応することが大切である。 ・特異的な治療法はなく、下痢や腹痛、脱水に対して水分補給、補液等を行う。
留意すべきこと（感染拡大防止策等）	・ノロウイルス感染症は、ウイルスが含まれた水や食物、手を介して感染するため、また、処理をしていない嘔吐物等が乾燥して空気中に舞い上がり感染することもあるため、手洗いの励行などの一般的な予防法を徹底するとともに、下痢・嘔吐がみられた時の処理手順を職員間で共有し、迅速かつ適切に予防のための対応をとることが大切である。また、加熱が必要な食品を取り扱う際には十分に加熱する、食品を調理した調理器で生食の食品を扱わないなどの注意を徹底することが重要である。 ・流行期には、前日に嘔吐していた子どもの登園は控えてもらうように保護者に伝えることが重要である。

●巻末資料

	・罹患した場合の登園のめやすは、「嘔吐、下痢等の症状が治まり、普段の食事がとれること」である。ただし、登園を再開した後も、ウイルスは便中に3週間以上排出されることがあるため、排便後やおむつ交換後の手洗いを徹底する。

(18) ②ウイルス性胃腸炎（ロタウイルス感染症）

病原体	ロタウイルス
潜伏期間	1～3日
症状・特徴	・流行性嘔吐下痢症をおこす感染症である。 ・5歳までの間にほぼ全ての子どもが感染する。 ・主な症状は嘔吐と下痢であり、しばしば白色便となる。脱水がひどくなる、けいれんがみられるなどにより、入院を要することがしばしばある。稀ではあるが、脳症を合併して、けいれんや意識障害を示すこともある。 ・多くは2～7日で治癒する。
感染経路	・主な感染経路は経口感染、接触感染及び飛沫感染である。 ・患者の便には多量のウイルスが含まれているが、10～100個程度の少ないウイルス量でも感染する。 ・たとえ十分に手洗いをしても、手や爪に多数のウイルスが残っていることがある。
流行状況	・冬から春にかけて流行する。 ・日本の患者数は年間約80万人であり、そのうち2～8万人が入院していると推定されている。10人前後が死亡している。 ・何度でも罹患するが、初感染の時が最も重症化しやすい。
予防・治療方法	・日本では、乳児に対する定期予防接種として経口生ワクチンの接種が可能である。 ・経口感染や接触感染、飛沫感染により感染するため、手洗いの励行等一般的な予防法の励行が大切である。 ・特異的な治療法はなく、下痢、腹痛、脱水に対して水分補給、補液（点滴）等を行う。
留意すべきこと（感染拡大防止策等）	・ロタウイルスは非常に感染力が強いため、手洗いの励行等の一般的な予防法を徹底するとともに、下痢・嘔吐がみられた時の処理手順を職員間で共有し、迅速かつ適切に予防のための対応をとることが大切である。また、加熱が必要な食品を取り扱う際には十分に加熱する、食品を調理した調理器具で生食の食品を扱わないなどの注意を徹底することが重要である。 ・罹患した場合の登園のめやすは、「嘔吐、下痢等の症状が治まり、普段の食事がとれること」である。ただし、登園を再開した後も、ウイルスは便中に3週間以上排出されることがあるため、排便後やおむつ交換後の手洗いを徹底する。

(19) ヘルパンギーナ

病原体	主としてコクサッキーウイルス（原因ウイルスは複数あるため、何度でも罹り患する可能性がある）
潜伏期間	3～6日
症状・特徴	・発症初期には、高熱、のどの痛み等の症状がみられる。また、咽頭に赤い粘膜しんがみられ、次に水疱（水ぶくれ）となり、間もなく潰瘍となる。 ・高熱は数日続く。熱性けいれんを合併することがある。 ・無菌性髄膜炎を合併することがあり、発熱、頭痛、嘔吐を認める。 ・まれながら脳炎を合併して、けいれんや意識障害をおこすこともある。 ・多くの場合、2～4日の自然経過で解熱し、治癒する。
感染経路	・主な感染経路は、飛沫感染、接触感染及び経口感染である。 ・飛沫や鼻汁からは1～2週間、便からは数週～数か月間、ウイルスが排出される。
流行状況	春から夏にかけて流行する。

●巻末資料

予防・治療方法	・ワクチンは開発されていない。 ・飛沫感染や接触感染、経口感染により感染するため、手洗いの励行等一般的な予防法の励行が大切である。 ・有効な治療法はないが、多くの場合、自然経過で治癒する。
留意すべきこと（感染拡大防止策等）	・日常的に手洗いの励行等の一般的な予防法を実施するとともに、回復後も飛沫や鼻汁からは1～2週間、便からは数週～数か月間ウイルスが排出されるので、おむつの排便処理の際には手袋をするなど、取扱いに注意する。 ・罹患した場合の登園のめやすは、「発熱や口腔内の水疱・潰瘍の影響がなく、普段の食事がとれること」である。 ・感染拡大を防止するために登園を控えることは有効性が低く、またウイルス排出期間が長いことからも現実的ではない。 ・発熱やのどの痛み、下痢がみられる場合や食べ物が食べられない場合には登園を控えてもらい、本人の全身状態が安定してから登園を再開してもらう。ただし、登園を再開した後も、排便後やおむつ交換後の手洗いを徹底する。

(20) RS ウイルス感染症

病原体	RS ウイルス
潜伏期間	4～6日
症状・特徴	・呼吸器感染症で、乳幼児期に初感染した場合の症状が重く、特に生後6か月未満の乳児では重症な呼吸器症状を生じ、入院管理が必要となる場合も少なくない。 ・一度かかっても十分な免疫が得られず何度も罹患する可能性があるが、再感染・再々感染した場合には、徐々に症状が軽くなる。通常、大人では鼻炎程度の軽い感冒症状がみられる。
感染経路	・主な感染経路は飛沫感染及び接触感染である。 ・2歳以上で再感染・再々感染した場合に、症状としては軽い咳や鼻汁程度しかみられず、保育所に平常時と変わらず通っている場合がある。また、保護者や職員が感染することもある。このような場合、これらの人が感染源となって、周囲に感染が拡大することもある。
流行状況	・毎年、主に秋から冬にかけて流行する。しかし、最近では夏季にも小流行があり、注意が必要である。
予防・治療方法	・ワクチンや抗ウイルス薬の開発がすすめられているが、まだ実用化されていない。飛沫感染や接触感染により感染するため、手洗いの励行等一般的な予防法の励行が大切である。 ・RSウイルスに対する遺伝子組み換え技術を用いたモノクロナール抗体（パリビズマブ）には感染予防効果があり、RSウイルス感染症の流行期には、早産児、新生児慢性肺疾患、先天性心疾患、免疫不全等の基礎疾患を有する乳幼児等に対して、毎月筋肉内投与がなされている。 ・特異的な治療法は確立されていない。
留意すべきこと（感染拡大防止策等）	・咳が出ている子どもには、マスクの着用を促す。その他、飛沫感染への対策として、日常的に周囲の子ども、保育士等が手洗いや咳エチケットを実施するよう促す。 ・保育環境を清潔に保つことも重要である。また、流行状況を常に把握しておくことが重要であり、流行期には、0歳児と1歳以上のクラスは互いに接触しないよう離しておき、互いの交流を制限する。特に、呼吸器症状がある年長児が乳児に接触することを避ける。 ・罹患した場合の登園のめやすは、「呼吸器症状が消失し、全身状態が良いこと」である。

(21) 帯状疱しん

病原体	水痘・帯状疱しんウイルス（VZV）
潜伏期間	不定
症状・特徴	・水痘に感染した患者は、神経節（脊せき髄後根神経節や脳神経節）にウイルスが潜伏感染しており、免疫能の低下、ストレス、加齢等をきっかけとして、神経の走行に沿った形で、身体の片側に発症することがある。 ・数日間、軽度の痛みや違和感（子どもの場合ははっきりとしない）が、そして場合によってはかゆみがあり、その後、多数の水疱（水ぶくれ）が集まり、紅斑となる。 ・日が経つと膿疱や血疱、びらんになることもある。発熱はほとんどない。

241

● 巻末資料

	・通常 1 週間で痂皮（かさぶた）化して治癒する。 ・子どもの場合、痛みは大人ほどではなく、多くの場合には痛み止めの内服は不要である。 ・発しんが治癒した後に跡が残ることがある。
感染経路	・母体が妊娠 20 週から分娩の 21 日前までに水痘に罹患すると、子どもが帯状疱しんを発症することがある。また、一度水痘に罹患した子どもは、ウイルスを神経節に持っているので、帯状疱しんを発症する可能性がある。 ・水痘ワクチン接種後に発病することもあるが、頻度は低い。 ・ワクチン接種の前後に気が付かないうちに自然感染していて、その後、発病する場合がある。
予防・治療方法	・内服薬と外用薬がある。 ・痛みがある場合には、患部を温めると痛みが和らぐ。
留意すべきこと （感染拡大防止 策等）	・水痘ワクチンを未接種かつ水痘に未罹患の者が帯状疱しんの患者に接触すると水痘にかかる可能性があるため、周りの子どもや保護者、保育士等に周知する。 ・保育士や保育所職員が水痘や帯状疱しんに罹患した場合は、全ての皮しんがかさぶたになるまで保育を控えることが重要である。なお、日本小児科学会では、こうした場合、水痘未罹患や水痘ワクチン未接種の子どもについては早期（72 時間以内）に水痘ワクチン接種をすることを勧めている。 ・妊婦への感染の防止も重要であるため、保育所内で発生した場合には、妊婦はなるべく患児に近づかないようにする。発しんが痂皮（かさぶた）になると、感染の可能性はなくなるため、罹患した子どもの登園のめやすは、「すべての発しんが痂皮（かさぶた）化していること」である。 ・発しんが痂皮（かさぶた）になるまでの間もシャワーは可能であり、痂皮（かさぶた）になった後は入浴も可能である。

（22）突発性発しん

病原体	ヒトヘルペスウイルス 6B、ヒトヘルペスウイルス 7
潜伏期間	9 〜 10 日
症状・特徴	・生後 6 か月〜 2 歳によくみられる。 ・3 日間程度の高熱の後、解熱するとともに紅斑が出現し、数日で消えてなくなるという特徴をもつ。 ・比較的軽症の疾患であり、自然経過で治癒するが、熱性けいれん、脳炎・脳症、肝炎等を合併することがある。 ・ヒトヘルペスウイルス 7 の初感染でも突発性発しんの特徴がみられることがあるが、この場合は生後 2 〜 4 歳頃に多いとされている。
感染経路	・ウイルスは、多くの子ども・成人の唾液等に常時排出されており、母親から胎盤を通して受け取っていた抗体（移行抗体）が消失する乳児期後半以降に、保護者や兄弟姉妹等の唾液等から感染すると考えられている。
流行状況	・乳児同士の間での感染は少ない。 ・地域的・季節的な流行は見られず、年間を通してほぼ同じような発生がある。
予防・治療方法	・ワクチンは開発されていない。 ・通常は自然経過で治癒する疾患で、特異的な治療薬を必要としない。
留意すべきこと （感染拡大防止 策等）	・多くの場合、乳幼児期に感染し、発熱により感染に気づく。 ・発熱前後の気道分泌物中にウイルスが含まれるため、飛沫、鼻汁、唾液等には感染性があると考えられる。 ・通常は保護者、兄弟姉妹等の唾液等から感染するが、免疫のない子どもが感染した子どもの分泌物に接触した場合には、感染する可能性がある。 ・日常的に手洗いの励行等の一般的な予防法を実施するほか、子どもに高熱がある場合には、特にこれを徹底する。 ・解熱し発しんが出現して診断がつく頃にはウイルスの排出はなくなるため、罹患した子どもの登園のめやすは、「解熱し機嫌が良く全身状態が良いこと」である。

3 上記1及び2の他、保育所において特に適切な対応が求められる感染症

(23) アタマジラミ症

病原体	・アタマジラミ（2～4mmの少し透けた灰色の細長い3対の足をもつ。 ・約4週間生きている。卵は0.5mm程度の乳白色であり、約7日で孵化する。）
潜伏期間	・10～30日。 ・卵は約7日で孵化する。
症状・特徴	・卵は頭髪の根元近くにあり、毛に固く付着して白くみえる。 ・フケのようにも見えるが、卵の場合は指でつまんでも容易には動かない。成虫は頭髪の根元近くで活動している。 ・雌雄の成虫及び幼虫が1日2回以上頭皮から吸血する。毎日の吸血によって3～4週間後に頭皮にかゆみがでてくる。引っかくことによって二次感染が起きる場合がある。
感染経路	・頭髪に直接接触することで、また、体や頭を寄せ合うことで感染する。また、寝具、タオル、マフラー、帽子、水泳帽、クシ、ブラシ、ヘアゴム、体育マット、ロッカー等の共用により感染することがある。この他にも、集団での就寝・添い寝、混雑したバス・電車、スイミングスクール等の習い事、銭湯等の公共施設等でも感染することがある。
予防・治療方法	・保育所で感染が確認された場合、昼寝の際には、子どもの頭と頭を接しさせないよう、布団を離したり、頭を交互にしたりするなど工夫する。 ・一般に、薬局で市販されている薬として、フェノトリン（スミスリン®）シャンプー又はフェノトリンパウダーがある。 ・日本ではフェノトリン以外にアタマジラミ症に効果のある薬はないが、ほとんどのシラミがフェノトリン抵抗性（耐性）になっている地域もある。 ・毎日シャンプーを行い、目の細かいクシで丁寧に頭髪の根元からすき、シラミや卵を取り除く。 ・卵はクシをこまめに使うことで取り除くことが可能である。頭髪を短くしたりする必要はない。 ・感染した子ども同士が互いに感染させる、いわゆるピンポン感染を繰り返す恐れがあるため、周囲の感染者を一斉に治療することが感染防止対策としてとられている。
留意すべきこと （感染拡大防止策等）	・保育所で感染が確認された場合、昼寝の際には、子どもの頭と頭を接しさせないよう、布団を離したり、頭を交互にしたりするなど工夫する。 ・プールでは水泳帽、クシ、タオル、ロッカーを共用しないようにする。 ・地域での流行状況を常に把握しておくことが重要である。

(24) 疥癬（かいせん）

病原体	・ヒゼンダニ（雌成虫は0.4mm。皮膚の一番浅い所（角層）に寄生する。 ・低温や乾燥に弱く、ヒトの体を離れると弱る。拡大鏡等で確認することもできる）
潜伏期間	約1か月（感染してから皮しん、かゆみが出現するまでの期間）
症状・特徴	・かゆみの強い発しん（丘しん、水疱（水ぶくれ）、膿疱、結節（しこり）等）ができる。 ・手足等には線状の隆起した皮しん（疥癬トンネル）もみられる。 ・男児では陰部に結節（しこり）ができることがある。 ・体等には丘しんができる。かゆみは夜間に強くなる。 ・疥癬はアトピー性皮膚炎、他の湿しん等との区別が難しいことがある。
感染経路	・ヒトからヒトに感染する。 ・リネン類や布団の共用（午睡時、寝具が隙間なく敷き詰められている場合を含む）等で感染することもある。 ・一緒に寝る、授乳する、抱っこする、手をつなぐなど直接的な接触が比較的長時間あった場合に感染することがある。
予防・治療方法	・疥癬の子どもと接触しても感染する可能性は高くないが、強いかゆみのある発しんがでたら皮膚科を受診する。 ・外用薬・内服薬により治療する。

● 巻末資料

留意すべきこと（感染拡大防止策等）	・手に比較的多くのヒゼンダニがおり、手を介して感染することもあるため、日常的に手洗いの励行などの一般的な予防法を実施することが重要である。また、下着等は毎日交換する。 ・地域での流行状況を常に把握し、情報を保育所と保護者が共有しておくことが重要である。また、医療機関を受診する際に、保護者から、子どもの通っている保育所で疥癬が流行していることを伝えてもらうとよい。 ・治療を開始していれば、プールに入ってもかまわない。

（25）伝染性軟属腫（水いぼ）

病原体	伝染性軟属腫ウイルス（ポックス ウイルスの一種）
潜伏期間	2〜7週
症状・特徴	・1〜5mm（稀に1cm程度のこともある。）程度の常色〜白〜淡紅色の丘しん、小結節（しこり）であり、表面はつやがあって、一見水疱ほう（水ぶくれ）にも見える。 ・大き目の結節（しこり）では中心が凹になっている。多くの場合では、数個〜数十個が集まっている。 ・四肢、体幹等によくみられるが、顔、首、陰部等どこにでも生じる。 ・軽度のかゆみがあるが、かいてつぶれることで、また、かかなくても個々のものは数か月から時に半年もの長期間をかけて自然経過で治癒することがある。
感染経路	・主な感染経路は皮膚と皮膚の直接接触による接触感染である。 ・伝染性軟属腫（水いぼ）を左右から押すと、中央から白色の粥かゆ状の物質が排出される。この中にウイルスが含まれている。 ・プールの水では感染しないので、プールに入っても構わない。タオル、浮輪、ビート板等を介して感染する場合もある。 ・接触後に症状が出るまで2〜7週間かかるといわれており、感染時期の特定は難しい。
予防・治療方法	・自然経過で治癒することもあるが、治癒に数か月かかることもある。 ・保育所においては、周囲の子どもに感染することを考慮し、嘱託医と相談して対応する。 ・治療には、専用のピンセットでの摘除法（痛みと少量の出血があるため、局所麻酔薬テープを事前に貼ることがある）、外用療法、内服療法、冷凍凝固療法等がある。 ・皮膚のバリア機能が未熟な乳幼児、アトピー性皮膚炎患者等では、伝染性軟属腫（水いぼ）を引っかいた手で別の箇所を触ることで、その個所にも感染が拡大し、広い範囲に伝染性軟属腫（水いぼ）が生じる場合がある。このため、皮膚の清潔を保ち、保湿剤等でバリア機能を改善する。
留意すべきこと（感染拡大防止策等）	・集団生活、水遊び、浴場等で皮膚と皮膚が接触することにより周囲の子どもに感染する可能性がある。このため、伝染性軟属腫（水いぼ）を衣類、包帯、耐水性ばんそうこう等で覆い、他の子どもへの感染を防ぐ。また、プール後は皮膚表面のバリア機能が低下しやすいので、皮膚の保湿を保つ。 ・接触感染により感染するため、日常的に手洗いの励行等の一般的な予防法を実施することが重要である。

（26）伝染性膿痂しん（とびひ）

病原体	原因菌は黄色ブドウ球菌の場合が多いが、溶血性レンサ球菌の場合もある。前者については耐性菌（MRSA）が増加（10〜50%）している。
潜伏期間	2〜10日（長期の場合もある）
症状・特徴	・主な症状として、水疱（水ぶくれ）やびらん、痂皮（かさぶた）が、鼻周囲、体幹、四肢等の全身にみられる。 ・患部を引っかくことで、数日から10日後に、隣接する皮膚や離れた皮膚に新たに病変が生じる。
感染経路	・主な感染経路は接触感染である。 ・水疱（水ぶくれ）やびらん、痂皮（かさぶた）等の浸出液に原因菌が含まれており、患部をひっかいたり、かきむしったりすることで、湿しんや虫刺され部位等の小さな傷を介して感染する。また、集団感染をおこすことがある。
流行状況	夏に多い病気であるが、他の季節にも発生する。

244

●巻末資料

予防・治療方法	・皮膚を清潔にすることが大事である。1日1回以上は全身をシャワーでよく洗浄して、患部も含めた皮膚の清潔を保つ。患部を洗浄する際には、石けんは泡立てて、そっと洗い、よくすすぐ。また、爪は短く切る。 ・虫刺されやアトピー性皮膚炎の引っかいた部位等に菌が付着しやすいので、それらの治療を早期に行い、皮膚バリア機能を改善する。 ・病巣が広がっている場合には外用薬、更に状態が悪化した場合には内服や点滴による抗菌薬投与が必要となることがある。
留意すべきこと （感染拡大防止策等）	・手を介して感染することもあるため、日常的に手洗いの励行等の一般的な予防法を実施することが重要である。 ・地域での流行状況を常に把握しておくことが重要である。 ・病変部を外用薬で処置し、浸出液がしみ出ないようにガーゼ等で覆ってあれば、通園が可能である。 ・子ども同士でタオルや寝具は共用せず、別々にする。 ・プールの水を介しては感染しないが、患部をかくことで病変が悪化したり、他の人と触れたりすることがあるので、プールでの水遊びや水泳は治癒するまでやめておく。

（27）B型肝炎

病原体	B型肝炎ウイルス（HBV）
潜伏期間	急性感染では45～160日（平均90日）
症状・特徴	・ウイルスが肝臓に感染し、炎症を起こす病気である。急性肝炎と慢性肝炎がある。 ・0歳児が感染した場合、約9割がHBVキャリア[*1]となる。キャリア化の割合は年長児では低下するが、5歳児でも約1割がキャリア化する。キャリア化しても、85～90％は治療を必要としないが、残りの多くは思春期以降に慢性肝炎を発症し、その一部は肝硬変や肝がんに進展する可能性がある。 ・キャリアでは、自覚症状はなく、肝機能も正常だが、子どもであっても慢性肝炎の状態になったり、稀に肝硬変や肝がんになったりすることがあるので、定期的な検査を受けておくことが大切である。
感染経路	・血液の中にウイルスが含まれている。血液が付着しただけでは、感染はまず成立しない。感染者の血液が他人の皮膚や粘膜にできた傷から体内に入ることで、感染が起こりうる。 ・唾液、涙、汗、尿等にもウイルスが存在し、感染源となりうる。 ・感染者がアトピー性皮膚炎、水痘（水ぼうそう）、伝染性膿痂しん（とびひ）等の皮膚病にかかっている場合は、症状のある皮膚から出る血液や体液にウイルスが含まれるため、感染源となりうる。
流行状況	子どものキャリア率は0.02～0.03％以下とされ、その多くが家族内又は集団生活内での水平感染[*2]と推定されているが、新規感染の状況については不明である。
予防・治療方法	・B型肝炎ワクチン（HBワクチン）は、安全で効果の高いワクチンである。3回の接種により、ほとんどの人がウイルス（HBV）に対する免疫を獲得することが可能である。 ・HBワクチンは、2016年4月1日以降に出生した1歳未満児を対象に、2016年10月より定期接種として実施されている。標準的には、生後2か月から生後9か月までの期間に、27日以上の間隔で2回接種した後、第1回目の接種から139日以上の間隔を置いて1回（3回目）の接種が行われている[*3]。一部の自治体では、定期接種の対象とならない子どもに対しても補助が行われている。 ・B型肝炎の治療には、現在インターフェロンと核酸アナログが用いられる。これらの治療により肝炎をコントロールすることが可能であるが、ウイルスの排除は困難である。

● 巻末資料

留意すべきこと （感染拡大防止 策等）	・最も効果的な感染拡大防止策は HB ワクチンの接種である。 ・保護者に対し、保育所に入園する前に、定期接種について周知する。また、定期接種の対象でない子どもについても、HB ワクチンの接種を済ませておくことが重要であることを周知する。 ・集団感染事例の中には、子どもだけではなく職員も含まれるため、職員も HBs 抗原、HBs 抗体の検査を受け、両者とも陰性の場合、任意接種として HB ワクチンの接種を受けることが重要であることを説明する。 ・HBV への感染の有無に関わらず、血液や体液で感染する病気の予防のために、誰のものであっても血液や体液に他の園児や職員が直接接触しないような注意（標準予防策）が望まれる。 ・HBV に感染した子どもが他の子どもと一緒にプールに入ってもウイルスの伝播は起きない。傷がある場合は耐水性絆創膏できちんと覆っておく。

※1：HBV キャリアとは、HBV の持続感染者のことで、一般的には HBs 抗原が陽性の人のことをいう。

※2：HBV キャリアの母親から子どもへの感染を「次の世代への感染」という意味で「垂直感染」と呼ぶ。それ以外の感染を「水平感染」と呼ぶ。

※3：母親の HBs 抗原が陽性（母親が HBV キャリア）の場合は、母子感染予防として生後すぐに HB グロブリンを接種した上で、生後すぐ、生後1か月、生後6か月に HB ワクチンの接種を行う。この場合の HB ワクチンは定期接種の対象とはならないが、健康保険が適用される。1歳以上の子どもは定期接種の対象にならないが、集団生活に入る前には、任意接種として HB ワクチンの接種を受けることが重要であることを説明する。既に集団生活に入っている子どもに対しても同様である。

● 引用・参考文献

- VIATRIS HP「エピペンサイト」(https://www.epipen.jp/)
- スポーツ庁 HP「体力・運動能力調査」
  (https://www.mext.go.jp/sports/b_menu/toukei/chousa04/tairyoku/1368148.htm)
- ロート製薬 HP「こどもの近視・視力低下に、今できること」
  (https://jp.rohto.com/learn-more/eyecare/all/myopia/)
- 一般社団 法人日本アレルギー学会『アナフィラキシーガイドライン 2022』
- 一般社団 法人日本赤ちゃん学協会 編集『赤ちゃん学で理解する乳児の発達と保育 第 2 巻 運動・遊び・音楽』，中央法規出版，2016
- 遠藤登『保育救命 保育者のための安心安全ガイド（第 2 版)』，株式会社メイト，2018
- 加藤則子，柳川敏彦 編集『トリプル P ～前向き子育て 17 の技術～』，診断と治療社，2010
- 笠井正志 ほか『HAPPY！こどものみかた（第 2 版)』，日本医事新報社，2018
- 環境省 HP「熱中症環境保健マニュアル 2022」(https://www.wbgt.env.go.jp/heatillness_manual.php)
- 橋本尚詞 監修『ニュートン式 超図解 最強に面白い!! 人体』，ニュートンプレス，2020
- 金子堅一郎 編『イラストを見せながら説明する 子どもの病気とその診かた』，南山堂，2015
- 熊谷たまき ほか監修『看護がみえる vol.3 フィジカルアセスメント』，メディックメディア，2019
- 桑原美弥子 編著『まるごと やりなおしのバイタルサインーアセスメント力がつく！正常・異常がわかる！』，メディカ出版，2010
- 公益社団法人 日本栄養士会 HP（https://www.dietitian.or.jp/)
- 厚生労働省 HP「医療的ケア児等とその家族に対する支援施策」
  (https://www.mhlw.go.jp/stf/seisakunitsuite/bunya/hukushi_kaigo/shougaishahukushi/service/index_00004.html)
- 厚生労働省 HP「健やか親子 21（第 2 次）推進・連携体制イメージ図」
  (https://www.mhlw.go.jp/content/11920000/000606823.PDF)
- 厚生労働省 HP「児童虐待防止対策」
  (https://www.mhlw.go.jp/stf/seisakunitsuite/bunya/kodomo/kodomo_kosodate/dv/index.html)
- 厚生労働省 HP「乳幼児身体発育調査」(https://www.mhlw.go.jp/toukei/list/73-22.html)
- 厚生労働省 HP「福祉行政報告例」(https://www.mhlw.go.jp/toukei/list/38-1.html)
- 厚生労働省 HP「軽度発達障害児に対する気づきと支援のマニュアル」
  (https://www.mhlw.go.jp/bunya/kodomo/boshi-hoken07/)
- 厚生労働省 HP「人口動態調査」(https://www.mhlw.go.jp/toukei/list/81-1.html)
- 厚生労働省 HP「乳幼児突然死症候群（SIDS）について」
  (https://www.mhlw.go.jp/bunya/kodomo/sids.html)
- 厚生労働省 HP「保育所におけるアレルギー対応ガイドライン（2019 年改訂版)」
  (https://www.mhlw.go.jp/content/000511242.pdf)
- 厚生労働省 HP「保育所における感染症対策ガイドライン（2018 年改訂版)」
  (https://www.mhlw.go.jp/stf/seisakunitsuite/bunya/kodomo/kodomo_kosodate/hoiku/index.html)
- 厚生労働省 HP「保育所保育指針（平成 30 年度～)」
  (https://www.mhlw.go.jp/file/06-Seisakujouhou-11900000-Koyoukintoujidoukateikyoku/0000160000.pdf)
- 高内正子『保育のための小児保健』，保育出版社，2008
- 埼玉県立大学 編集『ＩＰＷを学ぶ 利用者中心の保健医療福祉連携』，中央法規出版，2009

● 引用・参考文献

- 子どもの体力向上ホームページ HP「子どもの体力の現状」
  (https://kodomo.recreation.or.jp/current/now/)
- 社会福祉法人 日本保育協会『保育所入所児童健康調査報告書－保育所における体調不良児の保育
  －』，1998
- 小畑文也『子ども・病気・身体 2』，小児看護 22（8），へるす出版，1999
- 小林 美由紀 編集『子どもの健康と安全 演習ノート』，診断と治療社，2019
- 松浦信夫他『子どもの事故（傷害）の実態に関する調査研究』，小児保健研究，第 76 巻第 3 号，日
  本小児保健協会，2017
- 森尾友宏 ほか監修『病気がみえる vol.6 免疫・膠原病・感染症』，メディックメディア，2010
- 村山有利子『子どもの発達段階毎にみられる「なにか変」「いつもと違う」』，小児看護 43(3)，へる
  す出版，2020
- 中野綾美 編集『ナーシング・グラフィカ 小児看護学 (1)：小児の発達と看護（第 6 版）』，メディカ出版，
  2019
- 田中哲郎『保育園における事故防止と安全保育』，日本小児医事出版社，2019
- 東京くらし WEB HP「乳幼児の転落・転倒 事故防止ガイド（平成 26 年度）」
  (https://www.shouhiseikatu.metro.tokyo.lg.jp/anzen/publication/documents/cms-hiyari11.pdf)
- 藤田一郎，白山真知子，梶原直子，橋野かの子，赤間健一『前向き子育てプログラム受講が子ども
  の心理社会的問題に与える効果』，日本小児科学会雑誌．125 巻 5 号，2021
- 独立行政法人 環境再生保全機構『ぜん息予防のためのよく分かる食物アレルギー対応ガイドブック
  （2021 改訂版）』
- 奈良間美保 ほか著『系統看護学講座 専門分野 II 小児看護学概論 小児臨床看護総論』，医学書院，2021
- 内閣官房 HP「こども政策の推進 こども家庭庁の設置等」
  (https://www.cas.go.jp/jp/seisaku/kodomo_seisaku_suishin/index.html)
- 内閣府 HP「教育・保育施設等における事故防止及び事故発生時の対応のためのガイドライン」【事
  故防止のための取組み】～施設・事業者向け～ 」，平成 28 年 3 月
  (https://www8.cao.go.jp/shoushi/shinseido/meeting/kyouiku_hoiku/pdf/guideline1.pdf)
- 内閣府 HP「特定教育・保育施設等における事故情報データベース」
  (https://www8.cao.go.jp/shoushi/shinseido/data/index.html)
- 日本 WHO 協会 HP「世界保健機関（WHO）憲章とは」
  (https://www.japan-who.or.jp/about/who-what/charter/)
- 日本ユニセフ協会 HP「子どもの権利条約」(https://www.unicef.or.jp/about_unicef/about_rig.html)
- 一般社団法人 日本救急医学会『熱中症ガイドライン 2015』
- 美田誠二 編著『からだのしくみが目で見てわかる 得意になる解剖生理』，照林社，2011
- 菱沼典子『看護 形態機能学－生活行動からみるからだ』，日本看護協会出版会，2017
- 文部科学省 HP「学校保健統計調査」
  (https://www.mext.go.jp/b_menu/toukei/chousa05/hoken/1268826.htm)
- 文部科学省 HP「通常の学級に在籍する特別な教育的支援を必要とする児童生徒に関する調査結果
  (令和 4 年) について」(https://www.mext.go.jp/b_menu/houdou/2022/1421569_00005.htm)

索引

アルファベット

A
AED 190, 191, 193

C
CBRNE 156

G
GIGAスクール 16

H
HACCP 138

I
ICT 16
IPW 214

K
KSHEL 146

N
NBC災害 156

R
RICE法 175, 177
RSウイルス 67, 84
RSウイルス感染症 99

S
SHELLモデル 146

W
WBGT 187
WHO 5, 12

かな

あ
愛の鞭ゼロ作戦 205
アタッチメント 35, 53
アタマジラミ症 101
圧迫止血 174
アトピー性皮膚炎 108
アナフィラキシー症状 117
アナフィラキシーショック 108, 185
アニサキス 96
アプガースコア 104
アレルギー 107, 185
アレルギー症状 186
アレルギー性鼻炎 109

い
イカのおすし 151, 159
意見書 137
一次救命処置 190
1類感染症 90
異物除去 183, 184
医療依存度 206
医療的ケア児 206
咽頭結膜熱（プール熱）95, 124

う
ウイルス性胃腸炎 98
ウエルシュ菌 96
ウェルビーイング 5

え
永久歯 41
エピペン® 108, 186, 187
嚥下反射 50
園庭 124
エンテロウイルス 96

お
黄色ブドウ球菌 96
嘔吐 72
オキシトシン 203
汚物処理 138

か
カウプ指数（BMI）201
学童期 11
獲得免疫 44
かぜ（感冒、上気道炎）100
学校保健安全法 90
蚊媒介感染 85
花粉症 109
かみつき 116, 178
川崎病 118
肝炎 102
環境整備 124
環境要因 143
感染症の流行期 83
感染の3要因 82
カンピロバクター菌 96
緘黙 116

き
気管支喘息 109
危機管理（リスクマネジメント）142
基礎的運動能力 16
基礎的環境整備 207
吃音 116
気道確保 192
急性出血性結膜炎 96
吸てつ反射 50
吸入性抗原 109
救命処置 191
救命の連鎖 189
胸囲計測 200
胸骨圧迫 192

249

胸式呼吸 38
共同注意 34
胸部突き上げ法 183, 184
キラーシンプトム 164
切り傷 173
筋ジストロフィー 112

く
空気感染 83

け
経口感染 85
経口補水液 66
けいれん 77
血液媒介感染 85
結核 84, 94
下痢 73
限局性学習症 114

こ
誤飲 183
誤飲事故の原因 185
合計特殊出生率 12, 13
抗生物質 100
抗体 44
合理的配慮 207
誤嚥 183
五感 8, 27
コクサッキーウイルス感染症 99
固視 45
骨折 174
こども家庭庁 6
こども基本法 4
子ども虐待 16, 204
子どもの区分 6
子どもの権利条約 3
子どもの死亡原因 15
子どもの病気の理解 163
コモンディジーズ 162
5類感染症 90

さ
災害対策基本法 157

災害の分類 156
さすまた 150
サルモネラ菌 96
三項関係 34
3類感染症 90

し
次亜塩素酸ナトリウム 134
飼育施設 124
自慰行為 116
歯科検診 60
思春期・青年期 11
自傷行為 116
自然災害 156
自然免疫 44
児童憲章 2
児童の権利条約 3
児童福祉法 2
シナプス 27
歯胚 40
自閉スペクトラム症 114
社会情動的スキル 53
社会的参照 34
社会的要因 143
周産期死亡率 12
手根骨 31
出生率 12
巡回相談 219
消毒液の種類と用途 132
職員の健康管理 126
食中毒 96
食物アレルギー 107
徐脈 38
人為災害 156
腎盂腎炎 111
新型インフルエンザ等感染症 90
新型コロナウイルス感染症 84, 92, 132
神経発達症群 114, 209
人工呼吸 192
心室中隔欠損症 105
新生児 104
新生児仮死 104, 115

新生児期 11, 29
新生児マス・スクリーニング検査 104
迅速評価 164
身体的虐待 17
身長計測 197
人的要因 143
心肺蘇生 182
蕁麻疹 109
心理的虐待 17

す
垂直避難 159
水痘（みずぼうそう）70, 84, 94
水平避難 159
髄膜炎 97
睡眠時間 51
スキャモンの発育曲線 28
スキンケア 203
健やか親子21（第2次）18
頭痛 69
ステロイド 111
砂場 124
擦り傷 173

せ
性的虐待 17
生理的体重減少 29
世界保健機関 5, 12
咳 67
接触感染 84
舌挺出反射 40
前言語期 33
先天性心疾患 105
先天性代謝異常症 104
喘鳴 109
泉門 30

そ
早産児 104
側弯症 60
粗大運動 32

索引

た
体型の変化　30
胎児期　11
体重測定　198
帯状疱疹　99
ダウン症候群（21トリソミー）106
脱水　79
打撲　174

ち
チック　116
知的発達症　114
チャドクガ　124
注意欠如・多動症（ADHD）114
虫刺症　117
腸重積症　110

つ
追視　45
つみきおに　152

て
手足口病　70, 98
手洗いの方法　135
定期接種　86
低酸素脳症　115, 182
低出生体重児　104
低身長　119
溺水　182
てんかん　112
伝染性紅斑（りんご病）70, 98
伝染性軟属腫（水いぼ）101

と
トイレトレーニング　54
頭位計測　199
登園届　137
糖尿病　110
頭部後屈あご先挙上法　192
特殊災害　156
突発性発疹　70, 99

と
とびひ　47, 97, 101
トリプルP　217

な
内科健診　60
喃語　34

に
二項関係　34
二次救命処置　190
日内変動　39
二分脊椎　113
乳児期　11, 29
乳児・新生児・早期新生児死亡率　12
乳幼児健康診査　20
乳幼児身体発育曲線　29, 197, 200
乳幼児突然死症候群（SIDS）169, 202
乳幼児の発育の5原則　28
乳幼児揺さぶられ症候群　205
尿路感染症　111
2類感染症　90
任意接種　86
認知能力　35

ね
ネグレクト　17
熱傷の程度　179
熱性けいれん　77, 112
ネフローゼ症候群　111
年齢別脈拍数　38

の
脳性まひ　113
ノロウイルス　96, 132
ノンレム睡眠　52

は
バイオサイコソーシャル　5
バイタルサイン　38, 167
背部叩打法　183
ハインリッヒの法則　143

は
ハウスダスト　109
ハザード　142, 143
ハザードマップ　158
はじめの100か月の育ちビジョン　6
発育指数　201
白血病　110
発熱　65
鼻水　67
ハビリテーション　113
パワーポジション　126
反応性愛着障害　204

ひ
微細運動　32
避難訓練　159
非認知能力　35
飛沫感染　83
百日咳　95
ヒヤリハット事例　143, 144, 146
ヒューマンエラー　146
病原性大腸菌　96

ふ
風疹（三日はしか）70, 93
プール　124
フェイススケール　165
不感蒸泄　43
不機嫌　64
腹式呼吸　38
腹痛　69
腹部突き上げ法　183, 184
浮腫　111
不審者　150
不随意運動　113
ブリストル便形状スケール　42
プレコンセプションケア　11

へ
ヘルパンギーナ　99
便色カード　43
便秘　75

251

●索 引

ほ
保育室の環境基準 123
保育士配置基準 215
膀胱炎 111
防災資機材 157
母子感染 102
母子健康手帳 19
母子保健 17
発疹 70
ボデイメカニクス 127
哺乳窩 40

ま
マイコプラズマ肺炎 98
前向き子育ての5原則 217
麻疹（はしか） 70, 84, 92

み
未熟児 104
水いぼ 47, 101
脈拍 38, 167
味蕾 46

む
むし歯 119

め
免疫グロブリン 44
免疫抑制剤 111

も
蒙古斑 47

や
やけど 178

ゆ
有毛細胞 46
指さし行動 34

よ
要支援加配事業 219
幼児期 11, 29
要保護児童対策地域協議会 219
溶連菌感染症 97

4類感染症 90

り
リスク 142, 143
リスクアセスメント 144
流行性角結膜炎 95
流行性耳下腺炎（おたふくかぜ、ムンプス） 94
両眼視機能 45
臨界期（感受性期） 29

れ
レム睡眠 52

ろ
ローレル指数 201

わ
若木骨折 174
ワクチン 86

イラスト 子どもの保健・健康と安全 −第2版−　ISBN 978-4-8082-9001-6

2023 年 4 月 1 日　初版発行 2025 年 4 月 1 日　2 版発行	著者代表 Ⓒ 山下　雅佳実
	発 行 者　鳥 飼 正 樹
	印　刷 製　本　三美印刷 株式会社

発行所
株式会社 東京教学社

郵便番号　112-0002
住　　所　東京都文京区小石川 3-10-5
電　　話　03（3868）2405
F　A　X　03（3868）0673
https://www.tokyokyogakusha.com

・ JCOPY ＜出版者著作権管理機構 委託出版物＞

本書の無断複製は著作権法上での例外を除き禁じられています。複製される場合は，そのつど事前に，出版者著作権管理機構（電話 03-5244-5088, FAX 03-5244-5089, e-mail: info@jcopy.or.jp）の許諾を得てください．

		胎児期	生後1か月	生後2か月	生後3か月	生後4か月
脳の発達		●無の状態から脳を形づくりながら、その機能を創造している。	●せき髄・延髄系の原始反射（モロー反射、手や足の把握反射、口唇探索反射、吸啜反射など）が活発。			●原始反射がせき髄・延髄よ
食べる		●指しゃぶりをして吸啜運動の練習や羊水を飲み込み嚥下の練習をしている。	●吸啜反射、嚥下反射など主に反射を利用して母乳やミルクを飲む。		●固形の物が口に入ると、舌で口の外に押し出す。	
寝る		●睡眠サイクルは20〜40分程度。	●ノンレム睡眠とレム睡眠の割合が同じ。 ●2〜3時間ごとに排泄や授乳で目を覚まして泣く。		●昼間の覚醒時と夜の睡眠時間が長くなり「1日」のサイ ●日中に短い睡眠が複数回ある。	
	1日の睡眠時間の目安		●16±2時間	●13〜15時間		
出す		●飲み込んだ羊水を排尿する。	●膀胱に尿が一定量たまると、自然に排泄がおこる。 ●ミルク・母乳を飲むたびに排泄する。 ●おむつがぬれていると泣き、替えてもらうと泣き止む（排尿：1日約10〜20回、排便：1日約1〜4回）。			
衣服の着脱清潔動作		●生後の生活に必要な運動の練習をしている（腕を上げるなど）。				
遊ぶ	粗大運動	●移動のためのハイハイや歩行、肺呼吸のために横隔膜の上下運動など、さまざまな運動をしている。	●仰向けで時々左右に首の向きを変える。 ●腹ばいで頭を少し上げる。		●仰向けにして体を起こした時、頭を保つ。 ●首がすわる（首を支える筋肉がつく）。	
	微細運動		●手に触れた物をつかむ。 ●手を口にもっていってしゃぶる。		●両手をあわせて遊ぶ。 ●頬に触れた物を取ろうとして手を動かす。	●手のひら全体で物を握る。
	社会性・認知	●指しゃぶりや自分の頭や足を触り、自己の身体認知をすすめている。 ●子宮壁に触ったり、母体の腸の動く音や外界の音を聞いたりして他者の認知をすすめている。	●ウトウトしたとき、ほほえんでいるような表情がみられる（自発的・生理的微笑）。 ●大人の話しかけに対して、顔をじっと見つめる。 ●小声で話しかけたり、顔まねをコミュニケーションとして楽しむ。 ●顔に触れるなどのスキンシップを楽しむ。		●あやしかけにほほえみを返す（社会的微笑）。 ●周囲に対して、かなり興味を示すようになる。 ●近くにいた人がいなくなると目で追う。	●自分から相手にほほえみか ●毎日世話をしてくれる人の
	言語		●声を出す。	●アッアッなどの声を出す（クーイング）。 ●発声器官が発達する。 ●「あー」、「うー」などの喃語を発する（バブリング）。	●あやすと声を出して笑う。	●キャアキャ ●喃語が盛ん ●あやすと喃
	遊び		まねっこしよう	いちりにりさんり	にぎって、ひっぱって	てざわりいろいろ（にぎってあそぶ）

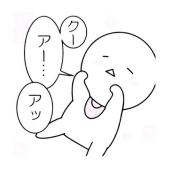
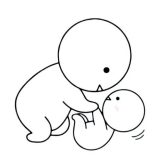